# 代表的な検査項目索引（略号）

| | | |
|---|---|---|
| ACT 117 | FDP 128 | PAI-1 127 |
| ACTH 92 | FMC 126 | $PaO_2$, $Po_2$ 20 |
| ADH 93 | FSH 161 | PC 122 |
| AFP 168 | GA 109 | PG 102 |
| A/G比 30 | GH 92 | $\alpha_2$-PI 127 |
| 1,5-AG 109 | GOT 74 | PIC 129 |
| Alb 28 | GPT 74 | PIVKA-II 170 |
| ALP 74 | $\gamma$-GT 75 | PLT 25, 77 |
| ALT 74 | $\gamma$-GTP 75 | PRL 163 |
| AMA 83 | Hb 62 | PS 123 |
| ANA 82, 149 | HbA1c 103 | PSA 172 |
| ANCA 152 | hCG 162 | PT 66, 76, 118 |
| APTT 67 | $HCO_3^-$ 21 | PTH 95 |
| AST 74 | HDL-C 112 | RBC 23 |
| AT 121 | HE4 172 | RBP 99 |
| BE 21 | H-FABP 66 | Ret 62 |
| BNP 65 | HOMA-IR 106 | RF 149 |
| BTR 101 | Ht 62 | SAA 137 |
| BUN 90 | ICA 108 | STS 47 |
| Ca 33 | IGF-1 97 | TARC 160 |
| CA125, 602 171 | IRI 105 | TAT 126 |
| CA19-9 171 | K 32 | T-Bil 75 |
| Ccr 89 | LD 190 | Tf 100 |
| CEA 171 | LDL-C 112 | TG 112 |
| ChE 75 | LH 161 | TP 28 |
| CK 65, 133 | MBP 135 | TRAb 95 |
| Cl 33 | MCH 63 | TSH 93 |
| CPR 106 | MCHC 63 | TTR 99 |
| Cr 90 | MCV 63 | UA 91 |
| CRP 136 | Na 32 | VWF 120 |
| Cu 101 | 75g OGTT 104 | WBC 24 |
| DLST 85 | P 34 | Zn 101 |
| ESR 137 | $PaCO_2$, $Pco_2$ 20 | ZnT8 108 |

日本語名からの検索は後ろ見返し参照

日本薬学会編

# 知っておきたい
# 臨床検査値

## 第2版

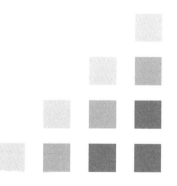

東京化学同人

# はじめに

　近年，院外処方箋に臨床検査値を付記することの機運が高まっています．厚生労働省や独立行政法人 医薬品医療機器総合機構（PMDA）もこれを後押しし，まるでブームのように広がりつつあります．この動きはまさに患者のニーズである質の高い薬学的管理を反映しているものであり，薬剤師であるならば誰もが臨床検査値を活用する力を身につけなくてはならない時代になりました．

　臨床検査値は患者の状態を表し，医師は診断や治療をする際の判断材料として活用しています．一方，薬剤師は薬物治療の安全性や有効性を確保するために，患者の状態について臨床検査値を通して把握し，鑑査業務や処方提案に活かしています．臨床検査値を的確に活用することによって，薬剤師は病態禁忌の発見，副作用の回避，過量投与の回避，有効性の向上などを行っています．その波及効果は大きく，患者にとっては副作用による追加の治療が不要になるため QOL が向上し，無駄な医療費も不要となり，医療経済的にも貢献します．さらには，医療の後方支援的イメージが強い薬剤師が，患者を直接救える存在として認識されるような大きなパラダイムシフトを生む可能性を秘めています．

　薬学教育における臨床教育の重要度が高まって 6 年制が導入され，さまざまな新しいカリキュラムが取込まれました．そのなかで，臨床検査値についての授業はどの大学にも組込まれ，分析を得意とする薬学部では臨床検査値の意味や測定原理を学生に伝えています．その成果は着実に上がり，新人薬剤師でも最初から臨床検査値を気にする思考は身に付いています．しかし，臨床現場の薬剤師がどれほど臨床検査値を活用し，患者に QOL の改善をもたらしたのでしょうか．

　本書初版が発行されてから約 10 年がたちました．元来の目的は，臨床検査値を正しく理解することであり，この第 2 版もその目的は変わりません．しかし，この 10 年の間に医療は大きく変わり，薬物治療においても高度化かつ複雑化しています．さらには臨床検査値や病態についても，新

しい手法やより多くのことが明らかになっていますので,本書第2版ではすべての章に渡り最新のデータに更新しています.したがって,本書は薬学部生だけでなく現場の薬剤師や看護師,検査技師などの医療関係者にも十分役に立つよう構成されています.

臨床検査値などの情報は,"知りたいときが見たいとき"です.本書を通して少しでも臨床検査値を正しくご理解いただき,教育にそして臨床現場にて活用していただくことを切望いたします.

最後に,本書を出版するにあたり,ご尽力いただきました株式会社東京化学同人編集部 高橋悠佳氏をはじめとする諸氏に深く御礼を申し上げます.

2019年1月吉日

編集委員を代表して
石 井 伊 都 子

## 編集委員会

### 編集委員長

入江 徹美　熊本大学大学院生命科学研究部 特任教授,
　　　　　　熊本大学名誉教授, 薬学博士

### 編集委員

安東 由喜雄　長崎国際大学 学長・薬学部 教授,
　　　　　　　熊本大学名誉教授, 医学博士
石井 伊都子　千葉大学医学部附属病院薬剤部 教授・部長, 博士(薬学)
大林 光念　　熊本大学大学院生命科学研究部 教授, 博士(医学)
木村 健　　　兵庫医科大学病院 薬剤部長, 博士(薬学)
平田 純生　　前熊本大学薬学部 教授, 博士(薬学)
丸山 徹　　　熊本大学薬学部 教授, 薬学博士

# 執筆者

| | |
|---|---|
| 安東 由喜雄 | 長崎国際大学 学長・薬学部 教授,<br>　　　　　　熊本大学名誉教授, 医学博士 ［第24章］ |
| 今村 裕子 | 熊本大学大学院生命科学研究部 産科婦人科学分野,<br>　　　　　　博士(医学) ［第35章］ |
| 入江 徹美 | 熊本大学大学院生命科学研究部 特任教授,<br>　　　　　　熊本大学名誉教授, 薬学博士 ［第26章］ |
| 植田 光晴 | 熊本大学大学院生命科学研究部 教授, 博士(医学) ［第29章］ |
| 上原 剛 | 信州大学医学部 准教授, 博士(医学) ［第19章］ |
| 大崎 浩一 | 雪の聖母会聖マリア病院輸血科 診療部長, 博士(医学) ［第13章］ |
| 大田 俊行 | 飯塚病院膠原病リウマチセンター センター長, 医学博士 ［第33章］ |
| 大林 光念 | 熊本大学大学院生命科学研究部 教授, 博士(医学) ［第2, 3, 11章］ |
| 岡山 昭彦 | 宮崎大学名誉教授, 医学博士 ［第7章］ |
| 奥宮 敏可 | 熊本大学大学院生命科学研究部 教授, 博士(医学) ［第14章］ |
| 小山 徹也 | 群馬大学大学院医学系研究科 教授, 医学博士 ［第15章］ |
| 川崎 健治 | 千葉大学医学部附属病院検査部 臨床検査技師長,<br>　　　　　　博士(医学) ［第19章］ |
| 神辺 眞之 | 広島大学名誉教授, 医学博士 ［第18章］ |
| 木村 重美 | 兵庫県立リハビリテーション中央病院 子どものリハビリテーション・<br>　　睡眠・発達医療センター 副センター長, 医学博士 ［第36章］ |
| 木村 健 | 兵庫医科大学病院 薬剤部長, 博士(薬学) ［第44章］ |
| 木村 由美子 | 長崎大学病院検査部 臨床検査技師長, 博士(医学) ［第31章］ |
| 齋藤 秀之 | 熊本大学病院薬剤部 部長, 薬学博士 ［第1章］ |
| 三枝 淳 | 神戸大学医学部附属病院検査部 部長, 博士(医学) ［第32章］ |
| 櫻井 俊宏 | 北海道大学大学院保健科学研究院 講師, 博士(保健科学) ［第12章］ |
| 佐藤 圭創 | 九州保健福祉大学薬学部 教授, 博士(医学) ［第5, 6章］ |
| 城野 博史 | 熊本大学病院薬剤部 准教授, 博士(薬学) ［第24章］ |
| 神力 悟 | 熊本大学大学院生命科学研究部 准教授, 博士(医学) ［第37章］ |
| 杉内 博幸 | 熊本保健科学大学保健科学部 教授, 博士(薬学) ［第26章］ |
| 早田 麻衣 | 群馬大学大学院医学系研究科附属医学教育センター 助教,<br>　　　　　　博士(医学) ［第15章］ |

| | | |
|---|---|---|
| 髙橋　尚彦 | 大分大学医学部　教授, 博士(医学) | [第17章] |
| 髙橋　祐司 | 北海道医療大学医療技術学部　講師, 博士(保健科学) | [第12章] |
| 田崎　雅義 | 熊本大学大学院生命科学研究部　准教授, 博士(医学) | [第2章] |
| 田代　浩徳 | 熊本大学大学院生命科学研究部　教授, 博士(医学) | [第35章] |
| 田中　知明 | 千葉大学大学院医学研究院　教授, 博士(医学) | [第23章] |
| 田部　陽子 | 順天堂大学医学部　特任教授, 博士(医学) | [第16章] |
| 手嶋　泰之 | 大分大学医学部　講師, 博士(医学) | [第17章] |
| 長井　篤 | 島根大学医学部　教授, 博士(医学) | [第28章] |
| 中西　弘和 | 同志社女子大学薬学部　教授, 薬学博士 | [第41章] |
| 西村　博之 | 陣内病院薬剤部 | [第40章] |
| 橋口　照人 | 鹿児島大学大学院医歯学総合研究科　教授, 博士(医学) | [第27章] |
| 平田　純生 | 前熊本大学薬学部　教授, 博士(薬学) | [第9, 22, 43章] |
| 平山　哲 | 順天堂大学医学部　先任准教授, 博士(医学) | [第25章] |
| 廣川　誠 | 秋田大学大学院医学系研究科　教授, 医学博士 | [第34章] |
| 前田　頼伸 | 福山大学薬学部　教授, 薬学博士 | [第39章] |
| 松永　彰 | 福岡大学医学部　教授, 医学博士 | [第4章] |
| 丸山　徹 | 熊本大学薬学部　教授, 薬学博士 | [第8章] |
| 三宅　一徳 | 順天堂大学医学部　准教授, 博士(医学) | [第21章] |
| 宮村　重幸 | 崇城大学薬学部　教授, 博士(薬学) | [第38章] |
| 三輪　高市 | 鈴鹿医療科学大学薬学部　教授, 博士(薬学) | [第42章] |
| 森吉　美穂 | 埼玉医科大学医学部　准教授, 博士(医学) | [第20章] |
| 柳原　克紀 | 長崎大学大学院医歯薬学総合研究科　教授, 博士(医学) | [第31章] |
| 山田　俊幸 | 自治医科大学臨床検査医学　教授, 医学博士 | [第30, 33章] |
| 山村　雄太 | 金沢大学附属病院腎臓内科 | [第10章] |
| 吉田　陽 | 陣内病院薬剤部　薬剤部長, 博士(医学) | [第40章] |
| 和田　隆志 | 金沢大学　副学長, 医学博士 | [第10章] |

(五十音順, [　]内は執筆担当箇所)

# 本書の利用にあたって

　本書は，日ごろからチーム医療に携わっている専門性の異なる医療従事者が，企画の初期段階から参画し，これまでの臨床経験に基づいて各部門の構成内容を吟味し編集に当たりました．その結果，本書は，従来にない，複眼的な視点から臨床検査をとらえることができるようになっています．本書を利用するにあたって，ご留意いただきたい点，本書の構成や特徴を以下に記します．

## 1. 基準値についての留意点
1) 本書では各検査項目について，健康だと思われる人の95％が入る範囲を意味する"**基準値**"という表現を使用しました．
2) 基準値は，**検査法**，**単位**などにより，数値が大きく異なる場合があります．また，**検査キット**，**検査機器**などにより，基準値の数値，単位が異なることがあります．これらを十分確認のうえ，ご利用下さい．
3) 基準値は，病院などの**施設**ごとに若干の相違があります．
4) 生命科学研究の日進月歩の進歩，臨床研究や疫学的調査研究などによる新知見，学会等によるガイドラインの見直しなどにより，検査対象，基準値が変更になることがあります．つねに最新の文献やガイドラインを参照し新しく的確な情報を入手するように心がけましょう．

## 2. 本書の構成と特徴
1) 本書では，各項目の最初に **One Point Advice** を設け，臨床の最前線で活躍する医療従事者ならではの，臨床検査の"ツボ"をわかりやすく解説しました．
2) 本書では，各臨床検査について，① 基準値，② 測定値の意義，③ 高値になるとき，④ 低値になるとき，⑤ 測定法・測定原理などを記載しています．必要に応じて ⑥ 薬物による影響も示しました．
3) 検査名，検査法，病名などは**略号**が多く用いられます．巻末に略号表としてまとめました．本文中では，原則として初出時に正式名を併記しました．
4) 本書の特徴は，"第Ⅳ部 専門薬剤師として必要な検査"および"第Ⅴ部 投薬時にモニタリングすべき検査"を設けたことです．6 年制薬学教育における医療現場での参加型実務実習に際して，実習期間中に持ち

運べるハンドブックとしての活用を期待しています．具体的には，服薬指導，薬効評価，副作用モニタリング，治療薬物モニタリング（TDM）など，医薬品の適正使用にかかわる薬剤師業務を実習するうえで，臨床検査の必要最小限の知識を薬学的視点に重点をおいてとりまとめてあります．

5) 本書の"第Ⅳ部 専門薬剤師として必要な検査"および"第Ⅴ部 投薬時にモニタリングすべき検査"の内容は，医師，薬剤師，看護師，臨床検査技師など，医療の最前線で活躍する医療従事者にとっても，臨床業務に役立つものと期待されます．

# 目　　次

## 第Ⅰ部　臨床検査総論

1. **薬剤師と臨床検査** ································ 2
1・1　臨床検査値の活用方法 ················ 2
2. **おもな検体検査項目と基本的な検査値の見方** ·············· 3
2・1　各種検体検査項目 ·························· 3
2・2　基本的な検査値の見方 ·················· 3
3. **採血法と検体管理** ································ 6
3・1　採血法 ············································ 6
　3・1・1　静脈血採血法 ························ 6
　3・1・2　毛細血管採血法 ···················· 6
　3・1・3　動脈血採血法 ························ 6
3・2　採血後の検体管理 ························ 8
　3・2・1　検体の運搬について ············ 8
　3・2・2　検体の保存について ············ 8

## 第Ⅱ部　一般的な検査

4. **バイタルサイン** ································ 10
脈拍／呼吸／血圧／体温／意識
5. **生理機能検査** ·································· 13
5・1　心電図 ········································ 13
　5・1・1　心電図の基本波形 ·············· 13
　5・1・2　各種病態における心電図 ······ 14
5・2　脳波 ············································ 17
　5・2・1　基礎律動 ···························· 17
　5・2・2　異常脳波 ···························· 17
5・3　呼吸機能検査 ······························ 17
6. **動脈血ガス分析** ······························ 20
6・1　ガス交換の指標 ·························· 20
動脈血酸素分圧（$PaO_2$, $PO_2$）／動脈血二酸化炭素分圧（$PaCO_2$, $PCO_2$）／炭酸水素イオン（$HCO_3^-$）／pH／BE（塩基過剰）／陰イオンギャップ
6・2　各種病態の原因・症状 ··············· 21
7. **血球検査** ·········································· 23
赤血球数（RBC）／白血球数（WBC）／血小板数（PLT）／血液像（WBC分類を含む）
8. **血清タンパク質** ······························ 28
総タンパク質（TP）／アルブミン（Alb）／アルブミン/グロブリン比（A/G比）／タンパク質分画
9. **電　解　質** ······································ 32
血清ナトリウム（Na）／血清カリウム（K）／血清クロル（Cl）／血清カルシウム（Ca）／血清リン（P）
10. **尿　検　査** ······································ 35
10・1　尿検査一般 ································ 35
尿量／尿外観／尿pH／尿比重／尿タンパク／尿糖／尿ケトン体／尿潜血／尿ウロビリノーゲン／尿ビリルビン
10・2　尿沈渣 ········································ 41

| | |
|---|---|
| 10・2・1 各尿沈渣成分の特徴 ………… 41 | 13・1・2 Rh 血液型検査 ………………… 50 |
| 血球／上皮細胞／円柱 | 13・2 不規則抗体検査 ……………………… 51 |
| **11. 穿刺液検査・脳脊髄液検査** ………… 44 | 13・3 交差適合試験 |
| 11・1 穿刺液検査 …………………………… 44 | （クロスマッチ）……………… 51 |
| 11・1・1 採取法 ……………………………… 44 | **14. 臨床遺伝子検査** ……………………… 52 |
| 11・1・2 穿刺液の処理と保存 …………… 44 | 14・1 遺伝子と遺伝性疾患（単一遺伝 |
| 11・1・3 おもな検査項目 ………………… 44 | 子病）……………………………… 52 |
| 11・2 脳脊髄液検査 ………………………… 45 | 14・2 単一遺伝子病の遺伝子検査 ……… 53 |
| 11・2・1 採取法 ……………………………… 45 | 14・2・1 神経・筋疾患の遺伝子検査 … 53 |
| 11・2・2 脳脊髄液の処理と保存 ……… 45 | 14・2・2 代謝異常症の遺伝子検査 …… 54 |
| 11・2・3 おもな検査項目 ………………… 45 | 14・3 コンパニオン診断 ………………… 54 |
| **12. 梅毒血清反応** ………………………… 47 | 14・4 感染症の遺伝子(核酸)検査 …… 54 |
| 12・1 梅毒感染の診断のための検査 … 47 | **15. 病理検査** ……………………………… 57 |
| 脂質抗原検査(STS)／TP 抗体検査 | 15・1 病理組織診と細胞診 ……………… 57 |
| **13. 輸血・血液型** ………………………… 49 | 15・1・1 組織診 ……………………………… 57 |
| 13・1 血液型検査 …………………………… 49 | 15・1・2 細胞診 ……………………………… 58 |
| 13・1・1 ABO 血液型検査 ………………… 49 | 15・2 検体処理および検査方法 ……… 59 |

## 第Ⅲ部 疾患別に有用な検査

| | |
|---|---|
| **16. 貧 血** ………………………………… 62 | 17・3 心房細動において大切な検査 … 66 |
| 16・1 貧血の検査 …………………………… 62 | プロトロンビン時間(PT)／活性化部分 |
| 赤血球数(RBC)，ヘモグロビン濃度 | トロンボプラスチン時間(APTT)／D ダ |
| (Hb)，ヘマトクリット値(Ht)／網赤血 | イマー |
| 球(Ret)／平均赤血球容積(MCV)，平均 | **18. 呼吸器疾患** …………………………… 68 |
| 赤血球ヘモグロビン量(MCH)，平均赤 | 18・1 おもな呼吸器疾患 ………………… 68 |
| 血球ヘモグロビン濃度(MCHC) | 18・2 呼吸器疾患の診断・治療のため |
| **17. 循環器疾患** …………………………… 65 | のおもな検査 …………………… 68 |
| 17・1 心不全の診断，重症度判定に有用 | 18・3 おもな呼吸器疾患と有用な検体 |
| な血液生化学検査 ……………… 65 | 検査 ……………………………… 69 |
| 脳性ナトリウム利尿ペプチド (BNP, | 18・3・1 呼吸器感染症 ……………………… 69 |
| NT-proBNP) | 18・3・2 特殊な呼吸器疾患 ……………… 69 |
| 17・2 急性心筋梗塞の診断に有用な | 18・3・3 肺 癌 ……………………………… 70 |
| 検査 ……………………………… 65 | **19. 消化器障害** …………………………… 71 |
| クレアチンキナーゼ(CK)／心筋トロポ | ガストリン／ペプシノーゲン／ヘリコバ |
| ニン／心臓型脂肪酸結合タンパク質 | クター・ピロリ検査／便潜血検査／カル |
| (H-FABP) | プロテクチン |

## 20. 肝・胆道疾患 …………………… 74
### 20・1 肝・胆道にかかわる基本的な検査 …………………… 74
AST（GOT），ALT（GPT）／ALP／γ-GT（γ-GTP）／総ビリルビン（T-Bil）／コリンエステラーゼ（ChE）／プロトロンビン時間（PT）／インドシアニングリーン試験／血漿アンモニア／血小板数（PLT）／ヒアルロン酸，Ⅳ型コラーゲン，プロコラーゲンⅢペプチド（PⅢP），Mac-2結合タンパク糖鎖修飾異性体（M2BPGi），オートタキシンなど／画像検査／内視鏡検査

### 20・2 肝障害の診断に用いられる基準 ‥ 77
### 20・3 肝・胆道疾患の原因を特定する検査 …………………… 79
#### 20・3・1 A型肝炎ウイルス（HAV）…… 79
HA抗体／IgM-HA抗体
#### 20・3・2 B型肝炎ウイルス（HBV）…… 79
HBs抗原／HBs抗体／HBc抗体／IgM-HBc抗体／HBe抗原／HBe抗体／HBコア関連抗原／HBV DNA定量／HBV遺伝子型／HBVプレコア，コアプロモーター領域の遺伝子変異
#### 20・3・3 C型肝炎ウイルス（HCV）…… 81
HCV抗体／HCV RNA定量／HCV血清型あるいは遺伝子型
#### 20・3・4 E型肝炎ウイルス（HEV）…… 81
IgA-HE抗体
#### 20・3・5 エプスタインバーウイルス（EBV）……………… 82
IgM-ウイルスカプシド抗原（VCA）抗体／IgG-VCA抗体／IgG-早期抗原（EA）抗体／EBV核内抗原（EDNA）抗体
#### 20・3・6 サイトメガロウイルス（CMV） ……………… 82
IgM-CMV抗体／白血球中CMV pp65（p65）抗原
#### 20・3・7 自己免疫 ……………………… 82
抗核抗体（ANA）／抗平滑筋抗体／抗肝腎ミクロソーム（LKM）抗体1型／抗ミトコンドリア抗体（AMA）
#### 20・3・8 薬物 ……………………… 83
薬剤によるリンパ球刺激試験（DLST）

## 21. 膵炎 …………………………… 85
### 21・1 急性膵炎 ……………………… 85
### 21・2 慢性膵炎 ……………………… 86
### 21・3 自己免疫性膵炎 ……………… 87

## 22. 腎疾患 ………………………… 88
### 22・1 腎機能評価の指標 ……………… 88
イヌリンクリアランス（糸球体ろ過量GFR）／日本人向けGFR推算式／クレアチニンクリアランス（Ccr）／血清クレアチニン（Cr）／血中尿素窒素（BUN）／血清尿酸（UA）

## 23. 内分泌・代謝疾患 …………… 92
### 23・1 下垂体ホルモン ………………… 92
副腎皮質刺激ホルモン（ACTH）／成長ホルモン（GH）／甲状腺刺激ホルモン（TSH）／性腺刺激ホルモン（ゴナドトロピン）／プロラクチン（PRL）／抗利尿ホルモン（ADH）

### 23・2 甲状腺ホルモンと副甲状腺ホルモン ……………………… 94
甲状腺ホルモン／サイログロブリン／抗TSH受容体抗体（TRAb）／抗甲状腺ペルオキシダーゼ抗体，抗サイログロブリン抗体／副甲状腺ホルモン（PTH）

### 23・3 副腎ホルモン ……………………… 96
コルチゾール／アルドステロン／尿中メタネフリン分画

### 23・4 その他のホルモン ……………… 97
インスリン様増殖因子（IGF-1）／レニン

## 24. 代謝栄養疾患 …………………… 99
### 24・1 客観的栄養評価 ……………… 99
レチノール結合タンパク質（RBP）／トランスサイレチン（TTR）／トランスフェリン（Tf）

24・1・1 アミノ酸代謝 …………… 100
フィッシャー比／血中総分岐鎖アミノ酸／チロシンモル比(BTR)

24・1・2 微量元素 ……………… 101
亜鉛(Zn)／銅(Cu)

## 25. 糖尿病関係 …………………… 102

25・1 糖尿病の診断のための検査 … 102
血糖(PG)／ヘモグロビン A1c(HbA1c)／75g経口ブドウ糖負荷試験(75g OGTT)

25・2 病態評価ための検査 ………… 105

25・2・1 インスリン分泌能の評価 … 105
インスリン(IRI)／血中および尿中 C-ペプチド(CPR)

25・2・2 インスリン抵抗性（感受性の低下）の評価 ………………… 106
HOMA-IR

25・3 病型診断のための検査（各種自己抗体） ………………………… 107
抗グルタミン酸脱炭酸酵素(GAD)抗体／抗 IA-2/ICA512 抗体／抗インスリン抗体／亜鉛輸送担体8抗体(ZnT8)／膵島細胞抗体(ICA)

25・4 その他の血糖管理のための検査 … 109
グリコアルブミン(GA)／1,5-アンヒドロ-D-グルシトール(1,5-AG)／尿糖

## 26. 脂質異常症 …………………… 111

26・1 血清脂質とリポタンパク質 …… 111
26・2 リポタンパク質の代謝 ……… 111
26・3 脂質異常症の検査 ………… 112
26・4 脂質異常症の診断基準(空腹時) … 112
26・5 脂質異常を示す疾患 ……… 114

26・5・1 高コレステロール血症を示すおもな疾患 ………………… 114

26・5・2 低コレステロール血症を示すおもな疾患 ………………… 114

26・5・3 高 TG 血症を示すおもな疾患 … 114

26・5・4 低 TG 血症を示すおもな疾患 … 115

26・5・5 高 HDL-C 血症を示すおもな疾患 ………………………… 115

26・5・6 低 HDL-C 血症を示すおもな疾患 ………………………… 115

26・6 高脂血症の治療 ……………… 115

## 27. 血液凝固線溶系疾患 ………… 116

27・1 血管の脆弱性を調べる検査 … 116
毛細血管抵抗試験

27・2 血小板の機能を調べる検査 … 117
出血時間／血小板凝集能

27・3 凝固系の機能を調べる検査 … 117
活性化凝固時間(ACT)／活性化部分トロンボプラスチン時間(APTT)／プロトロンビン時間(PT)／トロンボテストおよびヘパプラスチンテスト／凝固因子〔フィブリノゲン・フィブリン，凝固第Ⅷ，Ⅸ，ⅩⅢ因子，フォンヴィレブランド因子〕

27・4 凝固制御系の機能を調べる検査 … 121
アンチトロンビン(AT)／プロテイン C(PC)／プロテイン S(PS)

27・5 凝固阻止因子の存在を調べる検査 ………………………… 124
交差混合試験／インヒビター定量（ベセスダ法）

27・6 凝固系の作動状態を調べる検査 … 126
トロンビン-アンチトロンビン複合体(TAT)／フィブリンモノマー複合体(FMC)

27・7 線溶系・線溶制御系の機能を調べる検査 ……………………… 127
プラスミノゲン／プラスミノゲンアクチベーターインヒビター(PAI-1)／$\alpha_2$-プラスミンインヒビター($\alpha_2$-PI)

27・8 線溶系の作動状態を調べる検査 … 127
フィブリノゲン・フィブリン分解産物(FDP)／D ダイマー／プラスミン-$\alpha_2$-プラスミンインヒビター複合体（PIC）

## 28. 脳血管障害 130
- 28・1 脳血管障害に有用な検査 130
- 28・2 簡易血液検査を用いた脳血管障害の原因スクリーニング 130
  - 28・2・1 血液凝固・出血異常,血栓形成を検出する検査 130

    血小板凝集能／抗リン脂質抗体／抗凝固因子欠乏／脳梗塞の凝血学的分子マーカー
  - 28・2・2 抗凝固療法の治療効果判定のための検査 132

    抗凝固療法

## 29. 神経・筋疾患 133
- 29・1 筋疾患の診断,骨格筋の傷害評価のための検査 133

  血清クレアチンキナーゼ(CK)／血清ミオグロビン
- 29・2 自己免疫性神経・筋疾患の診断のための検査 133

  血清抗アセチルコリン受容体抗体(抗AchR抗体)／血清抗筋特異的チロシンキナーゼ抗体(抗MuSK抗体)／血清アミノアシルtRNA合成酵素抗体(抗ARS抗体)／血清抗Jo-1抗体／血清抗MDA5抗体／血清抗Mi-2抗体／血清抗TIF1-γ抗体／血清抗GM1 IgG抗体／血清抗GQ1b IgG抗体／血清抗アクアポリン4(AQP4)抗体
- 29・3 中枢神経や末梢神経の病態評価のための検査 134

  髄液細胞数／髄液糖／髄液総タンパク質／IgGインデックス／オリゴクローナルバンド／髄液ミユリンベーシックタンパク質(MBP)／髄液リン酸化タウタンパク質

## 30. 炎症の評価 136
- 30・1 急性期タンパク質ならびに血清タンパク質関連検査 136

  C反応性タンパク(CRP)／血清アミロイドAタンパク質(SAA)／赤血球沈降速度(ESR)

## 31. 感染症 138
- 31・1 検体採取 138
- 31・2 顕微鏡検査 138
- 31・3 一般細菌検査 140
- 31・4 抗酸菌検査 145
- 31・5 抗原検査 146
- 31・6 遺伝子検査 147

## 32. 膠原病・自己免疫疾患 148
- 32・1 全身性自己免疫疾患(膠原病)に有用な検査 148

  抗核抗体(ANA)／リウマトイド因子(RF)／抗CCP抗体／抗二本鎖DNA抗体／抗Sm抗体／抗U1-RNP抗体／多発性筋炎・皮膚筋炎関連自己抗体／全身性強皮症関連自己抗体／抗好中球細胞質抗体(ANCA)／抗SS-A/Ro抗体,抗SS-B/La抗体／抗リン脂質抗体

## 33. 免疫血清検査 154
- 33・1 HLA検査 154
- 33・2 測定の意義 154

## 34. アレルギー疾患 157
- 34・1 アレルギー疾患の原因抗原を同定するための検査 157
  - 34・1・1 *in vitro* 原因抗原検査 157

    抗原特異的IgE抗体測定／ヒスタミン遊離試験／好塩基球活性化試験／リンパ球刺激試験
  - 34・1・2 *in vivo* 原因抗原検査 158

    プリックテスト／皮内テスト／パッチテスト／食物経口負荷試験
- 34・2 機能的診断法 159

  ピークフロー／呼気一酸化窒素(NO)濃度
- 34・3 その他 160

  鼻汁好酸球検査／TARC

- **35. 産婦人科** ················· 161
  - 35・1 ゴナドトロピン ················· 161
    卵胞刺激ホルモン(FSH)／黄体化ホルモン(LH)／ヒト絨毛性ゴナドトロピン(hCG)
  - 35・2 性ステロイドホルモン ········· 162
    エストラジオール／プロゲステロン
  - 35・3 その他 ························· 163
    プロラクチン(PRL)
- **36. 小児疾患** ····················· 164
  - 36・1 大人と小児の基準値の違い ····· 164
  - 36・2 手技による異常値 ············· 165
  - 36・3 小児でよく用いる検査 ········· 166
    - 36・3・1 感染症 ··················· 166
    - 36・3・2 発達の遅れ ··············· 166
  - 36・4 新生児マススクリーニング ····· 166
- **37. 悪性腫瘍** ····················· 168
  - 37・1 腫瘍マーカー ················· 168
    AFP, AFP-L3分画比／PIVKA-Ⅱ／CEA／CA19-9／CA125, CA602／PSA, 遊離型PSA比(PSA F/T比)／HE4

## 第Ⅳ部　専門薬剤師として必要な検査

- **38. 栄養と専門薬剤師** ············· 174
  - 38・1 栄養評価のための指標 ········· 174
  - 38・2 栄養スクリーニング ··········· 174
  - 38・3 栄養アセスメント ············· 175
    - 38・3・1 栄養アセスメントの概要 ···· 175
    - 38・3・2 栄養アセスメントに用いる指標 ······················· 176
  - 38・4 栄養療法施行時にモニタリングすべき検査 ······················· 177
    - 38・4・1 血糖管理 ················· 177
    - 38・4・2 水・電解質管理 ··········· 177
    - 38・4・3 リフィーディング症候群 ··· 177
    - 38・4・4 窒素代謝 ················· 178
    - 38・4・5 脂質代謝 ················· 178
    - 38・4・6 カテーテル関連感染症 ····· 178
- **39. 感染症と専門薬剤師** ··········· 179
  - 39・1 薬剤耐性菌への対策 ··········· 179
    - 39・1・1 抗菌薬適正使用支援チーム ··· 179
    - 39・1・2 ASの基本戦略 ············ 179
  - 39・2 専門薬剤師の感染症患者へのアプローチ ························· 181
  - 39・3 抗菌薬の効果判定に必要な検査 ··· 181
  - 39・4 抗菌薬の副作用発見に必要な検査 ··························· 181
  - 39・5 抗菌薬の相互作用発見に必要な検査 ··························· 182
  - 39・6 薬物血中濃度モニタリング ····· 182
- **40. 糖尿病と専門薬剤師** ··········· 184
  - 40・1 糖尿病患者の治療目標値 ······· 184
  - 40・2 血糖値管理状態を評価する検査 ··························· 187
  - 40・3 腎機能低下時における血糖管理の注意点 ······················· 188
- **41. がんチーム医療と専門薬剤師** ··· 189
  - 41・1 診断のための検査 ············· 189
    - 41・1・1 がん診断に用いる基本な検査 ························· 189
    - 41・1・2 専門薬剤師として必要な知識 ························· 190
  - 41・2 治療のための検査 ············· 190
    - 41・2・1 がん化学療法に必要な検査 ··· 191
    - 41・2・2 専門薬剤師として必要な知識 ························· 191
  - 41・3 終末期の検査 ················· 192

| | |
|---|---|
| 41・3・1 専門薬剤師として必要な知識 …………………… 192 | 42・5 抗てんかん薬・気分安定薬 ….. 197 |
| | 42・6 その他 ……………………… 197 |
| **42. 精神疾患と専門薬剤師** ……………… 194 | **43. 腎臓病と専門薬剤師** ………………… 200 |
| 42・1 抗精神病薬 …………………… 194 | 43・1 腎障害の重症度診断マーカー .. 200 |
| 42・2 抗うつ薬 ……………………… 195 | 標準化 eGFR／血清シスタチン C |
| 42・3 抗そう薬 ……………………… 197 | 43・2 薬剤性の致死性高カリウム血症 …………………………… 202 |
| 42・4 抗不安薬・睡眠薬 …………… 197 | |

## 第 V 部　投薬時にモニタリングすべき検査

**44. 投薬時にモニタリングすべき検査** …………………………………………………… 206

略　号 ……………………………………………………………………………………… 225

索　引 ……………………………………………………………………………………… 229

# 第Ⅰ部
# 臨床検査総論

# 1　薬剤師と臨床検査

**臨床検査**とは，人体に対して行われる検査であり，血液，尿，便などの組成変化を調べる**検体検査**と，脳波や心電図などを測定する**生理機能検査**に分けられる．臨床検査の目的には，健康状態の確認，異常の原因（疾病の診断），治療方針の選択，治療状態の確認（効果判定）などが含まれる．

臨床検査値は，医薬品の安全管理ならびに適正使用支援を責務とする薬剤師にとって必要不可欠な客観的情報として利活用されている．従来，医療機関内の入院患者を対象とした処方監査において，診療録などにより患者個々の臨床検査値を確認し，使用薬剤の安全性・有効性の確認を行っていた．最近では，外来患者に発行する院外処方箋に検査値情報を記載する医療機関が増加しており，保険調剤薬局における処方監査・疑義照会にも検査値が利用されるなど，医薬品安全管理・適正使用を企図した薬剤師による検査値活用が全国に拡大しつつある．

## 1・1　臨床検査値の活用方法

従来より処方監査時に確認していた用法，用量，配合変化，併用禁忌，疾患禁忌，投与日数・期間，休薬期間，保険適応，重複投与，保険上の投与量制限などに加え，臨床検査値情報を利用することにより，患者個々の肝・腎機能をふまえた投与量の調節，検査値異常を示す疾患への投与禁忌の回避，定期検査を必要とする薬剤の検査実施状況の確認などが可能となる．処方鑑査する際には，単回の測定値結果では判断せず，経日的な値の変動，病態経過，他の検査値との関連も考慮することが重要である．また，薬剤に特徴的な副作用に関連する検査値を確認することにより，副作用の早期発見や重篤化の未然防止につながることも利点として大きい．さらに，薬剤の治療効果を示す検査値は，服薬コンプライアンスを含め有効な患者指導にも応用が可能である．

病院・診療所内の入院患者を対象とした処方監査のみでなく，外来患者に発行する院外処方箋に臨床検査値を併記することにより，応需薬局薬剤師によるきめ細かい処方監査・疑義照会も普及しつつある．院外処方箋に検査値情報を記載している病院の分析によると，疑義照会により処方変更にいたった際の検査値として，腎機能に基づく疑義照会事例が最も頻度が高く，ついで血清カリウム値，肝機能，血球数，ヘモグロビン濃度などがあげられている．腎機能や肝機能など一般的に行われる検査とともに，医薬品ごとに副作用や効果などとの関係が知られている検査値情報についても患者個別安全管理の視点から重要である．

薬剤の効果・副作用と密接に関連する臨床検査値は，医薬品安全管理を担う薬剤師にとって職能発揮のための患者情報として必要不可欠であり，検査値活用スキルの向上・強化が求められる．

# 2　おもな検体検査項目と基本的な検査値の見方

## 2・1　各種検体検査項目

各種生理機能検査が"リアルタイムな生体の動きを正確に教えてくれる"という長所をもつのに対し，各種検体検査には"病因・病態を解明し，診断にいたるためのヒントを提供してくれる"という大きな長所がある．したがって，一般的に検体検査は，まず基本的なスクリーニング検査項目をチェックし，加えて予測される疾患・病態に応じた検査項目を追加していくというかたちで進んでいく．

表2・1～表2・4は，熊本大学医学部附属病院で日常的に取扱っているおもな検体検査項目（生化学・免疫血清検査，血液検査，凝固検査，尿検査）の一部を，基準値とともに示したものである．一部の検査項目では日本臨床検査標準協議会（Japanese Committee for Clinical Laboratory Standards; JCCLS）が推奨する**JCCLS共用基準範囲**を採用している．JCCLS共用基準範囲は，医療機関における検査値の統一化を目的として提供されており，本基準範囲を用いることで異なる施設間での検査値情報の相互利用が可能となる．

## 2・2　基本的な検査値の見方

臨床現場で各検査値を有効活用し，病態・診断にたどり着くには，単に異常値を呈した検査項目のみに着目するのではなく，下記の点にも十分留意する必要がある．

① **複数の検査値を総合した解釈を心掛ける**: 正常範囲の値であることが，むしろ異常である証となる場合もある．（例: 白血球の上昇を認めるが，CRPは正常範囲内のデータ → ウイルス感染症の疑い）

② **臨床症状と検査値との整合性に注意する**: 検体の問題や測定上の問題に気付くことがある．（例: 血清 K, LD, AST値の急上昇 → 検体の溶血による影響）

③ **緊急性に気付く**: 患者に対して緊急対応が必要な状態であることを示す異常値（パニック値）には敏感である必要がある．（例: 血清 Na 値 < 130 mEq/L → その変化が急であるほど，のちに意識レベルの低下をきたす可能性が高い）

表2・1　生化学・免疫血清検査
＊は JCCLS 共用基準範囲．

| 検査項目 | 基準範囲 |
|---|---|
| 総タンパク（TP） | 6.6～8.1 g/dL＊ |
| アルブミン（Alb） | 4.1～5.1 g/dL＊ |
| ナトリウム（Na） | 138～145 mmol/L＊ |
| カリウム（K） | 3.6～4.8 mmol/L＊ |
| クロール（Cl） | 101～108 mmol/L＊ |
| カルシウム（Ca） | 8.8～10.1 mg/dL＊ |
| 無機リン（IP） | 2.7～4.6 mg/dL＊ |
| マグネシウム（Mg） | 1.5～2.5 mg/dL |
| 血清鉄（Fe） | 40～188 µg/dL＊ |
| UIBC | 145～351 µg/dL |
| 亜鉛（Zn） | 65～110 µg/dL |
| 尿酸（UA） | 男 3.7～7.8 mg/dL＊<br>女 2.6～5.5 mg/dL＊ |
| 尿素窒素（BUN） | 8～20 mg/dL＊ |
| クレアチニン（Crea） | 男 0.65～1.07 mg/dL＊<br>女 0.46～0.79 mg/dL＊ |
| 血液浸透圧（Osm） | 260～280 mOsm/L |
| 総ビリルビン（T-Bil） | 0.4～1.5 mg/dL＊ |
| 直接ビリルビン（D-Bil） | 0～0.2 mg/dL |
| アンモニア（NH$_3$） | 15～65 µg/dL |
| AST | 13～30 U/L＊ |
| ALT | 男 10～42 U/L＊<br>女 7～23 U/L＊ |
| LD | 124～222 U/L＊ |
| γ-GT | 男 13～64 U/L＊<br>女 9～32 U/L＊ |
| コリンエステラーゼ（CHE） | 男 240～486 U/L＊<br>女 201～421 U/L＊ |
| ALP | 106～322 U/L＊ |
| アミラーゼ（Amy） | 44～132 U/L＊ |
| P（膵）アミラーゼ（P-Amy） | 18～53 U/L |

表 2・1 つづき

| 検査項目 | 基準範囲 |
|---|---|
| リパーゼ（Lip） | 16～60 U/L |
| CK | 男 59～248 U/L* <br> 女 41～153 U/L* |
| CK-MB | < 25 U/L |
| ミオグロビン（Mb） | < 70 ng/mL |
| 総コレステロール（T-CHO） | 142～248 mg/dL* |
| HDLコレステロール（HDL-C） | 男 38～90 mg/dL* <br> 女 48～103 mg/dL* |
| LDLコレステロール（LDL-C） | 65～163 mg/dL* |
| 中性脂肪（TG） | 男 40～234 mg/dL* <br> 女 30～117 mg/dL* |
| CRP | 0.00～0.14 mg/dL* |
| トランスサイレチン（TTR） | 男 23～42 mg/dL <br> 女 22～34 mg/dL |
| グリコアルブミン（GA） | 11.0～16.0% |
| グルコース（P-Glu） | 73～109 mg/dL* |
| ヘモグロビン分画（HbA1c） | A1c: 4.9～6.0%（NGSP） |
| 乳酸（LA） | 男 4～14.2 mg/dL <br> 女 3.2～10.9 mg/dL |
| ピルビン酸（PA） | 男 0.37～1.21 mg/dL <br> 女 0.23～0.74 mg/dL |
| 総ケトン体（T-ケトン） 総ケトン体 | 28～120 μmol/L |
| アセト酢酸 | 14～68 μmol/L |
| 3-ヒドロキシ酪酸 | 0～74 μmol/L |
| IgG | 861～1747 mg/dL* |
| IgA | 93～393 mg/dL* |
| IgM | 男 33～183 mg/dL* <br> 女 50～269 mg/dL* |
| C3 | 73～138 mg/dL* |
| C4 | 11～31 mg/dL* |
| CH50 | 31.6～57.6 CH50 U/mL |
| KL-6 | 105.3～401.2 U/mL |
| IgE | < 400 IU/mL |
| $\beta_2$-ミクログロブリン | 0.85～1.65 mg/L |
| RF（定量） | < 15 IU/mL |
| フェリチン | 男 0～245 ng/mL <br> 女 3～132 ng/mL |

表 2・2 血液検査 *はJCCLS共用基準範囲.

| 検査項目 | 基準範囲 |
|---|---|
| 白血球数（WBC） | 3.3～8.6×$10^3$/μL* |
| 赤血球数（RBC） | 男 4.35～5.55×$10^6$/μL <br> 女 3.86～4.92×$10^6$/μL |
| 血色素量（HGB） | 男 13.7～16.8 g/dL* <br> 女 11.6～14.8 g/dL* |
| ヘマトクリット値（HCT） | 男 40.7～50.1%* <br> 女 35.1～44.4%* |
| 平均赤血球容積（MCV） | 83.6～98.2 fL* |
| 平均赤血球血色素量（MCH） | 27.5～33.2 pg* |
| 平均赤血球血色素濃度（MCHC） | 31.7～35.3 g/dL* |
| 血小板数（PLT） | 158～348×$10^3$/μL* |
| 血小板クリット値（Pct） | 男 0.132～0.268% <br> 女 0.130～0.293% |
| 平均血小板容積（MPV） | 男 9.0～11.1 fL <br> 女 9.1～11.3 fL |
| 網赤血球比率（RET-%） | 男 0.76～2.18% <br> 女 0.63～2.07% |
| 網赤血球数（RET-N） | 男 36.1～114.7×$10^3$/μL <br> 女 26.4～96.4×$10^3$/μL |
| 幼若血小板比率（IPF%） | 10%以下 |
| 好中球（Neut） | 42.4～75.0% |
| リンパ球（Lympho） | 18.2～47.7% |
| 単球（Mono） | 3.3～9.0% |
| 好酸球（Eosin） | 0.4～8.6% |
| 好塩基球（Baso） | 0.2～1.4% |

表2・3 凝固検査

| 検査項目 | 基準範囲 |
|---|---|
| プロトロンビン時間（PT） | 130～70%<br>PT-INR 0.9～1.1 |
| 活性化部分トロンボプラスチン時間（APTT） | 24.0～39.0秒 |
| フィブリノーゲン（Fbg） | 200～400 mg/dL |
| アンチトロンビンIII（ATIII） | 83～118% |
| プラスミノーゲン（PLG） | 82～118% |
| $\alpha_2$-プラスミンインヒビター（$\alpha_2$-PI） | 77～120% |
| プロテインC（PC） | 69～144% |
| トロンビン-アンチトロンビン複合体（TAT） | 0.0～3.0 ng/mL |
| プラスミン-アンチプラスミン複合体（PIC） | 0.0～0.8 μg/mL |
| 可溶性フィブリンモノマー複合体（SFMC） | < 7.0 μg/mL |
| 血漿FDP（P-FDP） | 0.0～5.0 μg/mL |
| 血漿D-Dダイマー（D-dimer） | 0.0～1.0 μg/mL |

表2・4 尿検査

| 検査項目 | 基準範囲 |
|---|---|
| タンパク | 0～70 mg/day |
| 尿素窒素 | 7.5～15 g/day |
| クレアチニン | 1.0～1.5 g/day |
| ナトリウム | 174～348 mmol/day |
| カリウム | 51～64 mmol/day |
| クロール | 169～338 mmol/day |
| 浸透圧 | 0～1300 mOsm |
| カルシウム | 100～300 mg/day |
| 無機リン | 0.5～2.0 g/day |
| マグネシウム | 16～143 mg/day |
| アミラーゼ | 0～1100 U/day |
| 尿酸 | 0.1～2.0 g/day |
| アルブミン | 0～20 mg/g・Cr |
| $\beta_2$-MG | < 0.265 mg/L |
| NAG | ≦ 11.5 IU/L |
| ミオグロビン | < 5 ng/mL |
| 比重 | 1.005～1.030 |
| PH | 4.5～7.5 |
| 白血球 | （−） |
| 亜硝酸塩 | （−） |
| 糖 | （−） |
| ケトン体 | （−） |
| ウロビリノーゲン | （±） |
| ビリルビン | （−） |
| 潜血 | （−） |
| クレアチニン | 50～200 mg/dL |
| 尿沈渣 | RBC 4 ≧ HPF<br>WBC 4 ≧ HPF |

# 3 採血法と検体管理

## 3・1 採血法

**採血**は，文字どおり血管から血液を採取する医療行為であり，大きく① 静脈血採血，② 毛細血管血採血，③ 動脈血採血の3種類に分けられる．わが国においては，長らく個々の医療従事者の経験に基づいた採血が行われてきたが，近年では"採血法の標準化"が進み，現状では2011年1月に日本臨床検査標準協議会（Japanese Committee for Clinical Laboratory Standards; JCCLS）から発表された"標準採血法ガイドライン第2版（CPA-A2）"がその基準となっている．

### 3・1・1 静脈血採血法

最も一般的な採血法であり，その手順は図3・1に示すとおりである．

1) 患者の姓名と生年月日を尋ね，本人確認を行う．
2) 患者に，採取する血液の量やそれを用いて実施する検査項目の必要性と意義，採血に伴う合併症について説明し，同意を得る．
3) 採血者は手袋を装着する．
4) 通常は坐位で，患者，採血者双方が穿刺しやすい姿勢をとり，駆血帯を装着する前に，目視および触診で刺入すべき血管の見当をつける．神経損傷のリスクを避けるためには，基本肘窩部の肘正中静脈が橈側皮静脈を選択すべきである（図3・1a）．
5) 刺入予定部位より7～10 cm近位部で駆血帯を絞め，静脈を怒張させる（図3・1b）．
6) アルコール綿（患者がアルコールに対する過敏症やアレルギーを訴える場合にはグルコン酸クロルヘキシジンなど他の消毒薬を含む綿）を用い，刺入予定部位の中心から外側に向かって渦巻状に消毒する（図3・1c）．
7) 針の刃面を上に向け，刺入部位皮膚面との角度を15～30°に保って穿刺する．針については，検体への物理的影響を避けるために21 G以上の太さのものを選択するのが望ましい（図3・1d）．
8) 刺入後は，針をさらに2～3 mm進め，安定した状態で血液を採取する（**2段階穿刺法**という）（図3・1e）．採取は，① 血清用プレーン採血管，② 凝固検査用採血管，③ 赤沈用採血管，④ ヘパリン用採血管，⑤ EDTA採血管，⑥ 解糖阻止剤採血管，⑦ その他の採血管，の順とするのが望ましい．また，抗凝固剤と採取した全血を混和する際には，静かに10回以上転倒混和する．
9) 必要量の血液が採取できたら，駆血帯を外し素早く針を抜く．針刺し事故による感染防止のため，使用後の針は十分注意して所定の場所に廃棄する（図3・1f）．
10) 消毒綿で刺入部位を数分間圧迫し，止血する（図3・1g）．

### 3・1・2 毛細血管血採血法

一般に耳朶，指頭，または足蹠で行う．

1) 穿刺に適した耳朶，指頭，足蹠を揉み，消毒綿で消毒する．
2) 穿刺部位を決め，ディスポーザブルの毛細血管用穿刺針を刺す．
3) 数秒経過すると出血がみられるので，必要量を採取する．
4) 穿刺部位を消毒綿で数分間圧迫し，止血する．

### 3・1・3 動脈血採血法

1) 専用の採血用注射器を用意する．
2) 触診で刺入すべき血管の見当をつける．橈骨動脈や上腕動脈，大腿動脈がターゲットとなる．

3. 採血法と検体管理　7

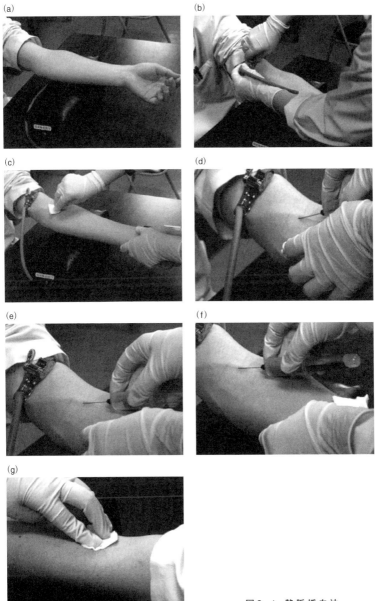

図3・1　静脈採血法

3) 拍動を触知した部位に，注射針を皮膚面から 45～60°の角度で穿刺し，必要量を採取する．
4) 穿刺した動脈の，穿刺部位より中枢側を圧迫しながら針を抜き，以後 5 分間以上強く圧迫し続け，止血する．

## 3・2 採血後の検体管理
### 3・2・1 検体の運搬について

採血後，検体は速やかに検査室に届ける．検体の多くは室温のまま運搬してよいが，予定検査項目によっては冷却や遮光が必要なことがあるので，事前に十分確認しておくことが望ましい．

### 3・2・2 検体の保存について

以下に大まかなポイントを述べる．
1) 血液検査用検体は，室温保存が一般的である．
2) EDTA 採血管では室温保存約 4 時間で単球や好中球の形態変化が生じるため，末梢血塗抹標本は採血後 4 時間以内に作成する．
3) 凝固検査用検体は，採血後 1 時間以内に 4℃ で遠心分離し，乏血小板血漿にして測定時まで冷凍保存するのが一般的である．
4) 血清を長期間保存する場合には，−80℃ 以下に静置する．

# 第 II 部
# 一般的な検査

# 4 バイタルサイン

**One Point Advice** バイタルサイン（vital sign）とは生命維持に直結する基本的な生命徴候の診察項目で，**脈拍**，**呼吸**，**血圧**，**体温**の4項目をさす場合と**意識**を加えた5項目をさす場合がある．このうち脈拍，呼吸，意識は，緊急の場合に器具を使用せずに診断できる．バイタルサインは，緊急度，重症度を簡単に確認できるため，すべての患者に対して必須の項目であり，救急および日常診療で計測される．

## 1 脈 拍 pulse

**基準値** 脈拍数60～100回/分，整（規則正しいこと）

**測定法** 触診にて**脈拍数**と**リズム**を診断する．また，熟練すれば**脈圧**も判定できる．

**測定値の意義** 成人では脈拍数は1分間に60～100回で，規則正しい（整）．100回以上を**頻脈**，50回未満を**徐脈**という．通常の診察では両側の橈骨動脈を（2～3本の指で）触診して左右差も含めて計測する．15秒間測定しその数値を4倍して1分間の脈拍数とするが，徐脈の場合には30秒間測定して2倍で計測する．頻脈，リズムの不整がある場合，胸部の聴診法で確認する．救急の場合は，片側で計測するが，橈骨動脈を触知できない場合は，頸動脈，上腕動脈，大腿動脈などを触知する．意識障害などではまず片側の頸動脈を触知する．

**異常値になるとき** 頻脈：頻脈性不整脈のほか，呼吸不全，循環不全，低血糖などでは頻脈となる．感染症では発熱・頻脈となる．運動時や疼痛，不安によっても頻脈となる．

徐脈：洞不全症候群や房室ブロックのほか，薬剤，甲状腺機能低下症，低体温などでも徐脈となる．運動耐用能が大きい運動選手では，安静時に徐脈であっても正常である場合がある．

リズムがバラバラ（絶対不整脈）の場合には心房細動を考える．心房細動では心房は1分間に300回以上細かく動き，その電気信号の一部が心室に伝えられ，心臓は1分間に60～200回で不規則に収縮する．

## 2 呼 吸 breath

**基準値** 15～20回/分

**測定法** 呼吸は視診によって胸部および腹部を観察して計測する．

**測定値の意義** 正常成人の場合には1分間に15～20回である．24回以上を**頻呼吸**，12回未満を**徐呼吸**という．一般に小児や高齢者では呼吸回数が多くなる．

**異常値になるとき** 頻呼吸（毎分24回以上）は呼吸器疾患，心疾患，代謝性アシドーシス〔クスマウル（Kussmaul）呼吸〕，神経筋疾患のほか，緊張，興奮，痛みなどでもみられる．代謝性アシドーシスに起因する速く深い規則正しい呼吸である**クスマウル呼吸**は，糖尿病性ケトアシドーシスや尿毒症などでアシドーシスを補正するための代償性呼吸である．徐呼吸（毎分12回未満）は中枢神経疾患，脳圧亢進，アルコール，麻酔薬，睡眠薬服用などでみられる．

また，1回換気量の多い呼吸を**大呼吸**，1回換気量の少ない呼吸を**浅呼吸**という．正常成人の1回換気量は450～500 mLである．浅呼吸と大呼吸を交互に繰返すチェーンストークス呼吸（交代性無呼吸）はおもに呼吸中枢の低酸素が原因となる．

## 3 血 圧（BP） blood pressure

**基準値** 収縮期血圧 120 mmHg 未満かつ拡張期血圧 80 mmHg 未満．

**測定値の意義** 血圧の異常には**高血圧**と**低血圧**がある．"高血圧治療ガイドライン(JSH)2014"では，至適血圧は収縮期血圧(最高血圧) 120 mmHg 未満かつ拡張期血圧(最低血圧) 80 mmHg 未満とされている[1](表4・1)．血圧は血管壁が血液によって押される力であり，血圧測定は血流量(心拍出量)と末梢血管抵抗の積を間接的に測っていることになる．表4・1のようにガイドラインでは 140/90 mmHg 以上をⅠ度高血圧としている[1]．

低血圧には明確な判定基準はなく，一般的には収縮期血圧が 100 mmHg 未満のときに低血圧とよばれている．低血圧には急性低血圧(ショックや一過性低血圧)と慢性低血圧がある．

**臨床的意義** 高血圧は脳卒中，心臓病，腎臓病および大血管疾患の強力な原因疾患である[1]．また，単に血圧が異常に高い(多くは 180/120 mmHg 以上)だけではなく，血圧の高度の上昇によって，脳，心，腎，大血管などの標的臓器に急性の障害が生じ進行する病態を高血圧緊急症という．特に収縮期血圧 220 mmHg 以上または拡張期血圧 120 mmHg 以上では高血圧性脳症，心臓合併症，腎不全をきたす可能性が高くなるため速やかな降圧が必要である．

検査や治療を必要とする低血圧で重要な病態はショックである．ショックは，種々の原因による主要臓器循環障害を伴う急性低血圧であり，まず脳血流低下による気分不良，意識障害が出現し，その後，心，腎など多臓器不全となる．全身痙攣となる場合もある．

## 4 体 温 body temperature

**基準値** 35.4～37.2 ℃

**測定値の意義** 成人の正常体温は腋窩温で 36.4 ℃ 前後(35.4～37.2 ℃)で，感染症法では 37.5 ℃ 以上を**発熱**，38.0 ℃ 以上を**高熱**と定めている．また，**口腔温**は 37 ℃ 前後，中心体温に近い**直腸温**は 37.5 ℃ 前後が正常とされる．40 ℃ 以上の高熱，35 ℃ 以下の低体温では，必ず直腸温(中心体温)の測定を行うようにする．

**異常値になるとき** 一般的な発熱の原因は敗血症を含む感染症であり，その他，腫瘍性，炎症性疾患が発熱のおもな原因となる．また，40 ℃ 以上の高熱となる機序としては，高体温と発熱がある．高体温は，熱中症など高温環境への暴露や悪性高熱，悪性症候群など放熱機構の異常によるのに対し，発熱は，感染症などが原因で体温中枢のセットポイントが上昇した状態である．低体温は，遭難，水難事故，泥酔，薬物中毒，脳血管障害，頭部外傷，広範囲熱傷，皮膚疾患，内分泌疾患(甲状腺・下垂体・副腎機能低下)，低血糖，低栄養などで起こりやすい．軽度低体温(35～32 ℃)では戦慄(shivering)で発熱しようとする．

表4・1 成人における血圧値の分類(mmHg)[a]

| 分類 | | 収縮期血圧 | | 拡張期血圧 |
|---|---|---|---|---|
| 正常域血圧 | 至適血圧 | < 120 | かつ | < 80 |
| | 正常血圧 | 120～129 | かつまたは | 80～84 |
| | 正常高値血圧 | 130～139 | かつまたは | 85～89 |
| 高血圧 | Ⅰ度高血圧 | 140～159 | かつまたは | 90～99 |
| | Ⅱ度高血圧 | 160～179 | かつまたは | 100～109 |
| | Ⅲ度高血圧 | ≧ 180 | かつまたは | ≧ 110 |
| | (孤立性)収縮期高血圧 | ≧ 140 | かつ | < 90 |

a) 出典: 日本高血圧学会高血圧治療ガイドライン作成委員会 編，"高血圧治療ガイドライン 2014"，p19，ライフサイエンス出版(2014)．

---

1) 日本高血圧学会高血圧治療ガイドライン作成委員会 編，"高血圧治療ガイドライン 2014"，p.19，ライフサイエンス出版(2014)．

## 5 意識 consciousness

周囲と自己を正しく認識している状態を，意識清明という．

**診察法** 意識の診察では，外部からの刺激に対する反応が低下・消失していないかを観察することにより，意識障害の有無，程度を評価する．呼びかけへの反応，見当識，運動反応をおもに観察する．

**診断法** 意識を評価する方法として，覚醒度によって3段階に分け，さらにそれぞれ3段階分ける3-3-9度方式とよばれる **JCS** (Japan Coma Scale, 表4・2) と，開眼 (E)，言語 (V)，運動 (M) に分けて記録し合計点数を記載する GCS (Glasgow Coma Scale, 表4・3) がある．本来JCSはくも膜下出血による脳ヘルニアの進行，GCSは外傷性脳障害による意識障害の評価を目的につくられたものであるが，どちらも救急および日常診療に広く使用されている．JCSは数値が大きいほど重症，GCSは数値が小さいほど重症である．意識清明の場合，JCS 0，GCS E4V5M6と表現し，昏睡状態では JCS 300，GCS E1V1M1 となる．

**補足** 救急での意識障害の原因には"AIUEOTIPS(あいうえお Tips)"とよばれる英語の頭文字による記憶法があり，A: アルコール中毒，アシドーシス，I: インスリン，U: ウレア (尿毒症)，E: 内分泌，O: 低酸素症，麻薬，T: 外傷，体温異常，I: 感染症，P: 精神科疾患，ポルフィリン症，S: 失神，脳卒中を表す．

**表4・2 Japan Coma Scale (JCS)[a]**

| |
|---|
| **Ⅲ．刺激をしても覚醒しない状態** |
| 300 痛み刺激にまったく反応しない |
| 200 痛み刺激で少し手足を動かしたり顔をしかめる |
| 100 痛み刺激に対し，払いのけるような動作をする |
| **Ⅱ．刺激すると覚醒する状態** |
| 30 痛み刺激を加えつつ呼びかけを繰返すとかろうじて開眼する |
| 20 大きな声または体を揺さぶることにより開眼する |
| 10 普通の呼びかけで容易に開眼する |
| **Ⅰ．刺激しないでも覚醒している状態** |
| 3 自分の名前，生年月日が言えない |
| 2 見当識障害がある |
| 1 意識清明とは言えない |

[a] 出典：太田富雄，和賀志郎，半田肇ほか著，脳卒中の外科研究会講演集，3, 61-69(1975).

**表4・3 Glasgow Coma Scale (GCS)[a]**
正常ではE，V，Mの合計が15点，深昏睡では3点となる．

| | |
|---|---|
| **1. 開眼 (eye opening, E)** | |
| 自発的に開眼 | 4 |
| 呼びかけにより開眼 | 3 |
| 痛み刺激により開眼 | 2 |
| なし | 1 |
| **2. 最良言語反応 (best verbal response, V)** | |
| 見当識あり | 5 |
| 混乱した会話 | 4 |
| 不適当な発語 | 3 |
| 理解不明の音声 | 2 |
| なし | 1 |
| **3. 最良運動反応 (best motor response, M)** | |
| 命令に応じて可 | 6 |
| 疼痛部へ | 5 |
| 逃避反応として | 4 |
| 異常な屈強運動 | 3 |
| 伸展反応 (除脳姿勢) | 2 |
| なし | 1 |

[a] 出典：Teasdale G. Jennett B., *Lancet*, 2, 81-84 (1974).

# 5 生理機能検査

**One Point Advice** 生理機能検査は，病態の解析や治療効果の判定に応用され，薬物治療を行うにあたり重要な基礎知識となる．生理機能検査のなかで，**心電図，脳波，肺機能検査**の3種は，最も基本的でありかつ，有用性の高い検査である．心電図では，狭心症，心筋梗塞の場合のST変化，心房細動，心房粗動，発作性上室性頻拍，心室頻拍，心室細動の波形を記憶しておくことは重要である．脳波では，典型的な異常脳波のパターン，肺機能では，拘束性換気障害と閉塞性換気障害について判別できることが肝要である．さらに最も重要なことは，治療の指標として不可欠な生理機能検査で，不明な部分がある場合は，その都度，調べる習慣をつけることである．

## 5・1 心 電 図

**心電図**（electrocardiogram, ECG）とは，心臓の電気的な活動の様子をグラフの形に記録し，心疾患や心臓の機能に影響を及ぼす因子を判定することで治療に役立てるものである．**12誘導心電図**（Note参照）や**モニター心電図**が一般的である．

### 5・1・1 心電図の基本波形

図5・1に心電図の基本波形を示す．典型的な正常波形では，心臓が1回収縮するたびにこのような波形が記録されることになる．上下方向の波に付いたアルファベットが波の名前で，最初から順に**P波，Q波**…となる．**P波**は心房が収縮するときの，**QRS波**は心室が収縮するときの電気活動を表しており，**T波**は心臓が収縮し終わってもとに戻るときに記録される波形である．

表5・1に心電図の基本的パラメータを，表5・2に心電図の見方を示す．

**Note** 12誘導心電図

心臓の障害された部位を判断するのに用いる．

① **肢誘導について**: 心臓を伝わる電気信号を，体の前面と水平な面（前額面）にプロットするために，四肢に電極を取付ける．たとえば，II, III, aVFが下壁，I, aVLが側壁の異常を示す．

| 第Ⅰ誘導 | 左室の側壁を見る誘導である． |
|---|---|
| 第Ⅱ誘導 | 心臓を心尖部から見る誘導である．四肢誘導で，波形が最も明瞭に描かれる． |
| 第Ⅲ誘導 | 右室側面と左室下壁を見る誘導である． |
| aVR誘導 | 右肩から心臓を見る誘導である．逆転した波形が見られる． |
| aVL誘導 | 左肩から心臓を見る誘導である． |
| aVF誘導 | 心臓を，ほぼ真下から見る誘導である． |

② **胸部誘導について**: 前胸部から左胸壁にかけて6個の電極を貼り付けることで，心臓を水平に切った断面での電気信号の方向を観察する．

| $V_1$誘導 | おもに右室側から心臓を見る誘導である． |
|---|---|
| $V_2$誘導 | 右室と左室前壁側から心臓を見る誘導である． |
| $V_3$誘導 | 心室中隔と左室前壁から心臓を見る誘導である．移行帯が見られる． |
| $V_4$誘導 | 心室中隔と左室前壁方向を見る誘導である． |
| $V_5$誘導 | 左室前壁と側壁を見る誘導である． |
| $V_6$誘導 | 左室側壁を見る誘導である． |

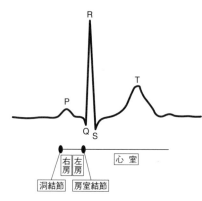

**図 5・1　心電図の基本波形**　心臓の電気の流れは，洞結節より始まり房室結節を経由し，左右の心室へ伝わる．

**表 5・1　心電図の基本的なパラメータ**

| パラメータ | 基準値 |
|---|---|
| PQ 時間 | 0.12～0.20 sec |
| QRS 幅 | ≦ 0.10 sec |
| QTc 時間 | 0.35～0.44 sec |
| QRS 波高 | $RV_5 ≦ 26$ mV, $RV_6 ≦ 20$ mV, $SV_1 + RV_5 < 35$ mV, 四肢誘導 ≧ 5 mm, 胸部誘導 ≧ 10 mm |
| T 波高 | R ≧ 10 mm ならば T > 0.1 × R |

**表 5・2　心電図の見方**

1. リズムはどうか？（RR 間隔は一定か？）
2. 脈拍数はどうか？（頻脈と徐脈はないか？）
   - 頻脈 → 100/min 以上
   - 徐脈 → 60/min 以下
3. P 波があるか？
4. P 波と QRS 波の連動性は？
   （房室ブロックはないか？）
5. P 波と QRS 波間の幅は？（PQ 時間は？）
   - 0.12 sec 未満 → WPW 症候群
   - 0.2 sec 以上 → 1 度房室ブロック
6. 上室性か心室性か？（QRS 波は？）
   - 上室性 → 狭い
   - 心室性 → 広い

## 5・1・2　各種病態における心電図

つづいて，各種病態における心電図波形について概説する．

**a. 洞性頻脈と洞性徐脈**　洞性頻脈は 100/min 以上で，P 波，QRS 波の形態は正常で PQ 時間も一定である（図 5・2 a）．

不安などの精神的な要因から，発熱，貧血，甲状腺機能亢進症，心不全，低血糖，脱水などの基礎疾患がある病態でも認められる．また，徐脈は，心拍数が 60/min 以下で，P 波，QRS 波の形態は正常で PQ 時間も一定である（図 5・2 b）．高齢者やスポーツマンなどの基礎疾患がないものと，洞不全症候群，急性心筋梗塞，甲状腺機能低下症，高カルシウム血症などの基礎疾患がある病態でも認められる．

(a) 頻脈（≧ 100/min）

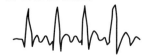

(b) 徐脈（≦ 60/min）

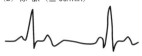

**図 5・2　洞性頻脈と洞性徐脈**

**b. 心房細動と心房粗動**　心房細動では，P 波がなく，心房のあちこちがばらばらに興奮するため基線は不規則な乱れた波形（f 波）を示す（図 5・3 a）．RR 間隔はまったく不規則である．僧帽弁疾患や甲状腺機能亢進症などで起こり，心房内に血栓ができ，心原性脳塞栓を起こすことがある．

一方，心房粗動では，心房の中で，興奮がぐるぐると規則正しく速く回転している状態で，のこぎり状の F 波を認める（図 5・3 b）．RR 間隔は，規則正しいものと不規則なものがある．僧帽弁疾患，虚血性心疾患など基礎疾患が重要である．

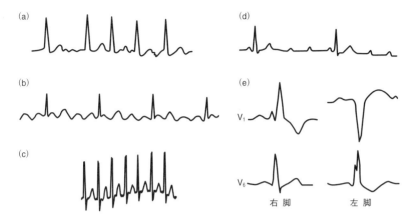

**図5・3 ブロックと上室性不整脈** (a) 心房細動, (b) 心房粗動, (c) 発作性上室性頻脈, (d) 房室ブロック, (e) 脚ブロック.

**c. 発作性上室性頻拍** 幅の狭い正常なQRS波が, 突然始まり突然停止する. 心拍数は, 140/min以上で, P波は認めないことが多い (図5・3c). 房室結節のリエントリー (興奮回転) で生じ, ウォルフ・パーキンソン・ホワイト (Wolff-Parkinson-White, WPW) 症候群や虚血性心疾患などや健常人にも起こる.

**d. 房室ブロック** 房室ブロックとは心房から心室への伝導が悪くなった状態で, 1～3度に分類される (図5・3d).

1度の房室ブロックは, 心房から心室への伝導が遅延しただけのもの (PQ時間>0.12 sec). 2度の房室ブロックは, 心房から心室への伝導時に途絶えるもの. 3度の房室ブロックは, 心房から心室への伝導がまったく伝わらない状態である. この3度の房室ブロックは, ペースメーカーの適応となる. 房室結節から心室への伝導に障害が起こると, 脚ブロックが起こる (図5・3e).

**e. ST変化** STとは, QRS波とT波の間の部分のことで, 心室が興奮してから回復が開始するまでの箇所である. 虚血性心疾患発症時に重要な指標になり, 図5・4のように, 狭心症では低下, 心筋梗塞では上昇する.

**f. 心室細動と心室頻拍** 心室細動では, 心室筋の部分部分がばらばらに興奮しており, 血液を拍出できず心停止と同じ状

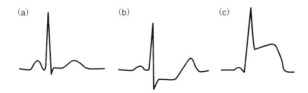

**図5・4 ST変化** (a) ST正常, (b) ST低下 (狭心症), (c) ST上昇 (心筋梗塞).

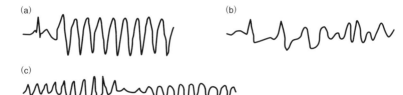

**図5・5 心室性不整脈** (a) 心室粗動, (b) 心室細動, (c) トルサード・ド・ポアント.

態で, きわめて重篤な病態である (図5・5a,b). 心室頻拍は, 幅の広い QRS が連続して生じる頻拍症で, 致死的不整脈である心室細動に移行しやすく速やかな対応が必要である.

**g. トルサード・ド・ポアント** トルサード・ド・ポアント (Torsades de pointes, TdP) は QT 延長に伴って発生する多形性心室頻拍で, 心室細動に移行し突然死をきたすこともある悪性心室性不整脈である (図5・5c). QT 延長の原因として, 低カリウム血症, 低マグネシウム血症, 徐脈, 利尿薬, 薬剤の血中濃度の増加, 心房細動除細動後, うっ血性心不全, 投薬前の心電図変化 (QT 間隔延長, T 波変動, T 波形態の変化), そして先天性 QT 延長症候群があげられる. Ⅰa 群およびⅢ群抗不整脈薬, 抗うつ薬, 抗アレルギー薬, エリスロマイシン, シメチジンなどの QT 延長をきたしうる薬剤を投与する際には上記の危険因子の有無に注意し, さらに投薬後も心電図変化に注意すべきと考えられる.

**h. ジギタリス中毒** ジギタリス中毒は, 薬剤耐性以上のジギタリスが体内に蓄積した結果である. ジギタリス中毒により不整脈, 消化器症状, 視覚症状, 神経症状, 低血圧が生じる. ジギタリス中毒による不整脈は, 遅い不規則な脈拍, 低血圧, 期外収縮を伴う心室頻拍と心室細動, 心室細動による死亡をもひき起こす. ジギタリス中毒を促進する因子として低カリウム血症がある. フロセミドなどの低カリウム血

> **Note** 特徴的な異常波形を示す心電図: ブルガタ症候群 (Brugada syndrome)
>
> 図5・6のように, 心電図の特徴的な ST 部分の上昇を認めたときは, ブルガタ症候群を疑う必要がある. ブルガタ症候群は, 日本人をはじめとするアジア人に多く, 心室細動による突然死を起こすことで知られており, coved 型および saddle back 型の異常波形は, 知っておくべき心電図波形である.
>
>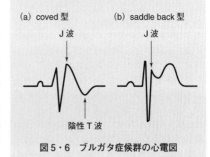
>
> **図5・6 ブルガタ症候群の心電図**

症をひき起こす利尿薬の併用時には注意を要する.

このように心電図検査は, 病態の診断や治療のみならず, 各種薬剤の副作用発現のチェックにも重要であり, 心電図検査についての基本的知識を獲得することは薬剤師に必用な責務であると考える.

## 5・2 脳 波

**脳波**(electroencephalogram, EEG) は脳で生じた電気活動を観察することで, 脳の状態を観察するために用いられる. つまり, 大脳における各脳細胞から発生した電位変化の時間的な重なり合いの具合・範囲を反映したものである. すなわち, 脳波を測定することで, 脳の状態, 異常部位, てんかんなどの疾患の有無を判定することが可能になる.

### 5・2・1 基 礎 律 動

一般に, 健常人では, 安静, 閉眼, 覚醒状態で後頭部中心に$\alpha$波が多い (表5・3).

### 5・2・2 異 常 脳 波

脳波異常をきたす病態のなかで, てんかんは薬物の治療薬物モニタリングや副作用の問題のため, 薬剤師と関係の深い領域である. これらの, てんかんの診断・治療効果の判定に脳波が重要である. そこで, 図5・7に示すような典型的なてんかんの脳波のパターンに習熟しておく必要があると考えられる.

脳波は, 脳の器質的疾患だけでなく, 肝機能が著明に低下した肝不全による肝性脳症の診断にも有用である. 図5・8に, 肝性脳症の特徴的な三相性脳波の波形を示す.

## 5・3 呼 吸 機 能 検 査

呼吸機能を検査することで, 呼吸機能に異常をきたす肺疾患の診断・治療に有益な情報がもたらされる. 特に, 薬剤使用頻度の高い喘息, 肺気腫などの病態は, 診断と治療において, 肺機能検査が非常に重要である. おもな肺機能検査は, 肺活量を測定するためにゆっくり吸ったり吐いたりする**呼吸曲線**(スパイログラム)検査と, 1秒量などを測定するために行う一気に息を吐く**フローボリューム曲線**検査とがある.

**表5・3 脳波と周波数**

| | |
|---|---|
| $\delta$ (デルタ) 波 | 1〜 3 Hz |
| $\theta$ (シータ) 波 | 4〜 7 Hz |
| $\alpha$ (アルファ) 波 | 8〜13 Hz |
| $\beta$ (ベータ) 波 | 14〜30 Hz |
| $\gamma$ (ガンマ) 波 | 30 Hz〜 |

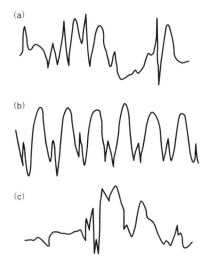

**図5・7 代表的なてんかん脳波** (a) 不規則棘徐波複合(ミオクロニー発作), (b) 3 Hz 棘徐波複合(欠伸発作), (c) 多棘徐波複合(強直間代性発作).

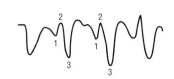

**図5・8 肝性脳症による三相性脳波** 1下向き, 2上向き, 3再度下向きのように, 3方向に向く脳波は, 肝性脳症で見られる.

**a. 基本的なパラメータ** 肺機能を理解するための必用最小限の基本的パラメータを表5・4に示す.

表5・4 呼吸機能のパラメータ

| 日本語表記 | 単位 | 意味 |
|---|---|---|
| 肺活量 (VC) | L | 最大に息を吸った状態から、ゆっくりと可能な限り息を吐いたときの呼吸量. |
| 1回換気量 (TV) | L | 安静呼吸時の吸気と呼気の気量. |
| 努力肺活量 (FVC) | L | 最大吸気位から一気にできるだけ速く、最大の呼気まで呼出することにより得られる. |
| 1秒量 ($FEV_{1.0}$) | L | 1秒間に呼出できる量のこと. |
| 1秒率 ($FEV_{1.0\%}$) | % | 努力肺活量の何%を1秒間に呼出することができたかを表す. |

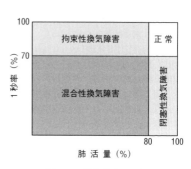

図5・9 換気障害の分類

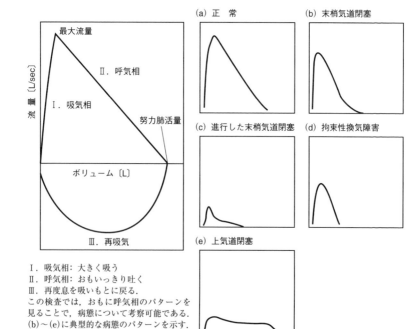

Ⅰ. 吸気相: 大きく吸う
Ⅱ. 呼気相: おもいっきり吐く
Ⅲ. 再度息を吸いもとに戻る.
この検査では、おもに呼気相のパターンを見ることで、病態について考察可能である.
(b)〜(e)に典型的な病態のパターンを示す.

図5・10 フローボリューム曲線

**b. 肺活量と1秒量から考えられる病態**
肺疾患は，肺が硬くなり肺活量が減少する**拘束性換気障害**がある疾患群と，肺が軟らかくなり気道が閉塞しやすくなる閉塞性換気障害がある疾患群とに分けられる（図5・9）．すなわち，このパターンがわかることで病態の解析や治療の評価が可能となる．

**c. フローボリューム曲線のパターンからわかる病態**　図5・10にフローボリューム曲線のパターンからわかる病態を示す．このように，肺機能を正確に把握することで患者の病態が解析可能で，胸部レントゲン所見や聴診所見と合わせて総合的に正確な診断・治療を進めることが可能となる．

以上より，呼吸機能検査を施行することは，薬物治療と関係の深い閉塞性肺疾患（気管支喘息，肺気腫など）に重要である．さらに，近年注目されてきた，拘束性換気障害を示す薬剤性間質性肺炎の診断・治療にも有用であり，基本的な知識の習得は重要である．

# 6 動脈血ガス分析

**One Point Advice** 動脈血ガス分析が呼吸器疾患の呼吸状態の把握に役立つことは,周知の事実である.しかし,そのデータのなかには,心臓の状態,腎臓の状態,電解質バランス,血液の状態などの指標も含まれており,呼吸器以外の疾患にも関連する臨床的に重要なパラメータである.当然,その値をみて,疾患の薬物療法が行われるだけでなく,薬物の種類によっては,動脈血ガス分析に影響を与えるものも存在する.そこで,薬学を志す者にとって,動脈血ガス分析の基礎的な知識は,必要不可欠なものと考えられる.

## 6・1 ガス交換の指標

### 1 動脈血酸素分圧($PaO_2$, $Po_2$)
arterial oxygen tension

**基準値** 表6・1に通常の動脈血ガス分析の基準値を示す.

**測定値の意味** 血液の酸素化能を代表している.肺胞の換気能,肺胞におけるガス交換能力,大気圧・酸素吸入により変動する.

表6・1 動脈血ガス分析の基準値

| パラメータ | 意味 | 基準値 |
| --- | --- | --- |
| $PaO_2$〔Torr〕 | 動脈血の酸素分圧 | 80〜95 |
| $PaCO_2$〔Torr〕 | 動脈血の二酸化炭素分圧 | 35〜45 |
| pH | 血液の酸・アルカリ度 | 7.35〜7.45 |
| $HCO_3^-$〔mEq/L〕 | 炭酸水素イオン | 22〜28 |
| base excess〔mEq/L〕 | base excess は代謝性因子の指標となる. | 0±2 |
| 陰イオンギャップ〔mEq/L〕 | 代謝性アシドーシスの分類に用いる. | 12.4±4 |

肺炎,肺手術後,間質性肺炎などの肺活量が低下,睡眠導入剤やモルヒネなどの呼吸抑制で肺胞換気能が低下する病態で$PaO_2$が低下する(図6・1).また,肺胞レベルでは,心不全や間質性肺炎での拡散能力の低下,肺気腫などで認められる換気血流の不均等分布,肺動静脈瘻によるシャントで$PaO_2$が低下する.さらに当然のことながら,大気圧の変化で酸素分圧が低下すれば$PaO_2$は低下し,酸素を吸入することで酸素分圧が上昇している場合に$PaO_2$は増加する.

つまり,$PaO_2$の低下は,うまく息ができていないか,肺の酸素の取込みが異常か,酸素が少ない血液と酸素が多い血液が混ざってしまうことで起こる.

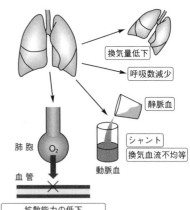

図6・1 動脈血酸素分圧が低下する病態

### 2 動脈血二酸化炭素分圧($PaCO_2$, $Pco_2$)
arterial carbon dioxide tension

**測定値の意味** 動脈血の二酸化炭素分圧

は，肺胞換気量の指標である．高ければ肺胞換気量が不十分であり，低ければ過剰換気状態にある．また，二酸化炭素分圧が上昇すると化学受容体が刺激され換気量が上昇し，二酸化炭素の排出が亢進し呼吸調節が行われる．COPD（慢性閉塞性肺疾患）などの患者で換気がうまくいかない場合や，脳梗塞などで呼吸中枢の障害により呼吸回数が低下している場合，睡眠導入剤やモルヒネなどで呼吸中枢の抑制が起こる場合は $PaCO_2$ の上昇を認める．さらに，肺による酸塩基平衡の調節因子としても重要である．つまり，換気量が増えれば減り，換気量が減れば増加する．

**補足** 薬学領域では，$PaCO_2$ の増加に対する感受性が低下している COPD の患者に，ベンゾジアゼピン系の睡眠導入剤を投与した場合に高 $CO_2$ 血症をきたすことがあり注意が必要である．

### 3 炭酸水素イオン（$HCO_3^-$）

**測定値の意義** 二酸化炭素の化学的溶解で生成される塩基性の分子．腎臓による酸塩基平衡の調節因子．腎臓で炭酸水素イオンは再吸収され pH を調節している．代謝性アルカローシスでは高値を示し，代謝性アシドーシスでは低値を示す．

### 4 pH

**測定値の意義** 酸性かアルカリ性かの指標で，血液ガスでは pH 7.35〜7.45 が正常値である．この値は，下記の Henderson-Hasselbalch の式からもわかるように，炭酸水素イオンが上昇すると高値を示し，$PaCO_2$ が上昇すると低値を示す．すなわち，代謝性因子の炭酸水素イオンと呼吸性因子の $PaCO_2$ で規定されている．

Henderson-Hasselbalch の式：

$$pH = pK_A + \log \frac{[HCO_3^-]}{[H_2CO_3]}$$

$$pH = 6.1 + \log \frac{[HCO_3^-]}{0.03 \times PaCO_2}$$

### 5 BE（塩基過剰） base excess

**測定値の意義** buffer base（生体内で緩衝に関与している塩基の総和）の正常値からのずれを示す．代謝性因子のよい指標になる．炭酸水素イオンが呼吸性に代償されて増減するのに対し，呼吸性の代償に影響されないため，BE が変化していれば代謝性の変化を同定しやすい．

BE が−：代謝性アシドーシス
BE が+：代謝性アルカローシス

### 6 陰イオンギャップ anion gap

**測定値の意義** 陰イオンギャップは血清陰イオンのうち通常の臨床検査で測定されないもの（ケトン，乳酸など）を間接的に示している．代謝性アシドーシスは，この陰イオンギャップが増加するものと増加しないものに分類される（表6・2）．

陰イオンギャップ＝
 $[Na^+] − ([Cl^-] + [HCO_3^-])$

## 6・2 各種病態の原因・症状

表6・2に呼吸性アシドーシス，呼吸性アルカローシス，代謝性アシドーシス，代謝性アルカローシスの原因，症状をまとめた．これらの診断については，図6・2を参考にしていただきたい．

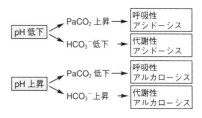

図6・2 各病態の診断法

表6・2 各種病態の原因・症状

| 病態(図6・2参照) | | 原因 | 症状 |
|---|---|---|---|
| 呼吸性アシドーシス | 急性 | ・急性の呼吸器疾患(気胸,外部外傷,喘息発作)<br>・慢性呼吸器疾患に伴う呼吸不全の急性憎悪<br>・上気道閉塞<br>・神経筋疾患(重症筋無力症など)<br>・薬物(麻薬,麻酔薬,鎮静剤,アルコール)<br>・換気不全での過剰酸素投与($CO_2$ナルコーシス) | 興奮,振戦,頭痛,傾眠 |
| | 慢性 | ・慢性呼吸器疾患(慢性肺気腫,慢性気管支炎,肺結核後遺症,気管支拡張症,睡眠時無呼吸症候群)<br>・薬物(鎮静剤,睡眠薬) | |
| 呼吸性アルカローシス | 急性 | ・過換気症候群<br>・中枢神経系疾患<br>・薬物(サリチル酸,テオフィリン,カテコールアミン)<br>・低酸素血症<br>・代謝亢進状態 | ふらつき,テタニー,失神,痙攣 |
| | 慢性 | ・中枢神経系疾患<br>・低酸素血症<br>・代謝亢進状態<br>・妊娠後期 | |
| 代謝性アシドーシス | 陰イオンギャップが増加 | ・ケトアシドーシス<br>・乳酸アシドーシス<br>・腎不全<br>・中毒(メタノール,エチレングリコール,サリチル酸) | 過換気,倦怠感,意識レベルの低下 |
| | 陰イオンギャップは正常 | ・下痢,消化管からの$HCO_3^-$消失<br>・尿細管性アシドーシス<br>・低アルドステロン血症<br>・薬物(塩化アンモニウム,炭酸脱水酵素阻害剤) | |
| 代謝性アルカローシス | 酸の喪失 | ・嘔吐,利尿薬,高炭酸血症の急速改善,高カルシウム血症 | 記銘力低下,低換気 |
| | ミネラルコルチコイド過剰 | ・原発性アルドステロン症,甘草など | |
| | 外因性のアルカリ投与 | ・炭酸水素塩の過剰投与,クエン酸塩(輸血),乳酸塩,酢酸塩(輸液) | |

以上,動脈血ガス分析について簡単な説明を記載した.ここで重要なことは,この検査は単に$PaO_2$や$PaCO_2$の値をみればよいのではなく,患者の病態がどのような状況であるか多角的に判断する非常によい指標であるということである.

# 7 血球検査

**One Point Advice** 血球は骨髄で造血幹細胞より産生されるが，通常，血球検査というときは末梢血液中の**赤血球**，**白血球**，**血小板**を測定することをさし（表7・1），一般的な健康状態の指標や，それぞれおもに貧血，炎症性疾患，出血性疾患などの診断マーカーとして用いる．末梢血液塗抹標本の血球形態を観察することにより，白血病などの疾患の鑑別診断に資するさらに詳しい情報を得ることができる．血球数の基準としては，日本臨床検査標準協議会（JCCLS）より"JCCLS共用基準範囲"が提案され普及が進んでいる．しかし性別や年齢で基準値が異なるものもあるため注意する．また近年多くの場合，血球検査は自動機器を用いて行われるが，偽高値（例：白血球増加による赤血球や血小板数の見かけ上の上昇）や偽低値（例：血小板凝集などによる見かけ上の低値）を示すことが知られているため，病態と合わない異常値をみた際には，必ず血液塗抹標本を観察し，血液像を確認する必要がある．

**表7・1 血球検査（complete blood cell count, CBC）**

- 赤血球数（red blood cell count, RBC）
- ヘモグロビン濃度（hemoglobin concentration）
- ヘマトクリット値（hematocrit）
- 赤血球指数
  - 平均赤血球容積（mean corpuscular volume, MCV）
  - 平均赤血球ヘモグロビン量（mean corpuscular hemoglobin, MCH）
  - 平均赤血球ヘモグロビン濃度（mean corpuscular hemoglobin concentration, MCHC）
- 網赤血球数（reticulocyte count）
- 白血球数（white blood cell count, WBC）
- 血小板数（platelet count）

## 1 赤血球数（RBC）
red blood cell count

**基準値**[1]

- 赤血球数：成人男性 435万～555万/μL，成人女性 386万～492万/μL
- ヘモグロビン濃度：成人男性 13.7～16.8 g/dL，成人女性 11.6～14.8 g/dL
- ヘマトクリット値：成人男性 40.7～50.1％，成人女性 35.1～44.4％
- 赤血球指数：直接測定ではなく，赤血球数，ヘモグロビン濃度，ヘマトクリット値より算出する．
  平均赤血球容積（MCV）：83.6～98.2 fL
  平均赤血球ヘモグロビン量（MCH）：27.5～33.2 pg
  平均赤血球ヘモグロビン濃度（MCHC）：31.7～35.3 g/dL

**測定値の意義** 赤血球は肺と組織の間での酸素の運搬に用いられる．この働きの中心はヘモグロビンであり，その中心的役割を担う鉄の代謝はホルモン様ペプチドであるヘプシジンにより制御されている．赤血球検査は一般的な健康状態の検査として測定されるほか，種々の原因の貧血のスクリーニング検査として行われる．赤血球数のみならず，ヘモグロビン濃度，ヘマトクリット値を参考として総合的に評価する．鑑別診断には赤血球指数の評価が有用である．頻度は高くないが，赤血球数が増加する疾患として多血症がある．

**高値になるとき** 真性多血症と二次性多血症がある．真性多血症は骨髄増殖性疾患であり，血液内科においてさらなる精査を要する．この疾患ではしばしば赤血球数のみならず，白血球数，血小板数も増加する．赤血球数の増加に伴い血液粘稠度が増加

---

1) 日本臨床検査標準協議会（JCCLS），共用基準範囲

し，血栓や出血などのリスクが増加する．二次性多血症は低酸素の代償作用をおもな原因として，腎臓からのエリスロポエチン産生が過剰となって生じる．通常赤血球数のみが増加し，白血球数や血小板数は増加しない．おもな原因として喫煙者，慢性閉塞性肺疾患（COPD），睡眠時無呼吸症候群などがある．まれに腎細胞癌など，エリスロポイエチンを産生する腫瘍を基礎疾患とする二次性多血症がみられる．また高地順応では生理的な二次性多血症がみられる．

**低値になるとき** ➡ 第16章（貧血）を参照．

**薬物による影響** 薬剤をハプテンとする溶血性貧血，フェニトインなどによる赤芽癆などがみられることがある．アンドロゲン製剤などの投与により多血症をきたすことがある．

## 2 白血球数（WBC）
white blood cell count

**基準値** 3300〜8600/μL[1]

**測定値の意義** 末梢血液中の白血球は，好中球，単球，好酸球，好塩基球とリンパ球に大別され，おもに感染防御，免疫機能を担当する．白血球数の異常は骨髄そのものに原因がある場合（造血器疾患）とそれ以外の原因に分けられる．白血球数の検査は，患者の症状として発熱などがあり，感染症を中心とした炎症性疾患が疑われた場合に行われることが多い．異常値をみた場合は必ず末梢血液塗抹標本において白血球分類（後述）を確かめることが鑑別診断を行ううえで重要である．

**高値になるとき** 造血器疾患としておもなものは**白血病**であり，急性白血病では幼若な異常細胞（芽球）が増加し，慢性白血病では成熟細胞様の異常細胞の増加がみられることが多い．慢性骨髄性白血病では病初期には幼若細胞に加えて成熟した好中球由来細胞の増加をみるが，急性転化すると芽球の増加が起こる．しかし，白血病では正常造血の抑制も起こるため，必ずしも白血球数の増加がないこともあるので注意を要する．骨髄以外に原因がある白血球数増加のおもなものとしては感染症を代表とする炎症性疾患がある．細菌感染症では通常好中球が増加するが，伝染性単核症のようなウイルス感染症では異型リンパ球，寄生虫感染症では好酸球の増加がみられる．感染症以外でも血管炎そのほかの炎症性疾患，組織壊死，代謝異常，出血などでは好中球増加，ぜんそくなどのアレルギー疾患では好酸球などを中心に白血球の増加がみられる．

**低値になるとき** 骨髄低形成をきたし白血球のみならず，赤血球，血小板の産生も抑制され汎血球減少（赤血球，白血球，血小板のすべてが減少すること）をきたす疾患としては，再生不良性貧血，骨髄異形成症候群，骨髄線維症，多発性骨髄腫などがある．造血器疾患ではないが，広範な放射線照射治療や抗がん剤治療を受けた場合（いわゆる骨髄抑制）やがんの広範な骨髄転移などもあげられる．好中球数が1000/μL以下となると易感染性をきたす．骨髄以外の白血球数減少のおもな原因として，ウイルス感染症（HIV感染症を含む），全身性エリテマトーデスやシェーグレン症候群のような膠原病，門脈圧亢進症などによる脾腫などがあげられる．薬剤起因性好中球減少症により好中球が500/μL以下となった状態を無顆粒球症とよぶ．

**薬物による影響** 副腎皮質ホルモンの投与により末梢血液での好中球数の増加，リンパ球や好酸球の減少がみられる．無顆粒球症の原因となる薬剤としては抗甲状腺薬のプロピルチオウラシル，抗精神病薬であるクロルプロマジン，抗リウマチ薬であるサラゾスルファピリジンなどがあり，これらの薬剤投与を行う際には定期的な血球検査を行うことが勧められている．

**補足** 白血球数はストレス，妊娠，食事，

運動などにより大きく変化し、また個人差も大きい.

### 3 血小板数(PLT)　platelet count

**基準値**　15.8万〜34.8万/μL[1]

**測定値の意義**　血小板数はトロンボポエチンやインターロイキン6などさまざまな液性因子により制御されている. 骨髄中の巨核球より産生され、おもに止血に働く. 紫斑などの出血傾向がみられた場合に測定することが多い. 白血球数の異常と似て、造血器疾患とそれ以外の原因に大別される.

**高値になるとき**　造血器疾患としては本態性(原発性)血小板血症や慢性骨髄性白血病、真性多血症に伴う血小板増加などがあげられる. 二次性の血小板数増加の原因としては関節リウマチのような慢性炎症性疾患、鉄欠乏性貧血、脾臓摘出後などがある.

**低値になるとき**　造血器疾患としては、白血球数が低値になるときの項であげた骨髄低形成をきたし汎血球減少をきたす疾患がある. 骨髄以外の原因(末梢における血小板の破壊や消費の亢進)としておもなものは、特発性血小板減少性紫斑病(ITP)、播種性血管内凝固症候群(DIC)、血栓性血小板減少性紫斑病(TTP)などがあり、白血球減少の項であげたウイルス感染症、膠原病、肝硬変による脾腫などもあげられる.

**薬物による影響**　血小板減少の原因となる薬剤は、金製剤、トリメトプリム-スルファメトキサゾール、キニジンなど多数あり、注意を要する.

**補足**　出血傾向がみられない患者で血小板数のみ低下している場合は、血小板凝集などによる偽性血小板減少がありえるため、末梢血液塗沫標本で確認を要する. 特にEDTA採血による偽性血小板数減少はまれならず認めるので、疑った場合はヘパリン採血などによる再検査を行う.

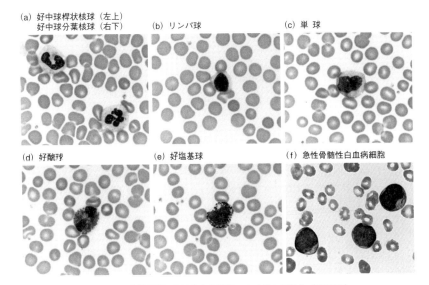

(a) 好中球桿状核球(左上)　好中球分葉核球(右下)
(b) リンパ球
(c) 単球
(d) 好酸球
(e) 好塩基球
(f) 急性骨髄性白血病細胞

**図7・1　末梢血液における白血球像**　メイギムザ染色(1000倍)

## 4 血液像（白血球分類を含む）

**基準値** 末梢血液塗沫標本を作成し、ライト染色やギムザ染色などを施して光学顕微鏡下で観察する。末梢血液にみられる正常白血球は通常、好中球、好酸球、好塩基球、リンパ球、単球の5種類である（p.25、図7・1 a〜e）。好中球はさらに桿状核球と分葉核球に分類される。このように分類、表現したものを**白血球分類**とよび、通常百分率で表す。表7・2に目安となる百分率の基準を示すが、これは絶対的なものではなく、また施設によっても異なる。基準値を絶対数（μL 当たり）で表現する場合もある。白血球数は基準範囲内であるが、白血球分類でおのおのの細胞の割合が変化している場合を相対的増多または減少とよぶ。

表7・2　白血球分類の基準値[a]

| 白血球分類 | 基 準 値 |
|---|---|
| 好中球桿状核球 | 0.0〜19.0% |
| 好中球分葉核球 | 28.0〜68.0% |
| リンパ球 | 17.0〜57.0% |
| 単 球 | 0.0〜10.0% |
| 好酸球 | 0.0〜10.0% |
| 好塩基球 | 0.0〜 2.0% |

a) 出典: 小宮ら、"臨床検査法提要（第34版）"、金井正光 監修、p.274-276、金原出版(2015).

**測定値の意義** 血液疾患、感染症、その他の疾患の鑑別において有用であり、白血球のみならず赤血球、血小板の形態も観察する。赤血球の形態では、先天性の溶血性貧血でみられる球状赤血球や、TTP などでみられる破砕赤血球、骨髄腫でみられる連銭形成などの異常に注意する。また細胞内の封入体、海外から帰国した発熱者などではマラリア原虫なども観察の対象となる。血小板に関しては、血小板数凝集を認めることから偽性血小板減少症の診断にいたる場合や、ITP などで巨大血小板などの異常を認めることもある。白血球分類は表7・3、表7・4にあげるようなさまざまな疾患

表7・3　白血球増多の例

**好中球増多**（絶対値 7000〜8000/μL 以上）
- おもに一般細菌による感染症（敗血症、肺炎など）
  *重篤な細菌感染症などにより桿状核球が増加（通常10%以上）したものを核形左方移動とよぶ。ときに、より幼若な後骨髄球も観察される。
- 組織損傷（心筋梗塞など）
- 慢性炎症性疾患（関節リウマチなど）
- 血液疾患（真性多血症など）
- 薬剤（副腎皮質ホルモン、G-CSF など）

**リンパ球増多**（絶対数 3500〜4000/μL 以上）
- 感染症（麻疹などのウイルス性感染症、百日咳）
- その他（甲状腺機能亢進症など）

**好酸球増多**（絶対値 400〜500/μL 以上）
- アレルギー疾患（蕁麻疹、気管支喘息、アトピーなど）
- 寄生虫疾患
- 血管炎
- 特発性好酸球増多症候群

**異常・異型細胞の出現**
- 白血病: 急性・慢性の白血病において一般に種々の白血病細胞・幼若細胞が出現する（図7・1f）
- 類白血病反応: 白血病以外の基礎疾患によって二次的に幼弱細胞が末梢血液に出現し、白血病類似の白血球像をとる
- 異型リンパ球: 伝染性単核症などのウイルス感染症で出現する

表7・4　白血球減少の例

**好中球減少**（絶対値 1500/μL 以下）
- 感染症（麻疹などのウイルス感染、重症敗血症など）
- 血液疾患（再生不良性貧血など）
- 薬剤（抗がん剤・免疫抑制剤などによる骨髄抑制、抗甲状腺剤による無顆粒球症など）
- 膠原病（全身性エリテマトーデスなど）
- 悪性腫瘍などに対する放射線治療後の骨髄抑制
- 脾機能亢進（肝硬変など）

**リンパ球減少**（絶対値 1000/μL 以下）
- 免疫不全症（エイズや先天性免疫不全症候群など）
- 薬剤（副腎皮質ホルモン、抗がん剤、免疫抑制剤など）
- その他（血液疾患の一部、全身性エリテマトーデスなど）

の鑑別に有用である．

**高値になるとき**（白血球分類）表7・3を参照．

**低値になるとき**（白血球分類）表7・4を参照．

**補足** 自動分析装置による白血球分類は近年著しく進歩し汎用されてきているが，白血病細胞のような異常細胞が識別できない場合もあり，このような場合は顕微鏡下での確認が重要である．また必要に応じて特殊染色を用いて診断を行う．白血球分類は年齢で大きく異なり乳児ではリンパ球増多を示す．また運動や喫煙により好中球は増多を示す．

# 8 血清タンパク質

**One Point Advice** 血清中にはアルブミン,免疫グロブリン,リポタンパク質,糖タンパク質など100種類以上のタンパク質が存在しているが,それらの生合成,異化・代謝,体内分布,排泄は個々の病態や生理的条件により影響される.そのため,血清タンパク質の量的変動と質的異常を調べることは病態の把握,診断,治療において重要である.臨床検査においては,すべての血清タンパク質をひとまとめにした血清総タンパク質(TP)とその50〜70%を占めるアルブミンの量的測定が病態による全身状態の良否や栄養状態の把握のためのスクリーニング検査として利用されることが多い.また,疾病の診断には電気泳動法によるタンパク質分画,A/G比(アルブミン/グロブリン)や各タンパク質の個別の測定が用いられる.

## 1 総タンパク質(TP) total protein

**基準値** 6.5〜8.2 g/dL

生後1〜6カ月までの間が最も低く(4.3〜7.3 g/dL),加齢とともに増加していき,11〜14歳までに成人に近いレベル(5.9〜7.9 g/dL)に達する.立位は臥位に比べ約10%ほど高値を示す.

**測定法** ビューレット法

**測定値の意義** 肝疾患,栄養障害,腎疾患(ネフローゼ症候群),骨髄腫の検査には必須である.また,急性・慢性炎症,自己免疫疾患,リンパ増殖性疾患の評価にも有用である.TP値が変動する代表的な疾患を表8・1に示す.ただし,TP値は数多くのタンパク質の変動の総和であるため,個々のタンパク質レベルでは明らかな増減を示す場合においても,それらの増減が相補し,TP値には影響されないことがある.特に,アルブミンの減少と免疫グロブリンの増加が生じる場合や,量的に少ない$\alpha_1$-グロブリン分画が欠乏している場合などでは見過ごされる機会も多い.そのような場合にはTP値の測定とともにアルブミン値,A/G比やタンパク質分画の検査が必要である.

TPが低値を示す原因の一つに血液の希釈がある.そのため,低タンパク血症が疑われた場合は,必ず投与されている輸液量と尿量,Ht,Hb,赤血球数などを確認してTP低値の原因が血液希釈によるものか否かを判別する必要がある.逆に,脱水などでは見かけ上,TPが高値を示すことがある.このような場合は,利尿薬の過剰投与や下剤による水分喪失で脱水症状がないかを確認する.また,Ht,Na,Cl,Caなどの検査値がTP値と同様に高値を示す場合には脱水の可能性を考慮する.

**異常値になるとき** 表8・1参照.

高値になるときの特徴:免疫グロブリンの増加によるものが多い(表8・1).

低値になるときの特徴:アルブミンの減少によるものが多い(表8・1).なお,低タンパク血症(6.0 g/dL以下)になると浮腫がみられるようになる.

**薬物による影響** TP値を増加させるものにはインスリン,男性ホルモン,タンパク同化ホルモン,成長ホルモンなどが,減少させるものとしては,抗がん剤,免疫抑制薬,副腎皮質ホルモンなどがある.また,抗生物質(ペニシリン系,セフェム系など)の投与により見かけ上高値となることがある.

## 2 アルブミン(Alb) albumin

**基準値** 3.9〜4.9 g/dL

生後1〜6カ月までの間が最も低く(3.1〜5.1 g/dL),加齢とともに増加していき,11〜14歳までに成人に近いレベル

表8・1 高・低タンパク血症の原因となる疾患

| 総タンパク質 | 原因となる疾患 |
|---|---|
| 9.0 g/dL 以上<br>(高タンパク血症) | 多発性骨髄腫，原発性マクログロブリン血症 |
| 8.0〜9.0 g/dL | ・多クローン性の増加（慢性炎症，膠原病，悪性腫瘍，肝硬変）<br>・単クローン性の増加（骨髄腫，原発性マクログロブリン血症，良性 M タンパク血症）<br>・脱水症（血液濃縮） |
| 6.5〜8.0 g/dL<br>(基準値) | 炎症性疾患，肝障害，膠原病，悪性腫瘍などアルブミン減少・免疫グロブリン増加を伴う疾患 |
| 6.0〜6.5 g/dL | 栄養障害，吸収不良症候群，腎疾患，熱傷，大手術・外傷，胸・腹水の貯留，肝障害，炎症性疾患・悪性腫瘍，無および低γグロブリン血症，血液希釈（輸液・水分の過剰摂取） |
| 6.0 g/dL 以下<br>(低タンパク血症) | ネフローゼ症候群，悪液質，重症肝障害，失血，熱傷，タンパク質漏出性胃腸症 |

(4.0〜5.6 g/dL) に達する．成人の場合は加齢とともに減少し，60歳以上ではそれ以下に比べて基準値が 0.4 g/dL 程度低くなるという報告もある．また，臥位での測定値は坐位や立位での測定値よりも低くなるため，結果を解釈する際には，採血の状態を把握しておく必要がある．

**測定法** 色素法〔BCG（ブロムクレゾールグリーン），BCP（ブロモクレゾールパープル）〕，新 BCP 法（改良法）．

本邦では大部分の施設で BCG 法が採用されているが，BCG が他のタンパク質（特にグロブリン）と交差反応性を示すため，低濃度域では正確度が低くなる．また，測定値の施設間差が比較的大きい．

**測定値の意義** アルブミンは1日に約 10 g が肝臓で生合成され，血中における半減期は 17〜23 日（平均 19 日）と長い．アルブミンは血漿中において膠質浸透圧の維持を担っているため，血漿中濃度が 2.5 g/dL 以下になると浮腫が出現する．

アルブミン濃度は血液濃縮を除き増加することはほとんどなく，逆に多くの疾患や生理条件下で減少する．その原因は，① 低栄養状態（タンパク質の摂取不足，吸収不良症候群，悪性腫瘍末期など），② 合成能低下（肝硬変，肝癌など），③ 体外漏出の促進（ネフローゼ症候群，タンパク質漏出性胃腸症，出血，腹水・胸水の貯留など），④ 異化亢進（甲状腺機能亢進症，外傷，大手術，炎症など）の四つに大別することができる．なかでも，アルブミン濃度は定常状態における肝臓のタンパク質合成能をよく反映するため，慢性肝疾患の経過観察や重症度判定，肝予備能の指標として繁用されている（急性肝障害での重症化の早期診断には不適）．一方，アルブミン濃度は栄養状態によっても影響されやすいため，最近ではタンパク質代謝の面から栄養状態を評価するマーカーとして有用とされている（第38章を参照）．

ただし，心不全，肝不全，腎不全や妊娠などでは循環血液量が増加するため，アルブミン値が低下し，見かけ上低アルブミン血症を呈することがある．また，TP と同様，アルブミン値も血液の濃縮や希釈により増減するので，検査値の解釈は上述したポイントや後述する A/G 比を加味して総合的に判断すべきである．

最近では，尿中の微量アルブミン（1日当たりの排泄量が 30〜300 mg と定義されている）の測定が糖尿病性腎症をはじめ循

環器疾患のリスク判別の早期発見などで重要視されてきている．

**高値になるとき** 脱水などの血液濃縮
**低値になるとき** （低アルブミン血症 ≦ 3.5 g/dL）：ネフローゼ症候群，重症肝疾患，栄養失調，タンパク質漏出性胃腸症，各種炎症疾患など．

## 3 アルブミン/グロブリン比（A/G 比）
albumin/globulin ratio

**基準値** 1.1〜2.0〔ビューレット・BCG 法〕
1.6〜2.6〔セルロースアセテート膜電気泳動法〕
**測定法** ビューレット・BCG 法，セルロースアセテート膜電気泳動法
**測定値の意義** A/G 比が低値である場合には TP 値の変動を加味して以下のように解釈する．

① TP 高値：免疫グロブリンの増加を考慮する（慢性炎症性疾患，自己免疫性疾患，多発性骨髄腫など）．
② TP 正常：アルブミンの減少と免疫グロブリンの増加が相殺されているため，炎症性疾患や慢性肝障害が疑われる．
③ TP 低値：アルブミンの減少に伴う栄養不良（悪液質，消化器系疾患），肝障害（慢性肝炎，肝硬変），腎障害（急性腎炎，ネフローゼ），異化亢進（悪性疾患など）を考える．

A/G 比が正常値範囲でありながら，TP 値が高値な場合は血液濃縮を，逆に TP 値が低値な場合は血液希釈が疑われる．

**高値になるとき** 低〜無 γ グロブリン血症
**低値になるとき** ネフローゼ症候群，重症肝疾患，M タンパク血症，慢性炎症

## 4 タンパク質分画 protein fraction

**基準値** 図 8・1 に各タンパク質分画像と分画比を示す．
**測定法** セルロースアセテート膜電気泳動法（溶血血清ではヘモグロビンがハプトグロブリンと結合して $\alpha_2$ 分画と $\beta$ 分画の分離を悪くする）
**測定値の意義** 血清タンパク質は，個々の物理化学的性質の相違から，電気泳動法にて五つの分画に分けることができる（図 8・1）．各分画比とデンシトメトリーによ

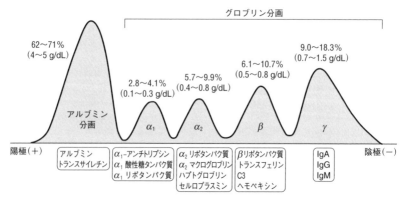

**図 8・1 血清タンパク質の電気泳動像とタンパク質分画** 血清をセルロースアセテート膜に塗布し，電気泳動すると陽極側からアルブミン，$\alpha_1$ グロブリン，$\alpha_2$ グロブリン，$\beta$ グロブリン，$\gamma$ グロブリンの 5 分画に分離する．

表 8・2　代表的なタンパク質分画の異常泳動パターン

| | アルブミン分画 | グロブリン分画 | | | |
|---|---|---|---|---|---|
| | | $\alpha_1$ 分画 | $\alpha_2$ 分画 | $\beta$ 分画 | $\gamma$ 分画 |
| 急性炎症・ストレス型 | ↓ | ↑ | ↑ | | → |
| 慢性炎症型 | ↓ | ↑ | ↑ | | ↑ |
| タンパク質不足型 | ↓↓ | ↓か→ | ↓か→ | ↓ | ↓か↑ |
| ネフローゼ型 | ↓ | | ↑↑ | | ↓か(→) |
| 肝硬変型 | ↓↓ | | ↓ | $\beta$-$\gamma$ ブリッジング | |
| $\gamma$ 分画広域増加型 | | | | | ↑ |
| M タンパク血症型 | | | | M ピーク | |

↑↑: 著明に増加, ↑: 増加, →: 変化なし, ↓: 減少, ↓↓: 著明に減少

る波形により病態を把握する（表 8・2）. ネフローゼ症候群, 慢性・急性炎症疾患, 慢性肝障害, M タンパク血症, 免疫不全症, タンパク質分画不全症の鑑別に用いられる検査である. 急性炎症型では急性相反応物質（Note 参照）の増加により $\alpha_1$-, $\alpha_2$-グロブリン分画が, 慢性炎症型ではそれに加えて $\gamma$ グロブリン分画が増加する. ネフローゼ型の場合, $\alpha_2$ マクログロブリン ($\alpha_2$ 分画) や $\beta$ リポタンパク質 ($\beta$ 分画) の増加が認められる. タンパク質不足型にはタンパク喪失胃腸症, 栄養失調, 悪液質などが, $\gamma$ 分画広域増加型では慢性感染症, 慢性肝疾患, 自己免疫疾患, 悪性腫瘍などが含まれる. 肝硬変型では $\beta$-$\gamma$ ブリッジングという $\beta$ と $\gamma$ 分画が一体化した特徴的なパターンを示す. 膠原病でも肝硬変型を示すことがある. M タンパク血症型では $\beta$ から $\gamma$ 分画で異常なタンパク帯（M ピーク）が出現する. 多発性骨髄腫, マクログロブリン血症もこのパターンを示す. $\gamma$ 分画が低下している場合には, 原発性免疫不全症, リンパ性悪性腫瘍, 免疫抑制薬の投与, 放射線治療, ネフローゼ症候群による体外漏出などを考慮する.

> **Note**
> **炎症で増える急性相反応物質**
>
> 手術, 感染症, 心筋梗塞, 悪性腫瘍, 膠原病などによる急性炎症時に増減する血清タンパク質を急性相反応物質 (acute phase reactant) とよぶ. 炎症に伴い増加するものが炎症状態の指標として繁用されており, 代表的なものに, $\alpha_1$-アンチトリプシン, ハプトグロブリン, セルロプラスミン, フィブリノゲン, C 反応性タンパク質や $\alpha_1$-酸性糖タンパク質 (AGP) などがある. このうち AGP は塩基性薬物の血漿中主要結合タンパク質である.

# 9  電　解　質

**One Point Advice**　電解質とは体液中に含まれる無機イオンのうちNa, K, Cl, Ca, P, Mgなどを総称する言葉であり、細胞内液と細胞外液とでは組成が大きく異なっている。これらの電解質は腎臓でアルドステロンや抗利尿ホルモンなどによって制御され、バランスよく一定の濃度・比率で存在する。しかし電解質の体内分布、調節機序の異常などをきたす病態によってこれらのバランスが乱れると致命的な濃度変化をひき起こすことがある。電解質の体内濃度は通常、**血清（血漿）濃度**によって表す。血清量は体重の5%を占めるに過ぎないが、血清電解質は生命維持のため重要な役割を果たしている。たとえばNaは細胞外液の浸透圧の維持、Kは神経伝達や心筋の活動に重要な働きをもっている。血清は血管内にあって全身を循環しながら細胞間液との間で物質交換をしており、血清と細胞間液とで細胞外液を構成している。このことから血清電解質の濃度変化を観察することにより全身の電解質代謝異常の有無を知ることができる。

## 1　血清ナトリウム（Na）　serum sodium

**基準値**　138〜145 mEq/L[1)]

**測定値の意義**　Naは細胞外液中の陽イオンの約90%を占め、血漿浸透圧を構成する主要な陽イオンであるため、血清Na濃度異常は血漿浸透圧異常を伴う。そのため血漿浸透圧を簡単に予測するには下式を計算し、正常値は285 ± 5 mOsm/Lとなる。

血漿浸透圧 = 2 × 血漿Na + （血中ブドウ糖/18) + BUN/2.8

Naは水の分布、酸塩基平衡の維持にも重要な役割をもつ。

血清Na濃度は体内Na総量と体内水分量との比によって決まり、低ナトリウム血症はNa欠乏よりも水分過剰、高ナトリウム血症はNa過剰よりも水分欠乏状態を表すことがある。腎不全患者の低ナトリウム血症は通常は溢水による希釈性のものであり、Naの投与をすべきではない。さらに水分中のNa濃度が正常でも高タンパク血症や高脂血症では血清中の水の割合が少なくなるため測定値としての血清Na濃度は低値になることがある（偽性低ナトリウム血症；血漿浸透圧は正常）。血清Na濃度が120 mEq/L以下の著明な低ナトリウム血症になると急速に活気がなくなり、嘔気、痙攣、意識障害を起こすことがあり、160 mEq/L以上の著明な高ナトリウム血症でも嘔気や意識障害や中枢神経系の異常を伴うことがある。

**高値になるとき**　発汗過多、全身熱傷、原発性アルドステロン症、クッシング（Cushing）症候群（副腎皮質機能亢進症）、尿崩症、リチウムの投与（抗利尿ホルモン；ADHを抑制）、トルバプタンの投与、生理食塩液などの輸液の大量投与、抗菌薬のホスホマイシン・重炭酸Na・ヘパリンNaなどの高Na含有薬物の投与。

**低値になるとき**　浮腫性疾患（心不全、肝硬変、ネフローゼ）、慢性腎不全、ADHの過剰産生・SIADH（抗利尿ホルモン不適合分泌症候群）、嘔吐、下痢によるNa喪失、内分泌異常、アジソン（Addison）病、利尿薬の投与。

## 2　血清カリウム（K）　serum potassium

**基準値**　3.6〜4.8 mEq/L[1)]

**測定値の意義**　体内の総K量の98%が細胞内に存在し、細胞外液中には2%、血清

---

1)　日本臨床検査標準協議会（JCCLS），"共用基準範囲"．

中には0.4％しか存在しない．全血中の95％は赤血球内に含まれるため，全血のまま長時間保存すると溶血し，血清K濃度が上昇する（偽性高カリウム血症）．

陽イオンで摂取されたKの85〜90％は腎を介して尿中に排泄されるため腎不全では高カリウム血症になりやすい．血清K値異常は神経，筋，心臓の働きに大きく影響し，血清Kが7 mEq/L以上になると不整脈や心電導障害によって心停止を起こすことがあるので，厳重な注意が必要である．高カリウム血症に対する治療法は重炭酸Naによるアシドーシス是正と同時に高Kによる心筋異常を防ぐためグルコン酸Caを投与する．あるいはブドウ糖＋インスリン療法で血清内Kを細胞内に取込ませる．低カリウム血症時にはジギタリス剤の中毒作用が発現しやすくなるため要注意である．高カリウム血症時には心電図上，テント状T波，P波の消失，QRSの幅の延長を認める．また低カリウム血症の症状は1.5 mEq/L以下で呼吸筋麻痺を発症し1 mEq/L以下ではほとんど救命困難となる．低カリウム血症，高カリウム血症ともに心電図をモニターする必要がある．

**高値になるとき** 長時間の全血検体の放置，溶血，腎不全，アジソン病，腫瘍崩壊症候群（細胞破壊による），抗アルドステロン薬・アンギオテンシン変換酵素(ACE)阻害薬・アンギオテンシンⅡ受容体拮抗薬(ARB)・ST合剤の投与（p.202参照），アシドーシス，インスリン欠乏．

**低値になるとき** 嘔吐，下痢，インスリン分泌の増加，原発性アルドステロン症，クッシング症候群，下剤の連用，チアジド系およびループ利尿薬の投与，ステロイド，甘草製剤の投与．

### 3 血清クロル（Cl） serum chloride

**基準値** 101〜108 mEq/L[1]

**測定値の意義** $HCO_3^-$ とともに細胞外液の主要陰イオンでNaとともに血漿浸透圧の維持に重要な役割をもつ．血清Cl濃度は$Na^+$と平行して変動し$HCO_3^-$とは逆方向に変化するなど$Na^+$と$HCO_3^-$の濃度変化を伴う病態によって二次的に変動することが多い．そのため，$HCO_3^-$の低下する代謝性アシドーシスでは高クロル血症になる．胃液中に塩酸として存在するため嘔吐時には喪失し低クロル血症になる．

**高値になるとき** 高張性脱水症，アセタゾラミドの投与（$HCO_3^-$喪失による）・分枝鎖アミノ酸輸液・高張食塩水の投与，尿細管性アシドーシス，下痢，呼吸性アルカローシス（過換気症候群；代償的に腎からのCl排泄が減少し高Cl血症になる）．

**低値になるとき** 嘔吐，水分過剰時，SIADH，原発性アルドステロン症，アジソン病，クッシング(Cushing)症候群，利尿薬の投与，呼吸性アシドーシス，急性腎不全によるCl喪失，甘草投与．

### 4 血清カルシウム（Ca） serum calcium

**基準値** 8.8〜10.1 mg/dL[1]

**測定値の意義** 血清中のCaの50％はアルブミンと結合し，非結合型の$Ca^{2+}$が生理機能と関係している．血清Ca濃度は血液pHとタンパク濃度，副甲状腺，ビタミンD，カルシトニンなどによって影響を受け，腎尿細管におけるCa再吸収調節と骨での形成・吸収によるCaの調節により恒常性が保たれている．

アシドーシスではイオン型が増加し，アルカローシスでは結合型が増加する．また血清アルブミン濃度低下に伴い総Ca濃度が低下するため血清アルブミン濃度が4 g/dL以下では，

補正カルシウム値〔mg/dL〕
  ＝ 血清カルシウム値 －
      血清アルブミン値〔g/dL〕＋4.0

のPayneの補正式を用いる．

Ca 濃度が上昇すると筋神経の静止電位が高くなり興奮性が低下する．また高カルシウム血症により尿濃縮障害から脱水を起こし，腎前性の腎障害を起こしやすい．Ca 濃度が低下すると静止電位が低下し興奮性が高まりテタニーを起こす．

**高値になるとき** 副甲状腺機能亢進症，甲状腺機能亢進症，副腎不全，白血病，悪性リンパ腫，サルコイドーシス，多発性骨髄腫，甲状腺機能亢進症，ミルク-アルカリ症候群，ビタミン A 過剰，ビタミン D（尋常性乾癬に用いる外用ビタミン D を含む）の投与，カルシウム剤，チアジド系利尿薬，リチウム，抗エストロゲン剤の投与．

**低値になるとき** 副甲状腺機能低下症，低アルブミン血症（補正すると正常になる），Ca 吸収不全，ネフローゼ症候群，慢性腎不全（透析導入前），骨硬化症，骨形成性がん転移，ビタミン D 欠乏症，ビタミン D 依存性くる病，ビタミン D 抵抗性くる病，低マグネシウム血症，カルシウム受容体作動薬の投与，デスノマブの投与．

## 5 血清リン（P） serum phosphorus

**基準値** 2.7〜4.6 mEq/dL[1]

**測定値の意義** リンの 85% は骨に存在し，軟部組織に 14%，細胞外液中には 1% 以下のみが分布する．血中では 70% がおもにリン脂質からなる有機リンとして存在し，血清リン値を意味する無機リン（$P_i$）は約 30% をしめる．リンは細胞外液より細胞内液の濃度が高いため，血清 P 濃度は細胞内外の移動によって変動し，腎からの排泄，小腸からの吸収によって調節されている．また副甲状腺ホルモンの分泌亢進によって近位尿細管からのリン酸の再吸収が抑制され，血清 P 濃度は低下する．腎不全患者で合併しやすい高リン血症の持続は心血管系の異所性石灰化による循環不全や腎性骨症の原因となる．またリン欠乏症では知覚異常，筋力低下，痙攣が起こることがある．

**高値になるとき** 慢性腎不全，腫瘍崩壊症候群（細胞破壊による），副甲状腺機能低下症，甲状腺機能亢進症，横紋筋融解症，ビタミン D 中毒．

**低値になるとき** リン摂取不足，吸収不良症候群，副甲状腺機能亢進症，嘔吐，下痢，尿細管性アシドーシス，ビタミン D 欠乏症，ビタミン D 抵抗性くる病，ファンコニー（Fanconi）症候群，アルコール中毒，リン吸着薬・カルシウム受容体作動薬の服用，Ca, Mg, Al 含有制酸剤の服用．

## 10 尿 検 査

**One Point Advice** 尿は腎臓でつくられ，生成された尿は腎盂→尿管→膀胱→尿道を順次通過して体外に出る．

尿は患者に苦痛を与えることなく採取でき，しかも幅広い疾患・病態で変化を示すため，初期診療における重要なスクリーニング検査として広く用いられている．腎疾患は自覚症状に乏しいことも多く，健診時の検尿異常が腎疾患の発見のきっかけとなることが多い．

尿検査には，一般的な健康状態の確認のための検査（尿一般検査）と，特に尿一般検査下の異常所見や腎機能障害を有する症例で精査目的に実施される尿沈渣検査がある．

### 10・1 尿検査一般[1)]

尿試験紙による検査は，簡便に実施できることで広く普及してきており，現在は尿一般検査の多くは尿試験紙で実施されている．したがって本節でも尿試験紙法を中心に述べる．各種検査項目で，偽陽性・偽陰性を呈することが知られており，結果の解釈には注意を要する（表10・1）．

#### 1 尿 量 urinary volume

**基準値** 800〜1600 mL/日

**測定値の意義** 腎機能の正常な健常者は1200 mOsm/kg $H_2O$ までの最大濃縮能を

表10・1 尿試験紙法の偽陽性と偽陰性

| 項 目 | 測定原理 | 偽陽性 | 偽陰性 |
|---|---|---|---|
| pH | pH指示薬法 | 新鮮尿でないときアルカリ性化 | |
| 尿比重 | 陽イオン抽出法 | 酸性尿，タンパク尿，ヨード造影剤 | アルカリ尿 |
| 尿タンパク | pH指示薬のタンパク誤差法 | 強いアルカリ性，大量のヘモグロビン，消毒剤（第四級アンモニウム，クロルヘキシジン） | アルブミン以外のタンパク質（Bence Jones タンパク，グロブリンなど） |
| 尿 糖 | グルコースオキシダーゼ/ペルオキシダーゼ | 過酸化水素，次亜塩素酸ナトリウムなどの酸化剤 | アスコルビン酸，ホルマリン，亜硝酸塩 |
| 尿ケトン体 | ニトロプルシド反応 | セフェム系抗菌薬，L-ドーパ，フェニルケトン，アルドース還元酵素阻害剤，ブシラミン製剤，バルプロ酸ナトリウム，グルタチオン | 新鮮尿でないとき |
| 尿潜血 | ヘモグロビンのペルオキシダーゼ様活性 | 過酸化水素，次亜塩素酸ナトリウムなどの酸化剤 | アスコルビン酸，ホルムアルデヒド，カプトプリル |
| ウロビリノーゲン | ジアゾ反応 | カルバペネム系抗菌薬 | 新鮮尿でないとき |
| | エールリッヒ反応 | $p$-アミノサリチル酸，サルファ剤，カルバゾクロム，カルバペネム系抗菌薬 | 新鮮尿でないとき |
| ビリルビン | ジアゾ反応 | エトドラク，フルフェナム酸，メフェナム酸，レボメプラマジン | アスコルビン酸，新鮮尿でないとき |

---

1) 基準値の出典: 高久史麿 監修, "臨床検査データブック 2017-2018", 医学書院 (2017).

有する．体重 60 kg の成人では 1 日 600 mOsm の溶質負荷がある．したがってこの溶質負荷を最大濃縮力で排泄するには 500 mL/日の尿量が必要となる．これ以下では，排泄すべき溶質が体内に蓄積してしまい，400 mL 以下は**乏尿**，100 mL 以下は**無尿**と定義される．一方で，300 mOsm の等張尿しか排泄できない場合には，2000 mL/日の尿量が必要となる．2500 mL/日以上を**多尿**と定義している．

尿量は，飲食物の摂取や不感蒸泄，発汗などに伴う体内水分量の変化に大きく影響される．

**高値になるとき** ① 等張性利尿：浸透圧利尿，糖尿病，マンニトール，慢性腎不全，急性腎不全の利尿期，尿路閉塞解除後，利尿薬投与．② 低張性利尿：心因性多尿，低張輸液の過剰投与，中枢性尿崩症，腎性尿崩症．

**低値になるとき** ① 腎前性（腎血流の低下に伴うもの）：脱水，出血，嘔吐，下痢，膵炎，熱傷，ネフローゼ症候群，非代償性肝硬変など．② 腎性（糸球体・尿細管障害に伴うもの）：急性尿細管壊死，急性間質性腎炎，急性糸球体腎炎など．③ 腎後性（尿排泄経路の閉塞・狭窄に伴うもの）：前立腺肥大症，前立腺癌，神経因性膀胱，結石など．

## 2 尿外観 urine appearance

**基準値** 淡黄色～淡黄褐色

**測定値の意義** 正常尿は濃縮の程度によって淡黄色～淡黄褐色を呈するが，主として排泄された胆汁色素またはその分解産物による．しかし表 10・2 に示すようにさまざまな病態着色尿もあり，診断上重要な意義を有している場合がある．

**測定法・測定原理** 通常，肉眼的観察による．最近の尿試験紙分析装置では色調を自動的に判定するものもある．

**薬物による影響** 尿色調に影響を与える薬

**表 10・2　尿色調に影響を与える病態**

| 色調 | 病態 |
|---|---|
| ほぼ無色 | 多尿<br>低比重尿 |
| 黄褐色 | ビリルビン尿<br>ウロビリン尿（肝疾患，溶血性疾患）<br>濃縮尿（熱性疾患，脱水症） |
| 赤色 | 血尿<br>ヘモグロビン尿<br>ミオグロビン尿<br>ポルフィリン尿 |
| 黄色 | 胆汁色素 |
| 黒褐色 | メトヘモグロビン尿<br>アルカプトン尿<br>メラニン尿 |
| 緑色 | ビリベルジン尿<br>細菌尿 |
| 乳白色 | 膿尿<br>乳び尿 |

**表 10・3　尿色調に影響を与える薬物**

| 色調 | 薬物 |
|---|---|
| 黄褐色 | ニトロフラン類<br>カスカラ<br>スルホンアミド |
| 赤色 | アンチピリン<br>サルファ剤，ST 合剤<br>アミノピリン<br>大黄<br>センナ<br>ジフェニルヒダントイン<br>リファンピシン<br>アントラサイクリン |
| 黄色 | ビタミン $B_2$，ビタミン $B_{12}$ |
| 黒褐色 | メチルドパ<br>レボドパ<br>メトロニダゾール |
| 緑色 | アミノトリプチン<br>フェノール類<br>インドシアニングリーン |
| 青色 | インジゴカルミン<br>エバンスブルー |

物，病態は多い（表 10・2，表 10・3）．

### 3 尿 pH　urine pH

**基準値**　pH 5.0～7.5

**測定値の意義**　体内の pH は食事や代謝の変化があっても呼吸と腎臓によって一定に保たれている．腎臓では尿細管で尿 pH を調整することでこれを行っている．したがって尿 pH は食事内容や運動，睡眠などによって変化するため 1 回の測定で異常と判断することは難しく，持続的に一定の傾向になっているか，血液の pH と対応して変動しているかどうかという点で考える必要がある．

**高値になるとき**　代謝性アルカローシス，呼吸性アルカローシス，アルカリ性食品の摂取，尿路感染症，長期間放置した場合．

**低値になるとき**　代謝性アシドーシス，呼吸性アシドーシス，酸性食品の摂取．

**測定法・測定原理**　① 試験紙法：pH 指示薬の pH による色調変化を読み取る．② pH メーター法：詳細に尿 pH を知る必要がある場合は，pH メーターを用いる．

### 4 尿比重　urine specific gravity

**基準値**　1.010～1.025

**測定値の意義**　尿比重は，尿と，尿から溶質を取除いた水との重量の比を反映している．生体は血漿浸透圧を一定程度に保つために，尿量の調節と尿の希釈あるいは濃縮を行っており，それに応じて尿比重は変動する．すなわち，水負荷によって血漿浸透圧が低下した場合，ADH 分泌量は低下し，尿は希釈されて尿比重は低下する．逆に脱水状態など水制限により血漿浸透圧が上昇した場合，ADH が分泌されて，尿が濃縮され，尿比重は上昇する．

**高値になるとき**　嘔吐，下痢，発熱，発汗などによる脱水，糖尿病，高張輸液

**低値になるとき**　尿崩症，水分摂取過剰

**測定法・測定原理**　① 試験紙法：尿比重が尿中ナトリウム濃度と対応して変動することから，尿中陽イオンによって色調の変化が起こるものであり，色調の変化を読み取ることで，比重が測定される．② 屈折計法：尿の屈折率が尿の比重に対応して変動することを用いている．最近は尿を吸引，あるいは滴下すると自動的に屈折率を測定し，対応する比重をデジタル表示する機器が一般的となっている．

**薬物による影響**　造影剤や浸透圧利尿薬などの高分子物質投与により高値を呈する．

### 5 尿タンパク　urine protein

**基準値**　陰性

**測定値の意義**　尿タンパクの組成は，ほとんどが血漿由来である．健常者ではアルブミンが約 30％ を占めており，ほかは遠位尿細管から分泌されるタムタンパク質や $\alpha_1$ ミクログロブリンなど低分子タンパク質，下部尿路由来のタンパク質などである．健常者であっても，尿中にわずかなタンパク質が排出されている．通常は 1 日 40～80 mg であり，100 mg を超えることはまれである．1 日あたりのタンパク尿が 150 mg 以上の場合は，病的タンパク尿と考えられ，特に 3 カ月以上持続する場合は，慢性腎臓病（CKD）と診断される．一方で，起立性タンパク尿，発熱などの影響を受ける熱性タンパク尿，激しい運動後に認められる運動性タンパク尿などは，生理的タンパク尿とされ，病的タンパク尿とは区別される．

**陽性になるとき**　表 10・4 を参照．

**測定法・測定原理**　① 試験紙法：簡便でスクリーニングテストとして推奨される方法である．アルブミンを検出しており，検出感度は 10～20 mg/dL であり，特異性は高い．アルブミンが主体を占める糸球体性タンパク尿に対する検出精度は高い．Bence Jones タンパク，グロブリン，強い酸性尿

表 10・4 尿タンパク陽性の原因となる疾患

|  | 疾患例 |
| --- | --- |
| **腎前性タンパク尿** | 血中に大量に増加した異常なタンパク質が糸球体でろ過され，尿細管での再吸収量を超えている場合．(Bence Jones タンパク：多発性骨髄腫，ミオグロビン：横紋筋融解症，ヘモグロビン：溶血性貧血など) |
| **腎性タンパク尿** | |
| 糸球体性タンパク尿 | 病的タンパク尿の主体を占める．糸球体基底膜の charge barrier, size barrier の障害を生じ，アルブミンを主体とした正常タンパク質が糸球体を透過し，尿中へ排出される．(急性・慢性糸球体腎炎，糖尿病性腎症，ループス腎炎など) |
| 尿細管性タンパク尿 | 糸球体を濾過された $\alpha_1$ ミクログロブリンや $\beta_2$ ミクログロブリンなど低分子量タンパク質が，尿細管の障害のために再吸収されず，尿中に排出される．(尿細管間質性腎炎，急性尿細管壊死，移植腎の拒絶反応，ファンコニー(Fanconi)症候群など) |
| **腎後性タンパク尿** | 腎盂以下の上下部尿路など，血漿ろ過以外の部位において炎症や腫瘍などにより発生したタンパク尿が尿中に排出される場合 (尿路感染症，悪性腫瘍，尿路結石など) |

では偽陰性を呈し，強いアルカリ性や逆性石鹸で偽陽性を呈する．② スルホサリチル酸法：検出感度は 5 mg/dL と鋭敏であり，試験紙法では検出されない Bence Jones タンパクやグロブリンも検出される．

**薬物による影響** ① 試験紙法で偽陽性：第四級アンモニウム化合物，クロルヘキシジン，コハク酸シベンゾリン．② スルホサリチル酸法で偽陽性：第四級アンモニウム化合物，造影剤，ペニシリン G．

**補足** 水分摂取量により尿タンパク濃度は変化し，希釈尿では尿タンパク濃度は低く，濃縮尿では高くなる．また時間，体位，食事，運動などによる日内変動がある．生理的タンパク尿の可能性を除外するため，複数回検査し，一度は早朝尿で評価するのが望ましい．より正確に評価するには，24 時間蓄尿が必要である．

## 6 尿 糖　urine glucose

**基準値** 陰性

**測定値の意義** 尿中で重要な糖質は主としてグルコースであり，まれにラクトース，フルクトース，五炭糖，ガラクトースなどが検出される．通常，グルコース尿を**尿糖**という．血液中のグルコースは分子量が小さいため，糸球体で自由にろ過されるが，生理的にはそのほとんどが近位尿細管で再吸収されている．尿細管の再吸収能には限度があり，これを $\text{Tm}_G$ (tubular maximum for glucose, **グルコース尿細管再吸収極量**) とよぶ．$\text{Tm}_G$ の正常値は男性で $375 \pm 80$ mg/min/1.73 m$^2$，女性で $303 \pm 55$ mg/min/1.73 m$^2$ である．これ以上のグルコースが糸球体ろ液に移行すると，再吸収されずに残ったグルコースが尿中に排泄されて糖尿となる．正常な腎では血糖値が 160～180 mg/dL 以上となると，$\text{Tm}_G$ を超えて糖尿が認められ，これが腎での糖排出閾値である．

**陽性になるとき** 表 10・5 を参照．

**測定法・測定原理** ① 試験紙法：グルコースオキシダーゼを用いてグルコースを特異的に検出している．ラクトースやガラクトースなどの糖は検出できない．② 還元法：ベネディクト法による．この場合は還元性をもつ糖すべてが検出できるが，還元性物質による偽陽性が多い．

表10・5 尿糖陽性の原因となる疾患

| 原因 | 疾患例 |
|---|---|
| 高血糖 | 糖尿病 |
| | 二次性糖尿病<br>肝疾患(慢性肝炎,肝硬変)<br>膵疾患(慢性膵炎,膵癌,膵切除後)<br>内分泌疾患<br>・成長ホルモンの分泌増加: 先端巨大症, モルガニー(Morgagni)症候群<br>・グルココルチコイドの過剰: クッシング(Cushing)症候群, ACTH産生腫瘍, 副腎皮質ステロイド<br>・副腎髄質ホルモンの分泌過剰: 褐色細胞腫<br>・グルカゴンの分泌過剰: グルカゴノーマ<br>・甲状腺ホルモンの分泌過剰: 甲状腺機能亢進症<br>・中枢神経疾患: 脳腫瘍, 脳血管障害, 髄膜炎, 頭部外傷 |
| | 一過性高血糖: 糖質の過剰摂取, 胃切除後 |
| 腎性糖尿 | 腎性糖尿, ファンコニー症候群, ウィルソン(Wilson)病, 慢性カドミウム中毒 |

**薬物による影響** (試験紙法の場合)
・偽陽性: 過酸化水素, 次亜塩素酸ナトリウムなどの酸化剤
・偽陰性: アスコルビン酸 (ビタミンC) などの還元剤

**補足** 検査前の食事時間や内容, 採尿してからの時間などに注意する. グルコースの腎排出閾値は個人差があり, 尿糖と血糖値は必ずしも相関しない.

## 7 尿ケトン体  urine ketone bodies

**基準値** 陰性

**測定値の意義** ケトン体は, アセトン, アセト酢酸および3-ヒドロキシ酪酸を総称したものである. おもに肝で脂肪酸の酸化によりアセチルCoAを経て生成される. ケトン体は糸球体でろ過されるが, 尿細管で大部分(70〜95%)が再吸収され, 尿中への排泄はごく一部である. 血中ケトン体が増加した際に尿中への排泄が増加する. 血中ケトン体の増加は, グルコース利用が低下し, 脂肪酸の酸化が亢進した状態, すなわち生体がエネルギー源として糖質よりも脂質を利用している状態である.

**陽性になるとき** 表10・6を参照.

表10・6 尿ケトン体陽性の原因となる疾患

| 原因 | 疾患例 |
|---|---|
| 糖代謝異常 | コントロール不良の糖尿病, 糖尿病ケトアシドーシス, 糖原病 |
| 相対的・絶対的な糖質摂取不足, 内分泌疾患 | 高脂肪食, 絶食, 飢餓, 摂食障害, 周期性嘔吐, 下痢, 脱水, 妊娠悪阻, 消化吸収障害 |
| 内分泌疾患 | 甲状腺機能亢進症, 先端肥大症, 褐色細胞腫, グルカゴノーマ, クッシング症候群 |

**測定法・測定原理** ニトロプルシド反応を用いた試験紙法にて行われる. 試験紙法の感度はアセト酢酸に最も鋭敏で, アセトンの感度はその1/10〜1/20である. 3-ヒドロキシ酪酸は試験紙法には反応しないため注意を要する.

**薬物による影響** 偽陽性: セフェム系抗菌薬やL-ドーパ, アルドース還元酵素阻害剤, カプトプリル, バルプロ酸ナトリウム, グルタチオンなどSH基を有する薬剤.

**補足** 生理的変動として空腹時や運動後にはケトン体濃度が上昇する.

## 8 尿潜血  urinary occult blood

**基準値** 陰性

**測定値の意義** 1L当たりの尿に1mLの血液が混入すると, 肉眼的血尿を呈する. それ以下の血液混入では, 肉眼的な認識が困

難であるが，尿試験紙法により，無症候性の顕微鏡的血尿を捉えることが可能である．顕微尿潜血反応陽性の場合，尿沈渣検査・尿細胞診検査などを行い，内科的疾患・泌尿器科的疾患を鑑別し，血液検査・画像検査などにより診断を進める．

**陽性になるとき** 表10・7を参照．

表10・7 尿潜血陽性の原因となる疾患

|  | 疾患例 |
|---|---|
| 赤血球尿 | 腎：糸球体腎炎，腎梗塞，腎盂腎炎，腎腫瘍，特発性腎出血など<br>尿路：尿管結石，腫瘍（腎盂，尿管，膀胱，尿道），ナットクラッカー現象，膀胱炎，尿道炎など |
| ヘモグロビン尿 | 溶血性貧血，行軍ヘモグロビン症，異型輸血症など |
| ミオグロビン尿 | 挫滅症候群，筋炎など |

**測定法・測定原理** 尿潜血反応は，ヘモグロビンのペルオキシダーゼ様活性を利用して遊離ヘモグロビンを検出し，尿中赤血球の有無について調べる簡易検査である．

**薬物による影響**
・偽陽性：過酸化水素，次亜塩素酸ナトリウムなどの酸化物質
・偽陰性：アスコルビン酸などの還元物質

**補足** 運動後，外傷後に陽性となることがある．女性の場合は月経血の混入に注意を要する．

## 9 尿ウロビリノーゲン　urine urobilinogen

**基準値** ±～＋

**測定値の意義** ウロビリノーゲンは，肝より胆汁として排泄された直接型ビリルビンが，腸内細菌により還元されて生成される．生成されたウロビリノーゲンは腸管より再吸収され，一部が尿中に排泄される．

**高値になるとき** 溶血性黄疸，新生児黄疸，肝疾患（肝炎，肝硬変，肝癌），腸閉塞，便秘．

**低値になるとき** 完全胆道閉塞，抗菌剤投与による腸内細菌減少．

**測定法・測定原理** おもに試験紙法で実施され，測定原理としてエールリッヒのアルデヒド反応あるいはジアゾ反応を用いている．試験紙法は感度が十分でなく，ウロビリノーゲンの陰性化は検出困難である．

**薬物による影響** 表10・8を参照．

表10・8 尿ウロビリノーゲン偽陽性の原因となる薬物

| 測定原理 | 偽陽性をまねく薬物 |
|---|---|
| エールリッヒのアルデヒド反応 | カルバゾクロム，p-アミノサリチル酸，カルバペネム系抗菌薬，サルファ剤，ブチロフェノン |
| ジアゾ反応 | カルバペネム系抗菌薬 |

**補足** 尿中に排泄されたウロビリノーゲンは，日光曝露，放置によりウロビリンに変換される．よって採尿後ただちに検査が必要である．抗菌薬の投与による腸内細菌叢の変化により，ウロビリノーゲン産生が低下することがあり，必ずしも肝障害を反映しない．

## 10 尿ビリルビン　urine bilirubin

**基準値** 陰性

**測定値の意義** 通常，尿中ビリルビン排泄は微量であり検出されない．尿中に排泄されるビリルビンは，水溶性である抱合型（直接型）ビリルビンのみである．尿中にビリルビンが検出された場合は，血中の直接ビリルビンが高値であることを示唆する．

**陽性になるとき** 閉塞性黄疸（腫瘍，結石などによる肝外胆管閉塞），肝細胞性黄疸（肝炎，薬物中毒など）

**測定法・測定原理** ジアゾカップリング反応を用いた試験紙法で測定されることが多い．

## 薬物による影響

- 偽陽性：エトドラク，フルフェナム酸，メフェナム酸，レボメプラマジン
- 偽陰性：アスコルビン酸

## 10・2 尿沈渣

尿沈渣検査は，非侵襲的に繰返し実施できる形態学的検査として重要である．尿中の成分である血球，上皮細胞，円柱，塩類・結晶，微生物などについてそれぞれ評価可能である．それにより，腎・尿路系に病変があるかどうかのスクリーニングや，すでに確認された腎・尿路系の病変に対する治療効果や薬剤の副作用判定についての情報収集が可能である．

**基準値** 表10・9に代表的な成分について異常と判断すべき値を示す．

表10・9 尿沈渣の基準値

| 尿沈渣成分 | 異常と判断すべき値 |
|---|---|
| 赤血球 | 5個以上/HPF |
| 白血球 | 5個以上/HPF |
| 上皮細胞 | 扁平上皮・移行上皮以外の上皮細胞 |
| 円柱 | 硝子円柱以外の円柱 |
| 結晶 | 異常結晶の存在<br>・ビリルビン結晶<br>・コレステロール結晶<br>・シスチン結晶<br>・2,8-ジヒドロキシアデニン結晶<br>・チロシン結晶<br>・ロイシン結晶など |
| 微生物 | 細菌・真菌 1＋(5個/HPF)以上 |

**測定値の意義** 表10・10を参照．

**測定法・測定原理** ① 沈渣鏡検法：新鮮尿10 mLを500 Gにて5分間遠心後，上清を除去して沈渣を作成する．その一部をスライドガラスに採って，カバーガラスをかけて鏡検する．

② 自動分析装置：尿を遠心せず，フローサイトメトリーあるいは顕微鏡カメラによる撮像によって尿中有形成分を捉えて，自動的に解析する．

### 10・2・1 各尿沈渣成分の特徴

#### 1 血球

① 赤血球：赤血球は腎・尿路系の出血性病変を示唆する重要な所見である．健常者でも4個以下/HPFで検出される．出血部位の違いにより尿中赤血球形態は変化し，下部尿路出血では均一で単調な形態を呈するのに対し，糸球体腎炎などによる糸球体血尿では不均一で多彩な形態を呈する．

② 白血球：白血球は腎・尿路系感染症など炎症性病変の存在を示唆する所見である．健常者でも4個以下/HPFで検出される．尿中に認める白血球の大部分は好中球であり，膀胱炎，腎盂腎炎，尿道炎，前立腺炎などの尿路感染症で多数認める．

#### 2 上皮細胞

尿中に出現する上皮細胞は，腎臓から尿道までの各経路に由来する上皮細胞（尿細管上皮細胞，移行上皮細胞，扁平上皮細胞）に分類される．

① 尿細管上皮細胞：尿細管上皮細胞は糸球体腎炎，ネフローゼ症候群，腎硬化症などの糸球体疾患，腎虚血や薬剤性間質性腎炎など多彩な疾患で検出される．また尿細管上皮細胞は部位により機能が異なり，多彩な形態を呈する．

② 移行上皮細胞：尿路上皮細胞は膀胱炎，腎盂腎炎，尿管結石など腎杯・腎盂から内尿道口までの炎症，結石症，カテーテル挿入による機械的損傷を受けた場合などに認められる．

③ 扁平上皮細胞：扁平上皮細胞は腟トリコモナスや細菌感染などによる尿道炎，尿道結石症，カテーテル挿入などによる機械的損傷後などの場合に多く出現する．女性の尿中には尿路系に異常がなくても外陰部由来，腟部由来の扁平上皮細胞が混入しやすい．

## 3 円柱

円柱の基質成分として，Henle のループから分泌される Tamm-Horsfall タンパクと少量の血漿タンパク質がゲル化し，尿細管腔を鋳型として円柱が形成される．円柱

**表 10・10 代表的な尿沈渣成分とその臨床的意義**

| 成分 | | | 臨床的意義 |
|---|---|---|---|
| 血球 | 赤血球 | | 腎・尿路系の出血性病変を示唆（糸球体腎炎，尿路結石，尿路悪性腫瘍など） |
| | 白血球 | | 腎・尿路系感染症など炎症性病変の存在を示唆（尿路感染症など） |
| 上皮細胞 | 通常上皮 | 扁平上皮 | 尿道・外陰部に由来．尿道炎，尿道結石，カテーテル挿入に伴う機械的刺激．病的意義がないことも多い |
| | | 移行上皮 | 腎杯・腎盂～内尿道口までの炎症，結石症，カテーテル挿入に伴う機械的刺激 |
| | | 尿細管上皮 | 糸球体腎炎，ネフローゼ症候群，ループス腎炎などの腎実質障害，尿細管障害（薬剤性腎障害，ショック，急性尿細管壊死） |
| | 変性上皮 | 卵円形脂肪体<br>封入体細胞 | ネフローゼ症候群<br>ウイルス感染症 |
| | その他 | 異型細胞 | 悪性腫瘍（尿路系，周囲臓器） |
| 円柱 | 硝子円柱 | | 健常者にもみられる．特に激しい運動に伴う脱水症 |
| | 上皮円柱 | | 腎実質障害，尿細管障害 |
| | 顆粒円柱 | | 腎機能低下と強く関連．腎実質の障害を反映 |
| | ろう様円柱 | | ネフローゼ症候群，腎不全および腎炎末期などの重篤な腎疾患 |
| | 脂肪円柱 | | ネフローゼ症候群 |
| | 赤血球円柱 | | ネフロンにおける出血を反映．IgA 腎症，急性糸球体腎炎，ループス腎炎，ANCA 関連血管炎など |
| | 白血球円柱 | | 急性糸球体腎炎，腎盂腎炎 |
| 微生物寄生虫 | 細菌 | | 尿路感染症 |
| | 真菌 | | 真菌感染（カンジダなど） |
| | トリコモナス | | 膣トリコモナスによる尿道炎，膣炎 |
| 結晶・塩類 | 通常結晶・塩類 | 尿酸結晶，シュウ酸カルシウムリン酸塩など | 健常者でもしばしばみられ，病的意義はない |
| | 異常結晶 | シスチン<br>ロイシン，チロシン<br>2,8-ジヒドロアデニン<br>ビリルビン<br>コレステロール | シスチン尿症<br>肝障害<br>先天性プリン代謝異常症<br>高度の黄疸時（肝障害，閉塞性黄疸）<br>乳び尿（フィラリア症），ネフローゼ症候群 |

内に封入された3個以上の細胞成分により各種円柱に分類される．原尿流圧の低下，尿中アルブミン濃度の上昇，pH低下により円柱形成が促進される．円柱の種類により病変の部位と性状を，円柱の数により病変の広がりを知り，腎疾患の状態を推測することができる．

① **硝子円柱**：硝子円柱は各種円柱の基質となるものである．健常者でも認められることがあり，特に激しい運動に伴う脱水状態でよくみられる．またタンパク尿を呈する腎疾患や全身性の血流障害などで認められることもある．

② **顆粒円柱**：顆粒円柱は基質内に顆粒成分が封入された円柱である．顆粒成分は，尿細管上皮細胞や血球が変性したものや血漿タンパク質由来のものからなる．顆粒円柱は，腎機能低下と強く関連する円柱であり，腎実質の障害を意味する．

③ **ろう様円柱**：ろう様円柱は，尿細管腔の長期閉塞により円柱内の細胞成分や顆粒成分の変性が進行したものや，血漿タンパク質が凝集均質状となって出現したものと考えられている．主として，ネフローゼ症候群，腎不全および腎炎末期などの重篤な腎疾患に見られる．

④ **脂肪円柱**：基質内に脂肪顆粒や卵円形脂肪体が封入された円柱であり，ネフローゼ症候群で高率に認められる．偏光顕微鏡でマルタ十字の重屈折性偏光像を示す．

⑤ **赤血球円柱**：基質内に赤血球が取込まれた円柱である．赤血球円柱はネフロンにおける出血を意味し，臨床的にはIgA腎症や紫斑病性腎炎，急性糸球体腎炎，ループス腎炎，ANCA(anti-neutrophil cytoplasmic antibody)関連血管炎などの各種腎疾患で認められる．

# 11 穿刺液検査・脳脊髄液検査

**One Point Advice** 血液や尿，唾液，喀痰などの検体からは十分得られない，生化学的・免疫学的情報，細菌学的情報，細胞形態学情報を得るために，脳脊髄検査を含む各種穿刺液検査を施行する場合がある．

## 11・1 穿刺液検査

検査に用いるおもな穿刺液には**胸水，心嚢液，腹水**がある．

### 11・1・1 採 取 法

**a. 胸 水** 筋層が薄く，肋間腔の広い前腋窩線第5肋間，中腋窩線第6肋間がおもな穿刺部位としてあげられる（図11・1）．超音波検査下またはX線透視下で，絶対濁音を呈する部位を探し，穿刺する．23～24 G のカテラン針を用いるのが一般的である．

**b. 心嚢液** X線透視下で行う．左第5肋間乳腺外で心濁音界内を穿刺し，注射器で吸引しながら針先を徐々に脊柱側に向かって進めるのが一般的である．5～10 cm の長い針を用いる．

**c. 腹 水** 通常，臍窩と左上前腸骨稜を結ぶ線（モンロー・リヒター線）の中央を穿刺する（図11・2）．23～24 G 針を用いるのが一般的である．

### 11・1・2 穿刺液の処理と保存

以下に大まかなポイントを述べる．

- 必ず滅菌試験管に分取し，フィブリンの析出が生じることのないよう，できるだけ速やかに各種検査に用いる．
- 一時保存が必要な場合には，抗凝固薬を加えて 4℃ 保存する．
- 細胞診に用いたい場合には，あらかじめ 5～10 単位/mL のヘパリンを入れた滅菌試験管に分取し，ただちに集細胞法を行う．

### 11・1・3 おもな検査項目

**a. 滲出性**（比重 1.018 以上）**と濾出性**（比重 1.018 以上）**の鑑別** 両者の鑑別に利用される検査法の一つに，タンパク量を定性判定する**リバルタ反応**がある．穿刺液に酢酸を添加混和，その後白濁して沈降するタンパク化合物が出現すれば，リバルタ反応陽性であり，タンパク量 4.0 g/dL 以上であることを意味し，浸出液と判定される．

**b. 外 観** 色調や清濁，その他の性状（漿液性，粘液性，膿性，血性，乳び性，脂肪性，胆汁性など）についてチェックする．

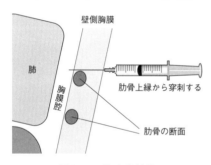

図 11・1 胸水穿刺法

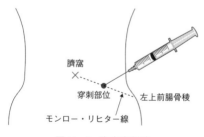

図 11・2 腹水穿刺法

**c. 細胞学的検査**　細胞数については，チュルク液で10倍希釈し，ビュルケル・チュルク計算盤で算定する．細胞種の判別については，ギムザ染色標本を作製し，引きガラス法で塗抹後ただちに乾燥させ，鏡検して行う．

**d. 化学的検査**　タンパク量やLDの測定を行うことが多い．タンパク量を測定する場合，4℃保存の検体は必ず室温に戻してから用いる．また，LDの測定を行う場合には，抗凝固薬が添加された検体は使用しない．

**e. 微生物学的検査**　培養やPCR，あるいは各種抗体検査によって，病原微生物を同定する．

## 11・2　脳脊髄液検査

脳脊髄液とは，脳脊髄のくも膜・軟膜間や脳室内を満たしている無色透明の液体である．脳室で生成され循環し，脳脊髄の保護・栄養補給に関与している．

### 11・2・1　採　取　法

脳脊髄液の採取法には腰椎穿刺，後頭下穿刺，頸椎側方穿刺，脳室穿刺の4法があるが，腰椎穿刺法を用いるのが一般的である．

腰椎穿刺法の手順は下記のとおりである．

① 頭蓋内圧亢進症の患者に対しては腰椎穿刺禁忌であることから，穿刺前に必ず頭蓋内圧亢進の有無をチェックすべく，眼底所見にうっ血乳頭がみられないことを確認する．
② 患者を側臥位にし，背中をできるだけ丸め，膝を抱え込むように指示する．
③ 一般的には，第4-第5腰椎間（左右の上前腸骨棘を結ぶJacoby線が第4腰椎（L4）の棘突起の目安）を穿刺部位に定め（図11・3），同部位周辺を消毒し，局所麻酔したうえで21～23 Gの腰椎穿刺用の針で穿刺する．
④ 出てきた脳脊髄液は，必ず滅菌試験管に分取し，採取した順に番号をつける．
⑤ 十分量の検体が採取されたら，針を抜き，再度穿刺部位周辺を消毒する．

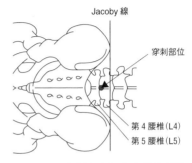

図11・3　脳脊髄液の採取法（腰椎穿刺法）

### 11・2・2　脳脊髄液の処理と保存

以下に大まかなポイントを述べる．

- 最初に分取したものは生化学検査用に，それ以降に分取したものを細胞数計測用に，そして最後に分取したものを培養用に，それぞれ用いる．
- 一時保存が必要な場合には，生化学検査用であれば−80℃保存，培養用は室温にそれぞれ置く．
- 細胞数については，脳脊髄液9：サムソン液1の割合で混合し，フックスローゼンタール計算盤で算定する．

### 11・2・3　おもな検査項目

**a. 外　観**　色調（血性，キサントクロミーなど）や清濁についてチェックする．

**b. 細　胞　数**　1 mm$^3$ 当たり5個未満の細胞数，しかもそのいずれもが単核球である場合に正常と判断する．

**c. タンパク質**　一般に，総タンパクとして15～40 mg/dL程度を正常範囲内

と考える．

**d. 糖** 一般に，脳脊髄液採取と同時点での血糖値（同時血糖値）の1/2〜2/3を正常範囲内と考える．脳脊髄液中の糖の値が正常範囲内を下回っているかどうかは，髄膜炎の鑑別の際に一つの大きなヒントとなることがある．

**e. 微生物学的検査** 培養やPCR，あるいは各種抗体検査によって，病原微生物を同定する．

## 12 梅毒血清反応

**One Point Advice** 梅毒は梅毒トレポネーマ（TP, *Treponema pallidum*）の感染によって起こる感染症である．日本では，1987年（報告数2928件）に感染者のピークがみられたあとは減少傾向にあったが，近年，再び感染者の増加が報告されている（2017年，報告数5820件）．梅毒感染の母体から，胎児が経胎盤感染した場合には先天梅毒となり，それ以外の時期の感染は後天梅毒とされる．後天梅毒の主たる感染経路は性交渉である．臨床症状により，第1期（硬性下疳期），第2期（バラ疹期），第3期（ゴム腫期），第4期（神経梅毒期）に分類される．梅毒感染の診断には，おもに免疫血清学的診断法が用いられる．

### 12・1 梅毒感染の診断のための検査

免疫血清学的診断法には，カルジオリピンやレシチンなどのリン脂質を抗原とする**脂質抗原検査（STS）法**，およびTP菌体または菌体成分を抗原とする**TP抗体検査**の2種類がある．STS法は梅毒に対して非特異的検査ではあるが，鋭敏かつ簡便な方法であるためスクリーニング法として有用である．一方，TP抗体検査は梅毒に対して特異的かつ偽陽性が少ない．これらの方法を組合わせ梅毒の診断を行う（表12・1）．

### 1 脂質抗原検査（STS）
serologic test for syphilis

**基準値** 陰性

**測定値の意義** 梅毒感染による脂質抗体の産生を，カルジオリピン-レシチン-コレステロール複合抗原を用いて検出する．梅毒の感染初期から約2週間後から上昇し（図12・1），12週までに全例で陽性になる．適切な治療により陰性化する．早期のスクリーニング検査，梅毒の進行度や治療効果の判定に有用である．

**高値になるとき** 梅毒感染，生物学的偽陽性（BFP, Noteを参照）

**低値になるとき** 梅毒非感染，梅毒感染初期，梅毒治癒後

**測定法・測定原理** ① **RPR法**（Rapid plasma

表12・1 梅毒検査の結果の解釈

| 検査結果[†] | | 結果解釈 |
|---|---|---|
| 脂質抗原検査（STS） | TP抗体検査 | |
| − | − | ・梅毒陰性<br>・感染初期が疑わしい場合は2～3週間後に再検査（陰性であれば梅毒陰性） |
| ＋ | − | ・感染初期<br>・STSの生物学的偽陽性（BFP） |
| ＋ | ＋ | ・梅毒感染 |
| − | ＋ | ・治療中，治療後の梅毒 |

† −は陰性，＋は陽性を表す．

### Note　生物学的偽陽性

カルジオリピンは自然界に幅広く存在する脂質成分であるため，自己免疫疾患（全身性エリテマトーデス，関節リウマチなど），肝疾患，妊娠，その他の感染症（梅毒以外のスピロヘータ疾患，マラリア，ハンセン病，結核，伝染性単核球症など）で，STSの偽陽性が発生する場合が5～20％程度ある．この偽陽性反応を，**生物学的偽陽性**（biological false positive, BFP）とよぶ．BFPの原因となる疾患の治療に伴い偽陽性反応が消失する場合がある．

regain test)：カーボンの粒子に脂質抗原を吸着させた抗原液と，被検血清を混合し，カーボン粒子の凝集により，脂質抗体を検出する．

②**RPR-LA法**（RPR latex agglutination test）：ラテックス粒子に脂質抗原の抽出物を固相し，血清中の脂質抗体と反応させる．ラテックス粒子の凝集反応を，自動分析装置にて光学的に検出する．単位は，R.U.を用い，1.0 R.U.以上を陽性とする．(1 R.U.は，RPR法の凝集価1倍に相当する)

## 2 TP抗体検査（TP抗原に対する検査） treponemal antibody test

**基準値** 陰性

**測定値の意義** TP抗原に対する特異抗体を検出する．TP抗体検査で検出される抗体はおもにIgG型であり，STSに比べ陽性化時期が遅い特徴がある（図12・1）．一方で特異性が高いため，STSの生物学的偽陽性が疑われる場合の鑑別診断に有用である．治療後も陽性が持続するため，治癒判定には用いない．

**高値になるとき** 梅毒感染，梅毒治癒後．
**低値になるとき** 梅毒非感染，梅毒感染初期．

**測定法・測定原理** ①**TPHA法**（*Treponema pallidum* hemagglutination test），**TPPA法**（*Treponema pallidum* particle agglutination test），**TPLA法**（*Treponema pallidum* latex agggulutination test）：TP抗原の抽出物を担体粒子に固相し，血清中のTP抗体との凝集反応を検出する方法．凝集反応に用いる担体の種類により測定法の名称が異なる．（動物の赤血球：TPHA法，ゼラチン粒子：TPPA法，ラテックス粒子：TPLA法．またはこれらを総称してTPHAとよぶ）．TPLAは，TPHAに比較し感染早期の抗体に反応し，治療後の残存抗体に対する反応性が弱いことから早期診断と治療効果判定に有用．TPLAの単位は，T.U.を用い，10 T.U.未満を陰性，10〜20 T.U.を判定保留，20 T.U.以上を陽性とする．

②**免疫クロマトグラフィー法**（immunochromatographic assay）：TP抗原またはリコンビナント抗原に標識を行い，血清中のTP抗体を反応させメンブレン上に展開させる．反応判定部分にも抗原を固定化しておくことで，標識抗原-抗体-抗原の免疫複合体を形成させ，標識の発色により判定を行う．

③**CLEIA法**（chemilluminescent enzyme immunoassay）：リコンビナント抗原を磁性粒子に固相し，血清中のTP抗体と反応させ，化学発光により検出を行う．IgG型に加えIgM型のTP抗体を検出可能なため，早期の抗体検出が可能．

④**FTA-ABS法**（fluorescent treponemal antibody absorption test）：スライドグラスにTP菌体を吸着させ，血清中のTP抗体を間接蛍光抗体法で検出する．二次抗体の種類によりIgM型の検出も可能．

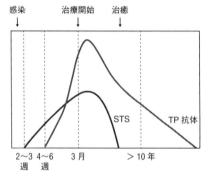

図12・1 感染から治癒の検査値推移

# 13 輸血・血液型

**One Point Advice** 血液型さえ合わせればいつでも安全に輸血ができると思うかもしれないが実際はそうではない．最も基本的な血液型検査を例にとっても，検体の取り違え，結果判定の誤りなど，血液型判定を誤ってしまう危険は少なくない．誤った検査結果に基づいてABO不適合輸血が行われると致命的な輸血合併症につながりかねない．輸血検査は輸血の安全を支える重要な検査である．輸血前に行われる検査は**血液型検査**（ABO型，Rh型），**不規則抗体検査**，**交差適合試験**の三つである．正しい手順で検査を行い，正しく結果を解釈することが重要なのはいうまでもない．血液型亜型の判定や不規則抗体の同定など専門的な検査は認定医や認定技師の領域であるが，検査の原理・要点を理解しておくことはすべての医療者に求められる基本的な事項である．

## 13・1 血液型検査
### 13・1・1 ABO血液型検査

**ABO血液型**は，Landsteinerの法則（自己のもつ抗原とは反応しない抗体が必ず存在している）により**規則抗体**が存在する．したがってABO血液型検査においては，赤血球膜上のA抗原，B抗原を検出する**オモテ試験**（既知の抗体を用いて検体の抗原を調べる）と，血清中の抗A抗体，抗B抗体を検出する**ウラ試験**（既知の抗原を用いて検体の抗体を調べる）を行い，両者の結果が一致して初めて血液型が確定する．誤判定や検体取り違えによる輸血事故防止のため，ABO血液型検査は"同一患者につき異なる時点での2検体で二重チェックを行う"必要がある．

**検査法** ① オモテ試験: 被検赤血球に血液型判定用抗Aおよび抗B試薬を添加して凝集の有無を判定する．オモテ試験にはスライド法と試験管法があるが，スライド法は検体に含まれる赤血球の量が多く，反応が弱い亜型の検出や異型輸血後の部分凝集を検出するのに適する．一方，試験管法は試薬と赤血球浮遊液を混合し遠心後ただちに判定可能なので，緊急時に有用である．

② ウラ試験: 血液型判定用A赤血球，B赤血球と，患者血清（血漿）を混和し凝集の有無を観察する．

**判定** オモテ試験とウラ試験の結果により血液型を判定する（表13・1）．

**補足** オモテ試験とウラ試験の結果が不一致の場合の対応: オモテ試験とウラ試験の結果が一致しない場合のおもな原因を表13・2に示す．オモテ・ウラ不一致の原因究明のためには過去の検査履歴，年齢，輸血歴を含めた既往歴，家族歴などの患者情報が有用である．オモテ試験が陰性だった場合，通常のA型やB型より抗原量が少ない亜型かどうかを確認する必要がある．

表13・1 ABO血液型の判定

| ABO血液型 | 赤血球の抗原 | 血清(血漿)中の抗体 | オモテ試験 | | ウラ試験 | |
|---|---|---|---|---|---|---|
| | | | 抗A試薬 | 抗B試薬 | A赤血球 | B赤血球 |
| A | A | 抗B | + | − | − | + |
| B | B | 抗A | − | + | + | − |
| O | なし | 抗A, 抗B | − | − | + | + |
| AB | A, B | なし | + | + | − | − |

+: 凝集あり　−: 凝集なし

表13・2 オモテ・ウラ不一致のおもな原因

| オモテ試験 | ウラ試験 |
|---|---|
| ●赤血球の抗原量の減少,欠如<br>　・亜型<br>　・遺伝(キメラ,モザイクなど)<br>●後天性の抗原異常<br>　・白血病,骨髄異形成症候群などの造血器腫瘍<br>　・大腸癌,腸閉塞などによる獲得B[†]<br>●自己抗体による赤血球の感作<br>　・自己免疫疾患<br>　・寒冷凝集素症<br>●ABO異型輸血,造血幹細胞移植後<br>　(ABO異型赤血球の混在)<br>●新生児(抗原が未発達) | ●抗A,抗B抗体価の低下,欠如<br>　・低(無)γグロブリン血症<br>　・新生児<br>　・高齢者<br>●不規則抗体<br>●高γグロブリン血症<br>　多発性骨髄腫,肝硬変,慢性炎症など<br>●抗A,抗B抗体の存在<br>　・新生児(母親由来の抗A,抗B)<br>　・亜型<br>●注射用造影剤など高分子薬剤使用後 |

[†] 獲得B:A型患者が後天的にAB型様の反応を示すこと

亜型が疑われる場合はオモテ・ウラ試験の再確認,抗Aまたは抗Bによる吸着・解離試験,血清(血漿)中の糖転移酵素活性の測定,唾液中の型物質の有無などを検査する.

### 13・1・2 Rh血液型検査

**Rh血液型**はABO型についで重要な血液型である.血液製剤の選択においては溶血性副作用を防止するためにABO血液型だけでなくRh血液型を考慮する必要がある.日本人において重要な抗原はD,C,E,c,e抗原などであるが,なかでも**D抗原**は免疫原性が強いため,輸血に際しては型を適合させる必要がある(一般にRh血液型はこのD抗原の有無をさす).D抗原に対する抗体は規則抗体(抗A・抗B)と異なり過去の妊娠や輸血による感作によって産生される不規則抗体であるが,RhD陰性者が抗D抗体を保有すると次の輸血,妊娠の際に溶血を生じる危険があり,注意が必要である.

(検査法) 被検赤血球浮遊液と抗D試薬,Rhコントロール(抗D抗体を含まないアルブミン液)を混和し凝集の有無を確認する.

(判定) 抗Dで凝集あり,Rhコントロールで凝集なしならD陽性と判定する.抗Dに対する凝集が弱いか認めない,あるいはRhコントロールで凝集を認める場合は再検査となる.抗D試薬,Rhコントロールがともに陰性の場合はD陰性かD抗原量の減少,またはD抗原の変異が考えられるためD陰性確認試験を実施する.D陰性確認試験で抗D試薬,Rhコントロールがともに陰性であればRhD陰性と判定する.Rhコントロールで凝集を認める場合は抗D試薬に対する判定は無効となる.Rhコントロールが陽性となる原因として

表13・3 Rh血液型判定の解釈

| 直接凝集反応 |||
|---|---|---|
| 抗D試薬 | Rhコントロール | 判定 |
| + | − | D陽性 |
| − | − | 判定保留<br>→D陰性確認試験へ |
| + | + | 判定保留 |

| D陰性確認試験 |||
|---|---|---|
| 抗D試薬 | Rhコントロール | 判定 |
| − | − | D陰性 |
| + | − | 弱陽性D |

+:凝集あり　　−:凝集なし

は寒冷凝集素や温式自己抗体による非特異的反応が考えられる．結果の判定を表13・3に示す．

## 13・2 不規則抗体検査

先述のとおり，ABO血液型における抗A，抗B抗体はLandsteinerの法則により規則的に検出され**規則抗体**とよばれるが，それ以外の赤血球抗原に対する抗体（抗Dなど）は**不規則抗体**とよばれる．臨床的に問題となる不規則抗体は輸血や妊娠により自己が保有していない赤血球抗原に感作されることで生じる免疫抗体（通常はIgG型抗体）である．輸血を受ける患者（受血者），供血者，妊婦の血清（血漿）に含まれる不規則抗体が必ず溶血を起こすわけではない（臨床的に問題とならない不規則抗体も多い）が，抗体の種類によっては溶血の原因となるため，その種類，性状の確認は重要である．

**検査法** 不規則抗体スクリーニングはABO血液型に関係なく検査可能な（抗A，抗Bと反応しない）O型血球で，かつおもな血液型抗原が含まれている不規則抗体スクリーニング用赤血球試薬に被検血清（血漿）を添加し，凝集の有無により被検血清（血漿）に不規則抗体が含まれているかを確認する．スクリーニング検査が陽性となった場合はさらに不規則抗体同定用パネル赤血球を用いた抗体特異性を検査して不規則抗体の種類を同定する．

**補足** D抗体に代表されるRh抗原に対する抗体，Duffy型血液型抗原に対する抗体など，溶血の原因となり臨床的に意義がある不規則抗体が検出された場合は輸血の際に対応抗原陰性血を準備する必要があるが，まれな血液型では適合血の準備が困難な場合があるため，輸血予定患者には事前に不規則抗体検査を行っておくべきである．

## 13・3 交差適合試験（クロスマッチ）

**交差適合試験**とは輸血前検査として受血者と供血者の血液を用いて適合性を確認するための検査であり，輸血の際に患者体内で起こりうる反応を試験管内でシミュレーションする検査といえる．交差適合試験では受血者と供血者のABO血液型の適合性を再確認するとともに，受血者が供血者に対して臨床的意義がある不規則抗体を保有していないかを確認することができる．

**検査法** 交差適合試験には主試験と副試験があり，主試験は受血者の血清（血漿）と供血者の血球を反応させる検査，副試験は受血者の血球と供血者の血清（血漿）を反応させる検査である．

赤血球輸血に際しては供血者の血液型が確認済みで不規則抗体スクリーニング陰性，かつ受血者の血液型検査が正しく行われている場合は副試験の省略が可能である．また血小板製剤や新鮮凍結血漿は赤血球をほとんど含まないため，ABO血液型が適合している場合は交差適合試験そのものを省略してよい．

**補足** 交差適合試験においては患者誤認防止のため，ABO血液型検査を行った検体とは異なる時点で採血された検体を用いる．また繰返し輸血歴がある患者ではそれまでの抗原感作により新たな不規則抗体が産生されている可能性があるため，輸血予定日から3日以内の検体を用いて検査を行う．

# 14 臨床遺伝子検査

**One Point Advice** 冒頭から唐突であるが，"遺伝子検査"という言葉は非常に曖昧である．いわゆる遺伝子検査では，① 遺伝性疾患（単一遺伝子病）を対象とした遺伝学的検査（標的遺伝子変異が生殖系列に乗り次世代に継承されるもの）に加えて，② 生殖系列に乗るが直接病気の原因にならない遺伝子多型による血液型・HLA 型別・親子鑑定や薬剤耐性の評価，③ 体細胞がんのように標的遺伝子変異が生殖系列に乗らず次世代に継承されないもの（家族性の腫瘍を除く），さらに ④ 核酸（DNAやRNA）を対象として行う感染症などの検査も遺伝子検査として取扱われている．これらの遺伝子検査は，医療倫理の観点からもその重みは大きく異なる．図14・1に示したごとく，現在"遺伝子検査"とよばれているものは少なくとも4種に大別することができる．それぞれのもつ臨床的意味と倫理的要素は著しく異なることに留意すべきである．

## 14・1 遺伝子と遺伝性疾患
### （単一遺伝子病）

米国ジョン・ホプキンス大学のVictor A. McKusick 教授は，当時の既知あるいは推定された遺伝子（総数1487個）に番号（通称マキュージック番号）を付して，その遺伝子の機能や遺伝子変異に起因する病気の名称，臨床症状，関連論文などの情報が詳細に記載された"Mendelian Inheritance in Man（ヒトのメンデル遺伝，MIM）"という著書を1966年に出版した．その後，MIMは12回もの改訂が行われ，現在では世界中の誰でもオンラインで最新の遺伝子情報ならびに遺伝性疾患を閲覧できる"Online MIM（**OMIM**）"として世界標準の遺伝子データベースとなっている．ヒトゲノム計画により，ヒトの遺伝子（タンパク質まで翻訳されるもの）は約25,000個で3000個程度の個体差があることが示された．この読み取られたゲノム情報は，

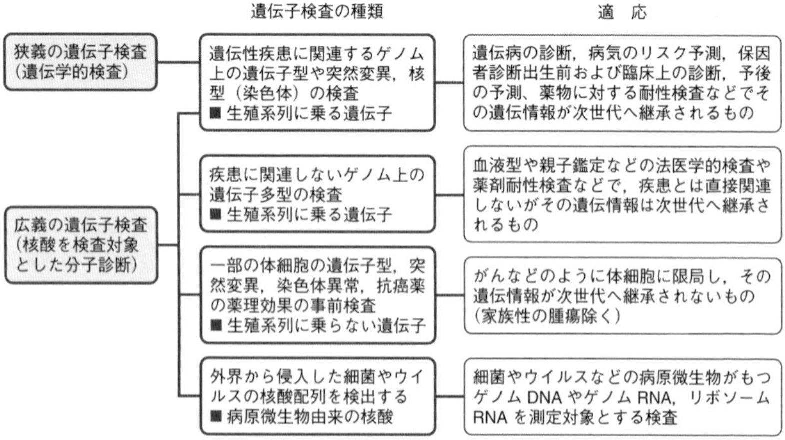

| | 遺伝子検査の種類 | 適応 |
|---|---|---|
| 狭義の遺伝子検査（遺伝学的検査） | 遺伝性疾患に関連するゲノム上の遺伝子型や突然変異，核型（染色体）の検査<br>■ 生殖系列に乗る遺伝子 | 遺伝病の診断，病気のリスク予測，保因者診断出生前および臨床上の診断，予後の予測，薬物に対する耐性検査などでその遺伝情報が次世代へ継承されるもの |
| 広義の遺伝子検査（核酸を検査対象とした分子診断） | 疾患に関連しないゲノム上の遺伝子多型の検査<br>■ 生殖系列に乗る遺伝子 | 血液型や親子鑑定などの法医学的検査や薬剤耐性検査などで，疾患とは直接関連しないがその遺伝情報は次世代へ継承されるもの |
| | 一部の体細胞の遺伝子型，突然変異，染色体異常，抗癌薬の薬理効果の事前検査<br>■ 生殖系列に乗らない遺伝子 | がんなどのように体細胞に限局し，その遺伝情報が次世代へ継承されないもの（家族性の腫瘍除く） |
| | 外界から侵入した細菌やウイルスの核酸配列を検出する<br>■ 病原微生物由来の核酸 | 細菌やウイルスなどの病原微生物がもつゲノム DNA やゲノム RNA，リボソーム RNA を測定対象とする検査 |

**図14・1 遺伝子検査の種類と適応** [出典：奥宮敏可，松田和之 著，"若葉マーク 臨床検査学エッセンスノート：4. 臨床病因・生体防御検査（山内一由 編）" p.284, メジカルビュー (2013)より一部改変]

Mckusick教授の遺伝子カタログと組合わされて，現在のOMIMとして強力な研究・診療支援ツールとなっている．

遺伝病やその病因遺伝子を調べるには，**NCBI**（National Center for Biotechnology Information）のホームページから，OMIMを選択して疾患名や遺伝子（またはそのシンボルマーク）を入力することで膨大な情報を得ることができる．従前のマキュージック番号は，現在のOMIMでは**MIM番号**（MIM number）として表示されており，遺伝子に対するMIM番号とその遺伝子の異常による疾患（phenotype）に対するMIM番号がある．遺伝性疾患のMIM番号は6桁の数字で記載され，最初の数字が1は常染色体性優性(AD)，2は常染色体性劣性(AR)，3はX連鎖性(XL)，5はミトコンドリア遺伝を意味する．

## 14・2　単一遺伝子病の遺伝子検査

単一遺伝子病の確定診断は，その病因遺伝子がコードするタンパク質の機能異常や欠損を調べることにより行われ，遺伝子検査は確定診断後に行われる場合が多い．

（検査法）遺伝子検査では，その病気の原因となる病因遺伝子の特定領域を**PCR**（ポリメラーゼ連鎖反応）という方法で増幅し，そのDNAの塩基配列をDNAシークエンサーなどにより読み取り，塩基置換や部分欠失や挿入などの有無を解析することにより行われる．近年，このDNAシークエンサーの性能が飛躍的に向上し，ヒトのゲノム情報量が約3 Gb（約30億塩基）であるのに対し，最近では1日で数百 Gbの塩基配列を読み取ることができる次世代シークエンサー（next generation sequencer, NGS）が登場し，迅速で大量の遺伝子情報の読み取りが可能となった．

（基準値）健常者では標的とする病因遺伝子上に，アミノ酸置換（ミスセンス変異）や終止コドン（ナンセンス変異）が生じる塩基置換や部分欠失，挿入などは認められない．また，スプライシングに必要なスプライスコンセンサス領域（特にイントロン5′末端のGTと3′末端のAGやその近傍）に塩基置換が存在しない．後述のトリプレットリピート病は，特定の3塩基（たとえばCAGなど）が，各疾患固有の繰返し回数を超えると発症する．

（測定値の意義）単一遺伝子病では，病因遺伝子が一つなのでどの遺伝子がどのような異常をきたしているか解析すれば疾患が特定できるだけでなく，病型や予後も推定できる場合がある．単一遺伝子病の代表例として，神経・筋疾患ならびに代謝異常症について，疾患名と病因遺伝子ならびにその病因遺伝子がコードするタンパク質の関係を概説する．

### 14・2・1　神経・筋疾患の遺伝子検査

ハンチントン病（AD）や脊髄小脳変性症（1,2,3,6,7,17型：AD）では，病因遺伝子上のタンパク質翻訳領域にグルタミンをコードする3塩基CAGが数十～数百回繰返し，リピート数がある基準を超えると発症する．GAAが繰返すフリードライヒ運動失調症（AR）やCGGが繰返す脆弱性X症候群（A,E,F型：XL）では，繰返し配列がタンパク質翻訳領域に存在しない．これらの疾患は**トリプレットリピート病**といわれ，世代を経るごとにリピート回数が増して次世代ではより若年で発症する"遺伝的表現促進現象（genetic anticipation）"が特徴的である．デュシャンヌ型ならびにベッカー型筋ジストロフィーは，いずれもジストロフィンタンパク質をコードするDMD遺伝子の変異により生じる．前者はジストロフィンがまったく合成されないために症状も重症であるが，後者は若干分子サイズが小さいながらもジストロフィンが合成されるので症状も軽症である．福山型筋ジストロフィー（AR）はフクチンをコードするFKTN遺伝子の変異により発症し，家族性アミロイドポリニューロパチー（AD）

はトランスサイレチンをコードするTTR遺伝子のミスセンス変異により発症する．

## 14・2・2 代謝異常症の遺伝子検査

わが国では2011年まで，フェニルケトン尿症（フェニルアラニンヒドロキシラーゼおよびその補酵素類の遺伝子異常），ホモシスチン尿症（シスタチオニン合成酵素の遺伝子異常），メープルシロップ尿症（分岐鎖ケト酸酸化的脱炭酸反応関連酵素の遺伝子異常），ガラクトース血症（ガラクトキナーゼなどの遺伝子異常），クレチン病（原因は多彩で単一遺伝子病ではない），先天性副腎過形成症（ステロイドホルモン合成酵素の遺伝子異常）の六つの先天性代謝異常症について新生児マススクリーニングが行われてきたが，2011〜2014年にかけて全国の都道府県においてタンデムマス法による新生児マススクリーニングが実施できる体制が整い，現在では前述の6疾患も含めて19疾患の早期診断・早期治療介入が可能となった．ライソゾーム病（AR）は，細胞内のリソソーム（ライソゾーム）に存在する加水分解酵素の一つが遺伝的に欠損することによる一連の疾患群である．ライソゾーム病のなかでも，ファブリー病（酸性α-ガラクトシダーゼの遺伝子異常），ゴーシェ病（グルコセレブロシダーゼの遺伝子異常），ムコ多糖症Ⅰ型（α-L-イズロニダーゼの遺伝子異常），ムコ多糖症Ⅱ型（イズロン酸-2-スルファターゼの遺伝子異常），ムコ多糖症Ⅳ型（N-アセチルガラクトサミン-6-硫酸スルファターゼの遺伝子異常），ムコ多糖病Ⅵ型（アリルスルファターゼBの遺伝子異常），ポンペ病（酸性α-グルコシダーゼの遺伝子異常）の7疾患は，酵素補充療法が開発されわが国でも承認されたため，早期診断・早期治療により患者の予後は劇的に改善した．ほとんどの糖尿病は多因子遺伝であるが，ごく一部の糖尿病が単一遺伝子変異に起因している．その代表例が，MIDD（maternally inherited diabetes and deafness）とよばれる感音性難聴と糖尿病を主訴とする疾患で全糖尿病の1％を占め，病因遺伝子はミトコンドリア遺伝子のmt.3243A>G変異（母性遺伝）である．

## 14・3 コンパニオン診断

コンパニオン診断は，抗がん剤などを投与する前に事前検査を行い，薬効や副作用を予測することで，最適な投薬を目的として実施される．検査の対象は遺伝子（核酸）だけでなく，タンパク質や代謝産物も含まれるが，近年，固形がんや白血病をターゲットとした分子標的薬（がん細胞膜上の受容体や融合遺伝子の発現産物，がん細胞関連増殖因子などに対するモノクローナル抗体）の開発が急速に発展してきたこともあり，その標的タンパク質の遺伝子を対象としたコンパニオン診断が増えてきている．その実例を表14・1に示す．

**基準値** それぞれの検査で基準値（カットオフ値）が設定されており，それを超えると陽性となり，それぞれの治療薬の投与適応となる．

**測定値の意義** 従来まで，乳癌におけるHER2遺伝子の遺伝子増幅陽性は予後不良を意味し，患者ならびに医療スタッフにとってネガティブなものであった．ところがHER2受容体に対する世界初の分子標的薬トラスツズマブが開発された現在は，HER2遺伝子増幅陽性の場合にトラスツズマブの投与適応となり，他の抗がん剤との併用で約70％の奏効率を示し，患者の福音ともいえるにいたった．他の分子標的薬も同様であり，コンパニオン診断が個々人に合わせた最適な医療（オーダーメード医療）に貢献している．

## 14・4 感染症の遺伝子（核酸）検査

分子生物学の進歩により，多くの病原微生物のゲノムDNAやゲノムRNA，リボソームRNA（rRNA），さらに薬剤耐性に

表 14・1　わが国で承認されているコンパニオン診断の実例 [a]

| 対象疾患 | 治療薬 | 検　査 [†] | 保険点数 |
|---|---|---|---|
| 乳癌, 胃癌 | トラスツズマブ | ・HER2 タンパク質検出<br>・HER2 遺伝子増幅 | 690 点/2500 点 |
| 肺非小細胞癌 | ゲフィチニブ<br>エルロチニブ | EGFR 遺伝子の変異 | 2100 点/2500 点 |
| | クリゾチニブ<br>アレクチニブ | ALK キメラ遺伝子検出 (FISH 法) | 6520 点 |
| | アレクチニブ | ALK キメラ遺伝子検出 (IHC 法) | 2700 点 |
| 大腸癌 | セツキシマブ<br>パニツムマブ | KRAS 遺伝子の変異 | 2100 点/2500 点 |
| 慢性骨髄性白血病 | イマチニブ<br>ニロチニブ | BCR-ABL1 キメラ遺伝子 | 1200 点/2100 点 |
| 成人 T 細胞性白血病 | モガムリズマブ | CCR4 タンパク質の検出 | 10,000 点 |

a) 出典: 日本遺伝子分析科学同学院・遺伝子分析科学認定士制度委員会編, "遺伝子分析検査技術(改訂第 2 版)", 宇宙堂八木書店 (2016) より一部改変.
† HER2: ヒト上皮成長因子受容体　　EGFR: 上皮成長因子受容体
ALK: 未分化リンパ腫キナーゼ　　KRAS: カーステン・ラット肉腫
BCR-ABL: breakpoint cluster region-abelson murine leukemia virus
CCR4: 炭素カタボライト抑制タンパク質 4　　IHC 法: 免疫組織化学染色法

関わる遺伝子〔メチシリン耐性黄色ブドウ球菌(MRSA)や基質拡張型ベータラクタマーゼ産生菌(ESBL), メタロベータラクタマーゼ産生菌(MBL), カルバペネム耐性腸内細菌科細菌(CRE) など〕の塩基配列が明らかにされ, その特異的塩基配列を標的として PCR などによる感染症の診断や薬剤耐性菌の同定, リアルタイム PCR による核酸定量による治療効果や予後の判定が可能となった. ① 検査対象が DNA の病原体としては, 一般細菌 (黄色ブドウ球菌, 腸球菌, クロストリジウム, 腸管出血性大腸菌, 結核菌, 非定型抗酸菌, A 群溶血性連鎖球菌, ヘリコバクター・ピロリ菌, 百日咳菌など多くの菌種), 薬剤耐性菌〔前述の MRSA や ESBL, MBL, CRE に加え, バンコマイシン耐性腸球菌(VRE), 多剤耐性緑膿菌(MDRP), 多剤耐性アシネトバクター(MDRAB), (超)多剤耐性結核菌(MDR-TB, XDR-TB) など〕, トキソプラズマ, マイコプラズマ, 性器クラミジア, ニューモシスチス・イロベチイ, リケッチア, 梅毒トレポネーマ, DNA ウイルス〔B 型肝炎ウイルス(HBV), ヒトパピローマウイルス(HPV), 単純ヘルペスウイルス(HSV), EB ウイルス(EBV), サイトメガロウイルス(CMV) など〕, ② 検査対象が RNA の病原体は, RNA ウイルス〔C 型肝炎ウイルス(HCV), ヒト免疫不全ウイルス(HIV) など〕, ③ 検査対象が rRNA (16S rRNA など) の場合は, 結核菌, マイコプラズマ, レジオネラの検出ならびに腸内細菌叢の解析などがある.

**基準値**　各病原微生物の市販検査キットの場合にはあらかじめ基準値 (カットオフ値) が設定されており, それを基準に感染症の診断が行われるが, 自家調整の測定系の場合には検出限界や測定可能域などの条件を実験的に求め, それを根拠に判断する必要がある. また, 従来からの塗抹染色所見や確認培地による同定検査, 薬剤感受性検査も合わせて判断する場合もある.

**測定値の意義** 短期培養が事実上不可能であった結核菌類の検査は，遺伝子(核酸)検査の導入により，迅速診断が可能となった．近年では，一定温度による各種核酸増幅法が開発されサーマルサイクラー（PCRを行う装置）がなくても，核酸を対象としたさまざまな病原微生物の感染症診断や治療効果判定が行えるようになった．また，院内感染症対策においては，薬剤耐性菌株の同定を目的として，当該株間のゲノム上の特定の繰返し配列を標的として，菌株間の一致率（相同性）を解析することもある．今後は，次世代シークエンサー（NGS）などの導入により，ゲノムタイピングや薬剤耐性菌の迅速検査，腸内細菌叢の網羅的解析が急速に発展することが予想される．

# 15  病理検査

**One Point Advice**  体の各臓器ではその機能を担う特徴的な形態の細胞が規則性のある配列をしている．**病理検査**は，各臓器における細胞の形態や配列の乱れを顕微鏡学的に観察・把握する検査であり，臨床での治療方針決定に大きな役割を果たしている．病理検査は**組織診**と**細胞診**に大別される．検査目的は，腫瘍の診断を主とし，炎症などの非腫瘍性疾患の診断も含まれる．腫瘍については，治療方針決定のための術前の病名確定のみならず，術後の病変の広がりなどの検索も行い，予後・追加治療の評価に用いる．このほか，現代の病理診断で免疫染色や遺伝子検索はなくてはならない技術である．がんにおけるホルモン受容体，遺伝子変異産物の同定に使われ，診断・治療方針決定に役立っている．

## 15・1  病理組織診と細胞診
### 15・1・1  組織診

**a．腫瘍**  **検査法**  腫瘍の診断は腫瘍が疑われる臓器の一部を切除（これを**生検 biopsy** という）などで採取して行う．採取した組織を顕微鏡で観察し，良悪性の判定，組織学的診断を腫瘍の発生母地に基づいて命名する．現代では，必要に応じて免疫染色，遺伝子検索を行い，総合的に診断を行う．

手術切除検体における腫瘍の評価項目は多岐にわたる．まず，腫瘍の全体像を把握し，組織型が生検検体と相違がないかについて詳細に検索を行う．そのほかに，腫瘍の大きさ，リンパ節転移の有無，リンパ管や静脈などの脈管侵襲の有無を評価する．このほかに重要な項目として，腫瘍が取りきれているか否かの切除断端の評価がある．全身の各臓器の悪性腫瘍の診断・チェックすべき項目は全国的に"癌取扱い規約"（金原出版）に記載された方式に沿って行う原則となっている．病理医は，この癌取扱い規約に沿って診断を行い，臨床医はその結果をもとに予後の判定や追加治療の有無など今後の治療方針の決定を行う．

(a) 正常な大腸粘膜

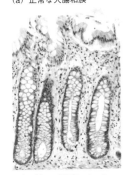

・腺は揃って配列している．
・構造の乱れや細胞形態の異常はみられない．

(b) 良性の大腸腺腫

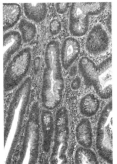

・腺の構造に軽度の配列の乱れがみられる．
・細胞には腫大核や核の多層化がみられる．

(c) 大腸腺癌

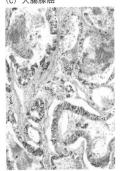

・腺は不規則に拡張・蛇行しており，構造異型が目立つ．
・細胞の大きさや形態は不揃いであり，極性の乱れや分裂像の増加もみられる．

図 15・1  大腸の正常な腺および良性腺腫，癌の形態の特徴

腫瘍は**上皮性腫瘍**と**間葉系腫瘍**に大別される．さらに，それぞれ良性・悪性に分類され，上皮性腫瘍のうち悪性のものを**がん腫**，間葉系腫瘍のうち悪性のものを**肉腫**とよぶ．大腸正常上皮および良性腺腫，上皮性がん腫である大腸腺癌の組織像を図15・1に示す．

**診断** ① 良悪性の判定：病理医は，腫瘍の構造・細胞異型の有無や程度により良性腫瘍と悪性腫瘍に分類する．良悪性の違いを図15・2，表15・1に示す．良性腫瘍は正常組織との類似性が高く，構造・細胞異型がともに軽度で，膨張性発育を主体とし，浸潤や転移しない病変である．悪性腫瘍は構造・細胞異型が高度であり，発育速度が速く，容易に浸潤・転移を起こす病変である．

② 分化度：腫瘍の診断において，分化度の評価は重要である．腫瘍が発生母地の組織や細胞に似ている程度を分化度という．発生母地の組織・細胞に類似しているものを高分化，類似性が乏しくなるにつれ中分化，低分化，未分化と分類している．腫瘍のなかで，高分化に分類されるものは低分化・未分化など分化の悪い腫瘍と比較して比較的予後良好である場合が多い．そのほかに，腫瘍の浸潤様式の判定などを合わせて腫瘍の悪性度の判定を行っている．

**b．非腫瘍性疾患**　病理検査は，腫瘍だけではなく非腫瘍性疾患の診断においても重要な役割を果たしている．非腫瘍性疾患のおもな病変として炎症性疾患や感染症がある．炎症性疾患はときに腫瘍性疾患と鑑別困難なことがあり，注意を要する．**炎症**とは，組織にある一定の刺激が加わった際に，それに対して起こる組織反応のことをいう．炎症の原因となる刺激には生物学的・物理学的・化学的因子などさまざまなものがあり，生物学的因子（病原体の侵入）によるものを感染症という．炎症は経過によって急性炎症と慢性炎症に分類される．急性炎症は経過が緩徐なもの，慢性炎症は経過が長期にわたるものをいう．これらの疾患において，病原体の同定や組織反応の状態評価においても病理診断が役立っている．

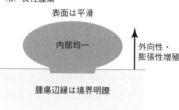

**図15・2　良性腫瘍と悪性腫瘍の肉眼形態的特徴**

**表15・1　良性腫瘍，悪性腫瘍の違い**

|  | 良性腫瘍 | 悪性腫瘍 |
|---|---|---|
| 構造異型 | 軽度 | 高度 |
| 細胞異型 | 軽度 | 高度 |
| 分化度 | 高い | 低い |
| 浸潤形式 | 膨張性 | びまん浸潤性 |
| 発育速度 | 遅い | 速い |
| 脈管侵襲 | なし | あり |
| 再発 | 少ない | 多い |
| 転移 | なし | あり |

## 15・1・2　細胞診

病理診断において，組織構築の把握は組織診を主体として行われるが，細胞自体の評価には細胞診が有用である．細胞診は患者の粘膜から剥離した細胞を用いて行うこ

と(剝離細胞診)が可能であり,患者の負担が軽い.標本作製が簡便なため,スクリーニングや診断に広く利用されている.また,乳癌,甲状腺,リンパ節などの診断には穿刺材料を用いた細胞診(穿刺吸引細胞診)が利用されているほか,腹水,胸水の中の腫瘍のチェックにも頻用されている.細胞診における判定項目は臓器によって異なるが,陰性(正常あるいは良性),陽性(悪性)などの判定を行うことが可能である.しかし,細胞診では,炎症による反応性細胞をがん細胞と診断したり,がん細胞が採取されずがんを見落とすこともあるため,確定診断には組織診と合わせた評価を要する.

## 15・2 検体処理および検査方法

病理検査では顕微鏡による観察を行うために,検体の処理が必要である.通常の組織診では,標本を10%ホルマリンで固定後,組織内の水をアルコール,キシレンで脱水し,温パラフィンを浸透させたのち,冷却する.その後,数μmに薄切し,脱パラフィンし,水溶性色素(通常ヘマトキシリン・エオジン)で核,細胞質を染め分けたのち観察をする.したがって,通常は検体の採取後,標本の作製までに数日を要し,その後観察するので検査結果がでるには2~7日程度要する.

これに対して,細胞診では,採取材料を直接スライドガラスに薄く塗抹し,固定染色を行うので,標本の作成が1日以内で済む利点があるが,細胞の配列や分布様式は組織診に比べて把握しにくい面がある.

なお,標本の観察と評価は,専門の病理医や細胞診検査士が行うことが多い.臨床医には診断結果のみが返却され,主治医が病理標本の所見の評価を直接行うことはまれである.

# 第Ⅲ部
# 疾患別に有用な検査

## 16 貧血

**One Point Advice** **貧血**とは，赤血球に結合する酸素量が必要量に対して不十分な病態であり，**ヘモグロビン濃度**の減少によって診断される．WHOによる貧血の定義は，成人男性 Hb 13 g/dL 以下，成人女性 Hb 12 g/dL 以下，小児および妊婦は 11 g/dL 以下である．

### 16・1 貧血の検査

貧血の基本的検査項目として，赤血球数(RBC)，ヘモグロビン濃度(Hb)，ヘマトクリット値(Ht)，網赤血球数(Ret)がある．また，平均赤血球容積(MCV)，平均赤血球ヘモグロビン量(MCH)，平均赤血球ヘモグロビン濃度(MCHC)が赤血球指数として算出され，赤血球粒度分布幅(RDW)も自動計算される．これらの検査項目はほぼすべての検査機関において電気抵抗法や光学的測定法などを複合した自動血球分析装置により測定される．Hb 濃度によって貧血を診断したのち，赤血球指数(MCV, MCHC)で貧血の分類を行う．RDW で示す赤血球容積のバラつきや Ret によって示される幼若な赤血球の比率は，貧血の原因となる疾患の鑑別に有用である．

#### 1 赤血球数(**RBC**) red blood cell count
　ヘモグロビン濃度(**Hb**) hemoglobin concentration
　ヘマトクリット値(**Ht**) hematocrit

**基準値**[1]　RBC　男 $4.35〜5.55×10^3/\mu L$
　　　　　　　　女 $3.86〜4.92×10^3/\mu L$
　　　　　Hb　男 13.7〜16.8 g/dL
　　　　　　　 女 11.6〜14.8 g/dL
　　　　　Ht　男 40.7〜50.1%
　　　　　　　 女 35.1〜44.4%

**測定値の意義**　RBC, Hb, Ht は血液中の赤血球の状態を調べるもので，RBC は血液中の赤血球数，Hb はヘモグロビン量，Ht は赤血球の容積率を示し，これらの測定値を総合して貧血の診断に用いる．最も重要な指標は Hb である．循環血漿量の増減により測定値が変化するため，注意が必要である．

**高値になるとき**　真性多血症，二次性多血症，ストレス多血症，喫煙多血症，などで高値となる．二次性多血症の原因として動脈血酸素分圧の低下を伴う心疾患，肺疾患(酸素依存性)とエリスロポエチン産生腫瘍(酸素非依存性)がある．ストレス多血症や喫煙多血症は相対的多血症である．脱水では循環血漿量が減少するため測定値が上昇する．他の血液検査と合わせて原疾患の診断を行う．真性多血症を疑う場合には，骨髄検査が必要となる．

**低値になるとき**　各種貧血で低値となる．貧血をきたす疾患は多岐にわたるため，貧血が診断された場合には Ret, MCV, MCHC により貧血の種類を鑑別し，他の血液生化学検査所見などと併せて診断する．妊婦では循環血漿量が増加するため測定値は低下する．

#### 2 網赤血球(**Ret**) reticulocyte

**基準値**　0.8〜2.0%，2.5万〜10万/μL
**測定値の意義**　Ret は，成熟赤血球になる前の幼若な赤血球であり，赤芽球から脱核後約2日間にわたって残存する細胞質内の核酸(おもに RNA)がニューメチレンブルー超生体染色で網状に染まることからこの名称がある．Ret 数は貧血の原因検索に有用である．貧血を認める際に **Ret 数**や

---

[1] 日本臨床検査標準協議会(JCCLS), "共用基準範囲".

全赤血球中の **Ret**%を評価する．

**高値になるとき** 骨髄での赤血球造血が正常な場合には，貧血状態では，Retの骨髄から末梢血への移行が代償性に促進されRetが増加する．溶血性貧血でRetは著明に増加する．鉄欠乏性貧血や悪性貧血，大量出血の回復時に高値となる．

**低値になるとき** 赤血球造血が障害されて起こる貧血では，Retの増加は認められない．再生不良性貧血，急性白血病，骨髄機能の低下などで造血能が低下した場合に生じる貧血では，Retの増加は認められない．

## Note 貧血の成因別分類

貧血は，赤血球の造血障害，破壊，喪失によって生じる．

① 造血障害：赤血球の造血障害は，造血幹細胞の障害（再生不良性貧血，骨髄異形成症候群など），正常造血の抑制（白血病，骨髄癌腫症など），赤血球造血刺激因子であるエリスロポエチンの欠乏（腎性貧血など），核酸合成に必要なビタミン$B_{12}$や葉酸の欠乏，赤血球のヘモグロビン産生に必要な鉄の欠乏（鉄欠乏性貧血など），鉄の利用障害，などが原因となる．

② 赤血球の破壊：赤血球破壊の亢進の原因としては，赤血球の膜異常（遺伝性球状赤血球症，発作性夜間ヘモグロビン尿症など）や酵素異常（グルコース-6-リン酸デヒドロゲナーゼ欠乏症；G6PD欠乏症など）のほか，自己抗体による自己免疫性溶血性貧血や播種性血管内凝固症候群（DIC）などによる機械的溶血がある．

③ 赤血球の喪失：出血による赤血球の喪失でも貧血が生じる．

## 3 平均赤血球容積（MCV）
mean corpuscular volume
**平均赤血球ヘモグロビン量（MCH）**
mean corpuscular hemoglobin
**平均赤血球ヘモグロビン濃度（MCHC）** mean corpuscular hemoglobin concentration

**基準値**[1)]　MCV　83.6〜98.2 fL
　　　　　MCH　27.5〜33.2 pg
　　　　　MCHC　31.7〜35.3 g/dL

**測定値の意義** MCVは赤血球1個当たりの平均容積，MCHは赤血球1個当たりの平均ヘモグロビン量，MCHCは一定容積の赤血球中のヘモグロビン量を表し，貧血の分類に用いられる．MCVとMCHCは独立して変動するのに対し，MCHは，MCVとある程度連動するため貧血の分類には用いない．Hb値により貧血と診断されたら，まずMCVを用いて**大球性，正球性，小球性**の分類を行う．次に，小球性貧血の場合は，MCHCを用いて**正色素性，低色素性**の細分類を行う．大球性貧血や正球性貧血は原則的に正色素性であり，MCHCによる細分類は不要である．以上

### 表16・1　貧血の分類

**大球性正色素性貧血**
・巨赤芽球性貧血（ビタミン$B_{12}$欠乏性貧血；悪性貧血，葉酸欠乏性貧血）でMCVの著明な上昇を認める．
・慢性肝障害による貧血や骨髄異形成症候群でMCVの中等度上昇を示す場合が多い．
・Retが増加した検体では赤血球が大球性化するため，MCVが高値を示す．

**正球性正色素性貧血**
・溶血性貧血，再生不良性貧血，腎性貧血，白血病，急性出血などではMCV，MCHに著変を認めない．

**小球性低色素性貧血**
・鉄欠乏性貧血では，MCV低値，MCHC低値を認め，通常，小球化が先行する．
・鉄芽球性貧血やサラセミアでもMCV低値となる．

のように貧血はMCVとMCHCにより，**大球性正色素性貧血，正球性正色素性貧血，小球性低色素性貧血**に大別される（表16・1）．

疾患のみならず，異常検体や検査過誤など検査における誤差要因についても確認することが必要である．MCHCが40 g/dL以上の高値を認めた場合は，溶血や赤血球凝集などの誤差要因による偽高値を疑う必要がある．また，検体を室温で長時間放置すると赤血球が膨化し，MCV偽高値，MCHC偽低値の原因となる．

# 17　循環器疾患

**One Point Advice**　循環器疾患は人口の高齢化に伴い年々増加しており，急性発症で緊急処置を行わなければ生命にかかわる疾患も多い．その診断においては心電図検査や心エコー図検査，心臓カテーテル検査などの生理機能検査や画像検査に加え，血液生化学検査が重要であり迅速に検査結果を判読する知識が必要とされる．特に急性心筋梗塞の診断や心房細動を含む不整脈の診療を行ううえで欠かせない検査も多い．例として，心房細動に対する抗凝固薬として近年頻繁に使用されるようになった直接作用型経口抗凝固薬（DOAC）は腎機能障害により減量，あるいは使用できない場合がある．その減量方法は薬剤ごとにおもにクレアチニンクリアランスの数値によって規定されるため十分理解しておく必要がある．

## 17・1　心不全の診断，重症度判定に有用な血液生化学検査

### 1　脳性ナトリウム利尿ペプチド（BNP）　brain natriuretic peptide

**基準値**　BNP　　　　18.4 pg/mL 以下
　　　　　NT-proBNP　125 pg/mL 以下

**測定値の意義**　BNP は 1988 年にブタの脳から発見されたことからこの名前が付けられた．しかしその後の研究からヒトにおいてはおもに心室で産生されることが判明した．BNP は心室壁にかかる負荷の上昇を反映してさまざまな心疾患で上昇するが，特に心不全で顕著に上昇する．また BNP 値は心不全の改善にも鋭敏に反応し低下するため BNP 値をガイドとした心不全治療が提唱されている．また BNP 値を指標として心不全の早期発見にも利用できる．BNP 値で 100 pg/mL，NT-proBNP 値で 400 pg/mL を目安として，高値を示す場合には心不全の可能性を考慮し，心電図検査，胸部レントゲン撮影，心エコー図検査による精査が必要となる．ただし高齢者や腎機能障害がある場合には高値を示し，必ずしも心不全の病態を反映しないことがあるため注意が必要である．

また，BNP の前駆物質の N 末端である **NT-proBNP** の測定が可能となり臨床現場で使われている．基本的には BNP 値と相関して変動するが，NT-proBNP の特徴として血清で測定できることと血中半減期が長いことがあげられる．したがって専用の採血管を必要とせず他の生化学検査と同じ検体で測定できる利点がある．

**高値になるとき**　急性心不全，慢性心不全，慢性腎不全，高血圧，急性心筋梗塞．

## 17・2　急性心筋梗塞の診断に有用な検査

### 1　クレアチンキナーゼ（CK）\*　creatine kinase

**基準値**　CK　男 62～287 U/L
　　　　　　　　女 45～163 U/L
　　　　　CK-MB　25 U/L 未満

**測定値の意義**　CK はクレアチンリン酸と ADP から ATP とクレアチンを可逆的に合成する酵素であり筋肉のエネルギー代謝に関与している．心筋障害の指標のなかで最も一般的なマーカーであり，心筋梗塞発症後 4～8 時間で上昇する．血中 CK 値の最高値より心筋梗塞サイズの推定もできる．CK には CK-MB，MM，BB の 3 種類の

---

\*　クレアチンホスフォキナーゼ（CPK）ともいう．

アイソザイムがあり，このなかでCK-MBは心筋に特異的であり急性心筋梗塞の診断において有効である．

**高値になるとき** 急性心筋梗塞，心筋炎（CKは横紋筋融解症などの骨格筋疾患でも上昇するためCK-MBを測定する）．

### 2 心筋トロポニン cardiac troponin

**基準値** トロポニンT 0.1 ng/mL以下
トロポニンI 26.2 pg/mL以下

**測定値の意義** 心筋トロポニンは筋原線維を構成する収縮調節タンパク質であり，トロポニンT，トロポニンI，トロポニンCが存在する．このうちTとIは心筋特異性が高く心筋障害の指標として広く使われている．トロポニンT, Iともに健常者の血液中では検出されないため，その上昇はそのまま心筋障害を示唆する．心筋梗塞発症後3～6時間で上昇し数週間検出されるため発症後数日経過した症例においても診断が可能である．また発症4日目ごろに2回目のピークがみられる．感度，特異度ともに高く急性心筋梗塞の血中マーカーとして最も優れた検査である．簡易検査キットを用いることにより簡便にかつ迅速に検査ができ，ベッドサイドで採血後10～15分程度で結果を得ることができる．注意すべき点として腎不全患者では高値を示すため心筋障害との識別が困難である．

**高値になるとき** 急性心筋梗塞，心筋炎，慢性腎不全．

### 3 心臓型脂肪酸結合タンパク質（H-FABP） heart type fatty acid birding protein

**基準値** 5.0 ng/mL以下

**測定値の意義** 脂肪酸結合タンパク質（FABP）は脂肪酸の細胞内輸送に関与するタンパク質である．心筋細胞の細胞質内に低分子可溶性タンパク質として存在しているため細胞膜の障害により容易に血中へ流出する．FABPのうち心臓型（H-FABP）は心筋特異性が高く急性心筋梗塞の診断に有用である．心筋梗塞発症2時間以内と心筋バイオマーカーのなかで最も早く血中で検出されるため超急性期の診断に優れている．腎排泄タンパク質であるため腎機能障害を有する場合は高値を示しやすい．

**高値になるとき** 急性心筋梗塞，心筋炎，慢性腎不全．

## 17・3 心房細動において大切な検査

心房細動の患者数は年々増加しており，現在70万人以上に達している．心房細動における最も重大な合併症は心房内血栓の形成とそれによる塞栓症であり，抗凝固療法が標準的治療として行われている．薬効の確認作業として定期的な凝固機能検査を必要とする．

### 1 プロトロンビン時間（PT） prothrombin time

**基準値** PT 10.5～13.5秒
PT-INR 0.85～1.15

**測定値の意義** 血漿中の外因系凝固機能を反映する検査である．国際標準比（PT-INR）は経口抗凝固薬であるワルファリン投与中の薬効モニタリングとして標準化された指標である（p.118のNote参照）．ワルファリンはビタミンKを競合阻害することによりII, VII, IX, X因子の肝臓における生合成を抑制する．日本循環器学会が示すガイドラインでは心房細動患者に対してワルファリンを投与する場合には，70歳未満の場合PT-INRで2.0～3.0, 70歳以上の高齢者では1.6～2.6にコントロールすることが推奨されている．

**高値になるとき** ワルファリン内服中

## 2 活性化部分トロンボプラスチン時間（APTT）
activated partial thromboplastin time

**基準値** 24.3～36.0 秒

**測定値の意義** 血漿中の内因系凝固因子活性の指標である．近年多く使われる直接作用型経口抗凝固薬（DOAC）を使用する際に，過度の抗凝固効果となっていないか判断する目安として使われる．しかしAPTTは個人差によるばらつきが大きく，ワルファリンに対するPT-INRのようにAPTTの効果基準値を定めることは困難である．

**高値になるとき** 播種性血管内凝固症候群（DIC），フォンヴィレブランド（von Willebrand）病，血友病，ループスアンチコアグラント，肝障害．

## 3 Dダイマー D-dimer

**基準値** 1.0 µg/mL 未満

**測定値の意義** Dダイマーは血栓形成に関係する安定化フィブリンがプラスミンにより溶解された産物である．したがって心房細動患者におけるDダイマーの上昇は左心耳内血栓の存在を示唆する所見として注意すべきである．また大動脈瘤や急性大動脈解離，深部静脈血栓症などの血栓性疾患の早期診断にも有用である．

**高値になるとき** 血栓症，DIC．

### Note 急性心筋梗塞における心筋マーカーの上昇

急性心筋梗塞発症時に心筋より血中へ漏れ出す心筋逸脱酵素は図17・1に示すように上昇のタイミングにずれがある．最も早期に上昇するのが心臓型脂肪酸結合タンパク（H-FABP）であり，発症後2時間以内に上昇を認める．次がトロポニンであり発症後3～6時間程度で上昇がみられる．トロポニンの特徴として，上昇が長期にわたって続くことと4日目ごろに再上昇がみられる点があげられる．CK-MBは上昇を認めるまで発症から4～8時間程度を要す．心筋マーカー上昇の時間経過を理解しておくことは急性心筋梗塞の診断，鑑別において重要である．

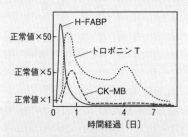

図17・1 急性心筋梗塞における心筋マーカーの上昇

## 18　呼吸器疾患

**One Point Advice**　呼吸器は外部から空気を体内に取込むための臓器で，鼻に始まり，喉頭部，気管支，肺に代表される空気の通り道と，全身に空気中の酸素を運搬するための小循環（心臓と肺の血管系）から構成され，肺の伸縮をつかさどる胸郭系と総合的な呼吸調節をする延髄部分にある呼吸中枢が関与している．

この呼吸器のうち，肺には，呼吸との関係ははっきりしていないが，非呼吸性肺機能物質と総称される多くの化学（免疫）物質が存在し，活性化されている．そのうちのおもな化学（免疫）物質と呼吸器疾患との関係を表18・1にまとめた．

### 18・1　おもな呼吸器疾患

呼吸器障害は，呼吸器の臓器の傷害（injury）と呼吸に関する機能障害（disturbance, disorder）とがある．呼吸器の障害や呼吸機能障害をひき起こすおもな呼吸器疾患を，いろいろな分類があるが，大きく3分類した．

① **呼吸器感染症**: 呼吸器疾患で最も頻度が多いのは，市中肺炎などの呼吸器感染症である．特に最近，高齢者の増加により，肺炎が原因の高齢者の死亡が増えてきている．

② **特殊な呼吸器疾患**: 気管支喘息などのアレルギー疾患，肺サルコイドーシス，肺線維症，肺気腫，慢性閉塞性肺疾患（chronic obstructive pulmonary disease, COPD）などの難病・奇病，塵肺症などの職業病などを一括して，"特殊な呼吸器疾患"と分類した．

③ **肺 癌**: 死亡率の一番高い呼吸器疾患は，肺癌である．医師がつねに，鑑別診断しなければならない呼吸器疾患として，肺癌を念頭に入れなければならない．

### 18・2　呼吸器疾患の診断・治療のためのおもな検査

① 胸部レントゲン写真，X線CTなどによる医用画像検査と細胞診・病理組織検査（第15章参照）
② スパイロメトリーなどの呼吸機能検査
③ 血液，喀痰，肺胞洗浄液などのサンプルを分析する，いわゆる検体検査
がある．

医用画像検査や病理組織検査は，おもに呼吸器疾患による呼吸器傷害（injury）の診断や治療による傷害の回復を観察するのに有効である．

呼吸機能検査は，呼吸器の機能障害（disorder）の診断や治療効果の判定に有

**表18・1　おもな呼吸器疾患の分類と有効なおもな検査法・化学（免疫）物質**

| おもな呼吸器疾患 | | 有効な検査法・化学(免疫)物質 |
|---|---|---|
| **呼吸器感染症**<br>（市中肺炎，気管支炎，肺結核症など） | | 末梢血血球計算・白血球分類<br>C反応性タンパク質，SAA（血清アミロイドAタンパク質）<br>SP-A, SP-D（サーファクタントタンパク質A, D） |
| **特殊呼吸器疾患** | 特発性肺線維症<br>膠原病性肺線維症<br>肺サルコイドーシス<br>肺 気 腫<br>気管支喘 | KL-6, SP-A, SP-D, LD（乳酸デヒドロゲナーゼ）<br>CRP, RF（リウマトイド因子），ASO（抗ストレプトリジンO）<br>ACE（アンギオテンシンI変換酵素）<br>$\alpha_1$-アンチトリプシン<br>IgE抗体，NO |
| **肺 癌** | | 腫瘍マーカー（CYFRA, ProGRP, SCC, CEA, NSE） |

効である.特に慢性閉塞性肺疾患の診断・治療には必須な検査である.

本書では,特に,化学的や免疫学的分析法による検体検査と呼吸器疾患との関連について説明する.

## 18・3 おもな呼吸器疾患と有用な検体検査

最近,問題となっている呼吸器疾患に有用な血液などのサンプルから,化学的な分析や免疫学的な分析で検出された化学(免疫)物質について紹介する(表18・1).

### 18・3・1 呼吸器感染症

末梢血血球検査(CBC,第7章参照)による白血球増加が感染症の診断に役立つ.**白血球数**が増加する場合は,起炎微生物としては細菌性が多く,白血球数が正常の場合はウイルス性が多い.

**白血球分類**(第7章参照)をすれば,細菌性の場合は,好中球の割合が増えており,特に好中球の左方移動と称する好中球の幼若化が特徴である.ウイルス性の場合はリンパ球の割合が増えるのが特徴である.微生物検査(細菌,ウイルス)で原因微生物を確認することが望ましい.

感染症とは関係ないが,気管支喘息のようなアレルギー疾患では,**好酸球**が増えるのが特徴である.

**C反応性タンパク質**(CRP)は$\gamma$-グロブリン中に含まれる急性反応物質で,肺炎球菌に特異に反応するタンパク質として発見されたが,最近では,肺炎球菌以外の急性肺炎の診断にも役立っている.

**血清アミロイドAタンパク質**(SAA, serum amyloid A protein)はCRPを補足するのに便利である.CRPが正常でもSAAが増加している症例をしばしば経験するが,そういう症例の場合,微生物検査で細菌でなくウイルスを同定する場合が多いようである.SAAは肝臓で生産されるとあるが,ウイルスによる感染症に反応する機序は判明していない.リウマチや肺結核症などの慢性感染症でCRPと乖離して持続的に高値を示す例が認められている.ラテックス凝集反応で測定できる.

**サーファクタントタンパク質A, D**(**SP-A, D**, surfactant protein-A, D)は,第II肺胞上皮細胞から分泌され,無気肺の予防にも役立っている肺胞活性物質(肺サーファクタント)に含まれるタンパク質で,A, B, C, Dの4種類に分類される.そのうちSP-A, SP-Dが親水性で,マクロファージの獲得免疫機構を活性化させ,ウイルスや細菌の貪食作用を高めることが解明され,感染症マーカーとして注目を浴び出している.酵素免疫測定法(EIA)で検出できる.

### 18・3・2 特殊な呼吸器疾患

SP-A, SP-Dと同じく第II肺胞上皮細胞から分泌されるKL-6が,最も難治性の呼吸器疾患とされている特発性肺線維症の診断やモニタリング,治療に有効であることが実証されている.特発性肺線維症の臨床診断基準(第4次改正)の血液・免疫所見の項に,LD(乳酸デヒドロゲナーゼ)に加え,KL-6, SP-A, SP-Dが追加され,保険適応になった.

KL-6は,1993年の国際肺ガン研究会で肺癌に関係する肺細胞の第9クラスターに分類された,抗原のムチン(MUC-1)の一種であることが証明され,肺の線維化の関与の機序も解明されてきている.EIAで検出され,測定の自動化もされている.

肺気腫と$\alpha_1$-アンチトリプシン(測定法: ネフェロメトリー)の欠乏との関係も注目されている.$\alpha_1$-アンチトリプシンは肝臓で生産され,炎症などのある組織から出て,組織を傷害するプロテアーゼを阻害する糖タンパク質で,遺伝子の多型がある.

日本では問題になっていないが,多人種

国家の米国では，肺気腫と遺伝との関係が研究され，遺伝子多型のうちの PiZZ 型に $\alpha_1$-アンチトリプシンの欠乏している例が多く，若年のときから肺気腫になる場合が実証されている．

肺サルコイドーシスと肺結核の病理組織との鑑別は難しいが，肺サルコイドーシスの肉芽腫からアンギオテンシン I 変換酵素（ACE）が逸脱分泌することから，ACE の増加が肺結核との鑑別に役立っている．ACE は肺の血管内皮で産生される酵素で，DD, DI, II の3種の遺伝子多型があり，DD 型と高血圧症や心筋梗塞との関係が研究されている．

### 18・3・3 肺　癌

肺癌は喀痰細胞診によると，扁平上皮癌，腺細胞癌，未分化癌に分類され，悪性度の高い未分化癌は大細胞癌と小細胞癌に分類されている．肺癌の診断には多くの腫瘍マーカーが有効であるが，比較的最近開発された，CYFRA（サイトケラチン 19）とガストリン放出ペプチド前駆体（ProGRP）を紹介する．

**a. CYFRA**（測定法：免疫放射定量法（IRMA 法））　　CYFRA はサイトケラチン 19 が可溶性の断片となって組織中から溶出したもので，肺癌の 85〜90% を占める肺非小細胞癌（扁平上皮癌，腺細胞癌など）で高い陽性率を示すので，肺非小細胞癌の診断やモニタリングに役立っている．

**b. ガストリン放出ペプチド前駆体**（測定法：EIA）　　肺小細胞癌の特異的な腫瘍マーカーとして開発されたものである．肺小細胞癌細胞が産生するホルモン放出ペプチドで，肺小細胞癌の発生母地として注目されているヒト胎児肺に存在する神経内分泌細胞を反映する腫瘍マーカーの NSE（神経特異性エノラーゼ）よりも病気の早い時期にがん細胞から血中に放出されるので，診断の難しい肺小細胞癌の早期発見に役立っている．

以上，呼吸器疾患の全体を網羅できなかったが，特に，最近，問題になっているおもな呼吸器疾患に有用な，比較的最近に開発された検体検査で検出された生体内の化学（免疫）物質について紹介した．

# 19　消化器障害

**One point advice**　消化器，消化管に関する一般的な臨床検査として消化管ホルモンのガストリン，萎縮性胃疾患を調べるペプシノーゲン，ヘリコバクター・ピロリ感染症の各検査，消化管の炎症や悪性腫瘍の一次検査として利用される便潜血検査，炎症性腸疾患の診断補助や病態把握に利用されるカルプロテクチンがある．特殊な臨床検査として吸収不良症候群関連検査の便中脂肪滴検査，D-キシロース吸収試験，乳糖負荷試験があり，タンパク漏出性胃腸症関連検査の$α_1$-アンチトリプシン試験があるが，成書を参考にされたい．その他にも遺伝子検査，腫瘍マーカー，寄生虫検査が知られているが，内容が多岐にわたるため詳細は参考書に譲る．

るゾリンジャー・エリソン(Zollinger-Ellison)症候群，A型胃炎，悪性貧血，慢性腎不全，プロトンポンプ阻害薬，ヒスタミン$H_2$受容体拮抗薬の服用中．

**補足**　ガストリン産生腫瘍がセクレチン負荷に対してガストリンを分泌することを利用した鑑別診断法として**セクレチン負荷試験**が知られているが，セクレチン製剤の入手が困難であるため，代用として**カルシウム負荷試験**が行われる．カルシウム負荷試験は8.5%グルコン酸カルシウムを30秒かけて静注し，血清ガストリン値の上昇を調べる．(負荷後血清ガストリン－負荷前血清ガストリン)＝20%以上を陽性とする．

## 1　ガストリン　gastrin

**基準値**　200 pg/mL以下

**測定値の意義**　ガストリンは，胃幽門前庭部および十二指腸粘膜に存在するG細胞で産生されるペプチドホルモンである．胃酸分泌の調整や胃運動の亢進，消化管粘膜の増殖に関与している．血中のガストリンは2種類が知られており，アミノ酸残基が17個のガストリン17が胃幽門前庭部から分泌され，アミノ酸残基が34個のガストリン34が十二指腸粘膜から分泌される．

ガストリンの分泌は五感刺激，胃の蠕動，胃酸分泌抑制によるpHの上昇によって行われる．ガストリンは血行性に壁細胞の受容体に結合して胃酸を分泌させる直接的作用のほかに，間接的な作用としてECL細胞*表面の受容体に結合してヒスタミン分泌を亢進させ，ヒスタミン$H_2$受容体を介した胃酸分泌に働く．

**高値になるとき**　ガストリン産生腫瘍によ

## 2　ペプシノーゲン　pepsinogen

**基準値**　陰性(判定基準を表19・1に示す)．

表19・1　ペプシノーゲンI，II併用測定による参考判定基準

| 判定 | 血清ペプシノーゲンI値 |
|---|---|
| 陽性 | 70 ng/mL以下かつI/II比3以下 |
| 強陽性 | 30 ng/mL以下かつI/II比2以下 |

**測定値の意義**　ペプシノーゲンはペプシンの前駆体であり，ペプシノーゲンI (PG I)とペプシノーゲンII (PG II)の2種類のアイソザイムがある．PG Iは主細胞・壁細胞から産生されるので胃底腺領域から分泌される．PG IIは主細胞・壁細胞に加え，胃内全域の腺細胞およびブルンネル腺細胞からも産生・分泌される．胃粘膜の萎縮が起こるとPG I，PG IIの分泌量が低下する．萎縮変化の多くは幽門腺領域から口側に向かって進展するため，特にPG Iが

---

\*　enterochromaffin-like cell，腸クロム親和性細胞様細胞

低下しやすい．PGⅠとPGⅡを測定しその比率を求めることにより胃粘膜の萎縮の程度を知ることができる．すなわち，萎縮が進むとともにPGⅠ/Ⅱは低下する．これらのことにより，血清ペプシノーゲン検査は胃酸分泌機能や胃粘膜萎縮の程度，また胃粘膜の炎症の程度を判定する検査として用いられている．胃癌検診で利用されている"ABC分類"については，次のヘリコバクター・ピロリ検査の項を参照されたい．

**高値・低値になるとき** 表19・2を参照．

表19・2 PGⅠ高値・低値を示す疾患例

| PGⅠが高値になるとき | |
|---|---|
| ・PGⅠ＞PGⅡ | 十二指腸潰瘍 |
| ・PGⅠ＜PGⅡ | 胃潰瘍 |
| ・PGⅠ,PGⅡがともに高値 | ゾリンジャー・エリソン症候群，慢性腎不全，プロトンポンプ阻害剤の服用中 |
| PGⅠが低値になるとき | 萎縮性胃炎，胃癌，悪性貧血，胃線腫，胃切除後 |

### 3 ヘリコバクター・ピロリ検査
*Helicobacter Pyroli*, HP

**基準値** 陰性，血清抗体検査：10 U/mL未満〔Eプレート'栄研'H.ピロリ抗体Ⅱ（栄研化学）の場合〕

**測定値の意義** ヘリコバクター・ピロリ（*H. pylori*）はヒトの胃内に生息する細菌であり，胃炎，胃・十二指腸潰瘍，胃癌，胃MALTリンパ腫の原因になり，特発性血小板減少性紫斑病にも関与している．感染経路はいまだ特定されていないが，おもに小児期に父母や兄弟から感染を受けている可能性が高い．保険診療で認められているのは胃潰瘍，十二指腸潰瘍の感染診断と除菌治療のみである．*H. pylori*を検出する方法は8種類あり，①迅速ウレアーゼ試験，②鏡検法，③培養法，④血清抗体，

### Note

#### ABC 分類

胃癌検診では血清ペプシノーゲン（PG）値で胃粘膜の萎縮の程度を把握し，血清ヘリコバクター・ピロリ抗体検査で*H. pylori*の感染状態を調べる．これらの検査結果の組合わせで胃癌のリスクと胃の健康度を分類する"ABC分類（胃がんリスク層別化検査）"[1)]が利用されている．以下に日本胃がん予知・診断・治療研究機構が推奨するABC分類の運用法をあげる（表19・3）．

・ペプシノーゲン（PG）法の基準値：
血清ペプシノーゲンⅠ値70 ng/mL以下かつⅠ/Ⅱ比3.0以下を陽性とする．

・*H. pylori*抗体法のカットオフ値：
ABC分類では3 U/mL未満を陰性とし，3〜10 U/mL未満を陰性高値，10 U/mL以上を陽性とする．

表19・3 ABC分類

| | ペプシノーゲン法 | | *H. pylori*抗体法 |
|---|---|---|---|
| A群 | 陰性 | かつ | 陰性 |
| B群 | 陰性 | かつ | 陽性 |
| リスクありのB群 | 陰性 （除菌する場合は存在診断を行う） | かつ | 陰性高値 |
| C群 | 陽性 | かつ | 陽性 |
| D群 | 陽性 | かつ | 陰性 |
| E群 | 除菌後 | | |

BとC群はピロリ菌の除菌が必要であり，定期的な胃内視鏡検査を受けるために医師と相談する必要がある．D群は他法によって*H. pylori*の存在診断を行う必要がある．

---

1) 日本胃がん予知・診断・治療研究機構，"胃がんリスク層別化検査（ABC分類）2016年度改定版"．

⑤尿中抗体，⑥便中抗原，⑦尿素呼気試験，⑧PCR法である．

複数の検査を併用することによって感染診断の精度が高くなる．迅速ウレアーゼ試験，鏡検法，培養法は生検部位，個数によって陰性になる可能性がある．抗体測定は日本人から多く見つかる遺伝子型の菌株抗原を使用しているため日本人の抗体測定に適している．血清抗体検査は臨床的な判断は未感染と現在感染しているかどうかを判断するため，Eプレートで測定した場合はこれまで通り10 U/mLをカットオフ値*とする．外国人の場合は判定に注意する．除菌判定は尿素呼気試験および便中抗原測定が有用である．

**薬物による影響** プロトンポンプ阻害薬や抗菌薬を服用している場合はウレアーゼ活性が抑制されるため迅速ウレアーゼ試験，便中抗原検査，尿素呼気試験で偽陰性になることがある．服用中止4週以降，可能であれば2カ月後に検査を施行するか，あるいは血清抗体測定法にて判定する．

**補足** 除菌判定で抗体検査を使う場合は除菌後6カ月以上経ってから検査を行う．

### 4 便潜血検査（免疫法） fecal occult blood test

**基準値** 陰性．ヘモグロビンは0.1～0.2 mg/g便以下．

**測定値の意義** 陽性の場合は消化管からの出血を表す．

**高値になるとき** 大腸癌，大腸ポリープ，潰瘍性大腸炎，クローン病．大腸憩室炎，感染性腸炎，放射性腸炎，腸結核，小腸腫瘍，痔核，上部消化管出血．

**低値になるとき** 血液は便の一部に存在しているため，採便方法によって偽陰性になることがある．

**測定法・測定原理** ヘモグロビンのヘムによるペルオキシダーゼ様作用を利用してヘモグロビンを検出する化学法と抗原抗体反応を利用する免疫法があるが，現在ではもっぱら免疫法が利用されている．

免疫法はヘモグロビンのみまたはヘモグロビンとトランスフェリンをそれぞれ検出する免疫法がある．トランスフェリンはヘモグロビンと比べて細菌や腸管粘液による抗原性の低下を受けにくいため，トランスフェリンのみ陽性の場合は上部消化管からの出血を意味する．

**薬物による影響** トイレ洗浄剤に含まれる界面活性剤による偽陰性．

**補足** 便の潜血は便に均一に広がっていないため，2～3日のうち2回採便して検査することによって精度が上がる．

### 5 炎症性腸疾患のバイオマーカー：カルプロテクチン calprotectin

**基準値** 50.0 mg/kg以下．潰瘍性大腸炎の病態把握のとき300 mg/kg以下．

**測定値の意義** カルプロテクチンは36.5 kDaのカルシウム結合タンパク質で好中球の細胞質に存在する．腸管に炎症が起こると炎症性サイトカインなどによって腸管粘膜の好中球が管腔側に移行し，便とともに体外へ排泄される．

**高値になるとき** 潰瘍性大腸炎，クローン(Crohn)病，大腸癌，大腸ポリープ，憩室炎，内視鏡検査施行3日以内．

**補足** 便採取は前日または当日に行い，冷蔵保存が可能である．

---

*　カットオフ値とは，測定結果の陽性・陰性を分ける境界の値のこと．

# 20 肝・胆道疾患

**One Point Advice** AST・ALTの上昇は肝細胞の変性・壊死を，ALP・γ-GT（γ-GTP）の上昇は胆汁排泄障害を反映する．肝障害の重症度の判定には，合成能と代謝能に注目する．合成能はアルブミン，コリンエステラーゼ，総コレステロール，プロトロンビン時間など，代謝能はビリルビン，インドシアニングリーン(ICG)試験などで評価する．超音波検査やコンピューター断層撮影(CT)，磁気共鳴画像(MRI)などの画像検査も重要である．慢性肝障害の重症度の評価には脳症，腹水，総ビリルビン，アルブミン，プロトロンビン時間で評価するチャイルド・ピュー分類が用いられる．B型肝炎ウイルスに感染している患者において免疫抑制・化学療法によりB型肝炎ウイルスが再増殖するいわゆる"再活性化"による肝炎は重症化しやすい．発症阻止のためのガイドラインが作成，更新されている．胆道疾患の診断には超音波検査をはじめとする画像検査の重要性が高い．

## 20・1 肝・胆道にかかわる基本的な検査[1]

### 1 アスパラギン酸アミノトランスフェラーゼ(AST)[*1]
aspartate aminotransferase
### アラニンアミノトランスフェラーゼ(ALT)[*1]
alanine aminotransferase

**基準値** AST: 13～30 U/L
ALT: 男 10～42 U/L，女 7～23 U/L[*2]

**測定値の意義** ASTとALT両者を合わせてトランスアミナーゼとよぶ．ともに肝細胞質に存在し，肝細胞の変性・壊死により血中に逸脱する．

**高値になるとき** ASTは心筋，横紋筋，血球の破壊によっても上昇するが，ALTは肝細胞障害に対する特異性が高い．肝細胞内にはASTがALTの約3倍存在し，血中半減期はASTが10～20時間，ALTが40～50時間である．したがって急性肝障害の早期には存在量を反映してAST優位となるがやがて半減期を反映してALT優位となる．慢性肝炎や肥満による脂肪肝ではALT優位となる．アルコール性肝障害ではAST優位の傾向がみられる．アルコール性肝障害以外の慢性肝障害でAST優位であれば肝硬変への進展が疑われる．このようにAST/ALT比は肝障害の病態判定に役立つので，両者を同時に測定する．

### 2 アルカリホスファターゼ(ALP)
alkaline phosphatase

**基準値** 106～322 U/L．アイソザイムは成人では肝由来のALP$_2$がおも．

**測定値の意義** 肝細胞の毛細胆管膜や胆管上皮細胞膜に存在し，胆汁排泄障害により合成亢進と血中への逆流が起こり上昇する．

**高値になるとき** 胆汁排泄障害の程度に応じて上昇する．白血病やリンパ腫のような浸潤性肝病変，サルコイドーシスや粟粒結

---

[1] 基準値の出典: 日本臨床検査医学会ガイドライン作成委員会 編，"臨床検査のガイドライン2015"，日本臨床検査医学会 (2015).
[*1] ASTは，グルタミン酸オキサロ酢酸トランスアミナーゼ（**GOT**, glutamic oxaloacetic transaminase）ともよばれる．ALTは，グルタミン酸ピルビン酸トランスアミナーゼ（**GPT**, glutamic pyruvic transaminase）ともよばれる．
[*2] 日本肝臓学会の"B型肝炎治療ガイドライン(第3版)""C型肝炎治療ガイドライン(第6.2版)"ではALT 30 U/L以下．

核のような肉芽腫性肝病変，アミロイドーシスのような沈着性肝病変でも上昇することが多い．原発性胆汁性胆管炎(PBC)での上昇は，診断のきっかけになることがよくある．六つのアイソザイムに分離され，$ALP_1$ は閉塞性黄疸や限局性肝病変で，$ALP_2$ は肝疾患で増加する．$ALP_3$ は骨生成時（成長期の小児，骨折など）に，$ALP_4$ は妊娠末期に，$ALP_5$ は肝硬変や血液型が B 型・O 型の分泌型の人の高脂肪食後に増加する．$ALP_6$ は潰瘍性大腸炎の極期や免疫異常が存在する場合に出現するとされる．

### 3 γ-グルタミルトランスフェラーゼ (γ-GT)\* γ-glutamyltransferase

**基準値** 男 13〜64 U/L，女 9〜32 U/L

**測定値の意義** 肝細胞のミクロソーム分画や毛細胆管側，胆管細胞などに分布している．胆汁排泄障害で ALP と同様上昇するが，**アルコール**やある種の薬物でも上昇する．上昇には個人差，性差がある．

**高値になるとき** アルコール性肝障害ではアルコール摂取量と相関がみられ，禁酒すると低下する．**抗てんかん薬**や**抗精神薬**などの薬物服用に伴って上昇することがある．

### 4 総ビリルビン(T-Bil) total bilirubin

**基準値** 0.4〜1.5 mg/dL

**測定値の意義** ビリルビンは，約 80% が脾臓をはじめとする網内系で，老化赤血球の破壊により生じるヘモグロビンから生成される．生成された非抱合ビリルビン（間接ビリルビン）は水に不溶で，血中ではアルブミンと結合している．（この非抱合ビリルビンは尿中に排泄されない．）肝に運ばれたビリルビンは肝細胞内に摂取され，小胞体でグルクロン酸抱合を受けて水溶性になって毛細胆管に排泄される．その後胆汁成分の一つとして胆管を経て（一時胆囊内に貯留され）十二指腸に排泄される．この過程のいずれかが障害されると血中ビリルビンが増加する．肝細胞における抱合以前の障害により主として**非抱合ビリルビン（間接ビリルビン）**が，抱合後の障害により主として**抱合ビリルビン（直接ビリルビン）**が増加する．肝細胞から毛細胆管に分泌され，十二指腸に排泄されるまでの胆汁排泄経路の障害は**胆汁うっ滞**とよばれ，肝細胞および肝内胆管での障害による**肝内胆汁うっ滞**と肝外胆管の機械的閉塞に基づく**閉塞性黄疸**とに大別される．両者は血液検査では鑑別が困難なことが多く，超音波検査などの画像検査が有用である．閉塞性黄疸であれば一般に閉塞部位より上流の胆管は拡張する．

**高値になるとき** ビリルビンの生成亢進（溶血や無効造血），グルクロン酸抱合障害〔ジルベール(Gilbert)症候群やクリグラー・ナジャール(Crigler-Najjar)症候群〕により主として**非抱合ビリルビン**が，肝細胞障害（ウイルス性肝炎や自己免疫性肝炎，肝硬変），毛細胆管への排泄障害（Dubin-Johnson 症候群），胆管から十二指腸への排泄障害（総胆管の結石や腫瘍など）により主として**抱合ビリルビン**が増加する．肝細胞障害が強く肝不全へと進展すると非抱合ビリルビンの割合が大きくなる．トランスアミナーゼや**胆道系酵素**（ALP や γ-GT）上昇を伴わないビリルビン増加は，溶血や無効造血によるビリルビンの生成亢進や体質性黄疸の可能性が高い．

### 5 コリンエステラーゼ(ChE) cholinesterase

**基準値** 男 240〜486 U/L，女 201〜421 U/L

**測定値の意義** 肝細胞で合成され血中に分泌される酵素で，肝の合成能の指標の一つ

---

\* γ-グルタミルトランスペプチダーゼ (γ-**GTP**, γ-glutamyltranspeptidase) ともよばれる．

である．

**高値になるとき** 過栄養性の脂肪肝，ネフローゼなどで高値を示す．遺伝的に異常高値を示す人がいる．

**低値になるとき** 肝の合成能低下のほかに，低栄養でも低下する．農薬やサリンなどの有機リン中毒で著しく低下する．

## 6 プロトロンビン時間（PT）
prothrombin time

**基準値** チャイルド・ピュー（Child-Pugh）分類（表20・1）ではプロトロンビン時間の延長が4秒未満，あるいは活性が70％を超える，あるいは国際標準化比（INR）が1.7未満であれば3段階中，軽症のランクになる．

**測定値の意義** 血液凝固をみる検査である．凝固因子の多くが肝で合成されるので，肝の合成能の指標の一つになる．

**高値・低値になるとき** 肝の合成能が低下すると延長し，活性％の低下，INRの上昇がみられる．ほかにビタミンK欠乏により延長するので，胆道閉塞で胆汁が腸内に排泄されず腸管からのビタミンK吸収が低下すると延長する．播種性血管内凝固（DIC）のように凝固因子が消費される場合にも延長，活性％の低下，INRの上昇がみられる．

**測定法・測定原理** プロトロンビン時間測定試薬は多様で，2018年度日本臨床衛生検査技師会の精度管理に参加している施設で15種類以上あり，測定値に試薬間差・施設間差がみられる．またプロトロンビン時間の表記には，秒，時間比，活性％，INRの4種類の方法がある．INRは施設間差を調整するための表記法だが，ビタミンK阻害薬ワルファリンによる抗凝固療法のモニタリングのために導入されたもので，肝機能障害の評価には％表記のほうが適しているという報告もみられる．

**薬物による影響** ワルファリンをはじめとする抗凝固薬で延長する．また，腸内細菌がビタミンKを合成しているので，抗菌薬の多量使用に伴い腸内細菌が死滅した場合には，ビタミンKの合成が低下して延長し，活性％の低下，INRの上昇がみられる．

## 7 インドシアニングリーン（ICG）試験
indocyanine green test

**基準値** 15分停滞率が10％以下

**測定値の意義** 肝切除の際の肝予備能評価に有用で，術前肝予備能評価の標準的な検査とされている．

**高値になるとき** 肝予備能以外に肝血流量や胆汁排泄能の影響も受ける．すなわち心疾患や門脈血栓などで肝血流量が低下している場合や胆道閉塞により胆汁排泄障害を伴う場合には停滞率は上昇する．50％以上の異常高値は，ローター（Rotor）症候群や体質性ICG排泄異常症を考える．

**測定法・測定原理** 早朝空腹時に実施し，検査終了まで安静仰臥する．ICG 1A（25 mg）を蒸留水で5 mLに調整して体重10 kg当たり1 mLを静注．15分後に，注射側と反対側の肘静脈から採血する．血中脂質増加がある場合，測定に影響がある．

**薬物による影響** 胆囊造影剤，利胆薬，リファンピシン，抗痛風薬により，ICGの肝細胞への取込みが阻害されることがある．

## 8 血漿アンモニア plasma ammmonia

**基準値** 30〜86 μg/dL（直接比色法），12〜66 μg/dL（酵素法）

**測定値の意義** 肝性脳症の診断に重視される．

**高値になるとき** 肝予備能の低下のほか，先天的血管奇形などによる門脈−大循環の短絡で門脈血が肝臓を通過せずに直接大循環に流入する場合や尿素サイクル酵素欠損症・シトリン欠損症のような先天性異常で上昇する．高タンパク食や強度の運動でも上昇する．

**(測定法・測定原理)** 直接比色法（藤井・奥田法変法），酵素法など．赤血球と血漿のアンモニア含有比は2.8：1なので，採血後に血液を放置したり溶血したりすると上昇する．また，採血後タンパク質やアミノ酸からアンモニアの生成が起こり，上昇する．したがって採血後ただちに氷冷してから血漿を分離し，30分以内に測定する．試薬によっては抗凝固剤としてフッ化ナトリウムを用いると誤差が生じたり，乳びやアスコルビン酸（ビタミンC）の影響を受けたりする．

### 9 血小板数（PLT）　platelet count

**(基準値)** 15.8～34.8 万/μL*

**(測定値の意義)** 慢性肝障害では肝の線維化に伴って門脈圧亢進，脾腫が生じ，脾への血液貯留が増加して血中の血小板数が低下する．

**(低値になるとき)** 肝の線維化の程度により低下が認められ，10万/μL以下の場合には肝硬変である可能性が高いとされる．ほかに**DIC**のように血小板の消費が亢進する場合も血小板数が減少する．劇症肝炎の肝移植ガイドラインでは血小板数が10万/μL以下の場合には死亡率が上がると予測されている（表20・2参照）．

### 10 ヒアルロン酸　hyaluronic acid
### Ⅳ型コラーゲン　type Ⅳ collagen
### プロコラーゲンⅢペプチド（PⅢP）　procollagen Ⅲ peptide
### Mac-2結合タンパク糖鎖修飾異性体（M2BPGi）　Mac-2 binding protein glycosylation isomer
### オートタキシン　autotaxin　　など

**(測定値の意義)** 肝の**線維化**が進むと，これらの因子の血中濃度が上昇する．

### 11 画像検査〔超音波，コンピューター断層撮影（CT），磁気共鳴画像（MRI）〕

慢性肝障害が進行すると，肝表面の凹凸不整や辺縁の鈍化，不均一で粗い肝実質，肝右葉萎縮や肝左葉外側区の腫大がみられるようになる．また脾腫や側副血行路などの門脈圧亢進所見，腹水，肝細胞癌なども観察できる．超音波（ultrasonography）やMRI（magnetic resonance imaging）による**エラストグラフィー**で肝の線維化進展度の評価も可能になってきている．肝細胞癌の診断には造影CT（computed tomography），造影MRI，造影超音波検査などが用いられる．

胆石や胆嚢炎，胆嚢癌などの胆嚢疾患では腹部超音波検査が広く行われている．総胆管結石や胆管癌などの総胆管疾患は超音波検査で描出不良なことも多く，造影CT，MR胆管膵管造影（**MRCP**）などが用いられる．

### 12 内視鏡検査　endoscopy

肝硬変で食道・胃静脈瘤の有無，程度を診断する．**超音波内視鏡（EUS）**は内視鏡の先端に超音波探触子が組込まれており，食道・胃壁内外の血行路の把握に有用である．またEUSで胃や十二指腸から走査すると，体表からの検査に比べて腸管ガスや脂肪組織による超音波の減衰が少なく，胆嚢，胆管，膵臓をより明瞭に観察することができる．

## 20・2　肝障害の診断に用いられる基準

慢性肝障害の重症度の評価には**チャイルド・ピュー分類**（表20・1）が用いられる．アルブミン測定は，ブロモクレゾールグ

---

\*　日本肝臓学会の"B型肝炎治療ガイドライン（第3版）""C型肝炎治療ガイドライン（第6.2版）"では，肝の線維化を反映する血小板数低下を15万/μL未満としている．

**表20・1　チャイルド・ピュー分類**　各項目の点数を合計して，5〜6点を grade A，7〜9点を grade B，10〜15点を grade C と分類する．

|  | 1点 | 2点 | 3点 |
|---|---|---|---|
| 肝性脳症 | なし | I・II | III・IV |
| 腹水 | なし | 軽度 | 中等度以上 |
| 総ビリルビン (mg/dL)[†] | < 2.0 〔1〜4〕 | 2.0〜3.0 〔4〜10〕 | 3.0 < 〔10 <〕 |
| アルブミン (g/dL) | 3.5 < | 2.8〜3.5 | < 2.8 |
| プロトロンビン時間 (遅延秒) | < 4.0 | 4.0〜6.0 | 6.0 < |
| (%) | 70 < | 40〜70 | < 40 |
| (INR) | < 1.7 | 1.7〜2.3 | 2.3 < |

[†] 原発性胆汁性胆管炎(PBC)では総ビリルビンを〔　〕の値に修正．

> **Note　急性肝不全の診断基準**
>
> 日本においては急性肝不全の診断基準[2]が以下のように設けられている．
>
> 正常肝ないし肝予備能が正常と考えられる肝に肝障害が生じ，初発症状出現から8週以内に，高度の肝機能障害に基づいてプロトロンビン時間が40%以下ないしINR値1.5以上を示すものを**急性肝不全**と診断する．また，急性肝不全のうち肝性脳症が認められない，ないしは昏睡度がI度までのものを**非昏睡型**，昏睡II度以上の肝性脳症を呈するものを**昏睡型**に分類する．**昏睡型急性肝不全**は，初発症状出現から昏睡II度以上の肝性脳症が出現するまでの期間によってさらに分類され，10日以内を**急性型**，11日以降56日以内を**亜急性型**とする．
>
> なお，ウイルス性，自己免疫性，薬物アレルギーなど肝臓に炎症を伴う肝不全は**劇症肝炎**として扱う．

> **Note　肝炎における肝移植適応の基準**
>
> 急性肝不全と診断された場合には表20・2などにより予後を予測し，死亡が予測されるときは肝移植の準備を開始する．
>
> **表20・2　劇症肝炎の死亡率予測**[a]　合計点数から以下のように死亡率を見積もることができる．(合計0点: 予測死亡率ほぼ0%，1点: 約10%，2〜3点: 20〜30%，4点: 約50%，5点: 約70%，6点以上: 90%以上)
>
> |  | 0点 | 1点 | 2点 |
> |---|---|---|---|
> | 発症から脳症発現までの日数 | 0〜5日 | 6〜10日 | 11日≦ |
> | プロトロンビン時間 (%) | 20< | 5≦≦20 | ≦5 |
> | 総ビリルビン 〔mg/dL〕 | <10 | 10≦≦15 | 15≦ |
> | 直接ビリルビン/総ビリルビン | 0.7≦ | 0.5≦<0.7 | <0.5 |
> | 血小板〔万/mL〕 | 10< | 5<≦10 | ≦5 |
> | 肝萎縮 | なし | あり |  |

2) 厚生労働省「難治性の肝・胆道疾患に関する調査研究」班，"急性肝不全の診断基準 2015年改訂版"．

a) 出典: 厚生労働省「難治性の肝・胆道疾患に関する調査研究」班，"劇症肝炎の肝移植適応ガイドライン・スコアリングシステム"，2009年．

リーン(BCG)法から，より特異度の高い改良型ブロモクレゾールパープル(BCP)法に代わり，アルブミンの測定値が低値となった．日本臨床検査医学会から"病態識別値の換算への使用に限り，BCP改良法のアルブミン測定値が3.5 g/dL以下の場合，一律にBCP改良法による測定値に0.3 g/dLを加えた値をBCG法での推測値と近似するのが妥当"とする提言が出されている．

**急性肝障害**では肝不全への進展に注意して経過をみる必要があり，脳症やプロトロンビン時間，総ビリルビンのほか，直接ビリルビン/総ビリルビン比や血小板数，画像検査(超音波検査やCT)での肝萎縮の有無も重要である．

**肝移植**の際はクレアチニン(Cr)，総ビリルビン(TB)，PT(INR)から算出される**MELDスコア**も用いられる．

MELDスコア
= $9.57 \times \log_e \mathrm{Cr}[\mathrm{mg/dL}] +$
$3.78 \times \log_e \mathrm{TB}[\mathrm{mg/dL}] +$
$11.2 \times \log_e \mathrm{PT} + 6.43$

## 20・3 肝・胆道疾患の原因を特定する検査

**原因**は治療法選択や予後に関連する．肝炎の原因にはウイルス，自己免疫，薬物があり，それぞれの診断や治療効果予測に用いる検査について以下に説明する．

### 20・3・1 A型肝炎ウイルス (HAV)

#### 1 HA抗体　anti-HA antibody

**基準値** 陰性

**測定値の意義** 陽性であれば過去に感染し，その後，治癒したことを示す．A型肝炎ウイルスの感染を防御する働きがあり，A型肝炎ウイルスワクチンを接種した場合にも陽性となる．

#### 2 IgM-HA抗体　anti-HA IgM antibody

**基準値** 陰性

**測定値の意義** 急性A型肝炎の診断に有用．発症後，比較的早期から数カ月間一過性に陽性となる．

### 20・3・2 B型肝炎ウイルス (HBV)

B型肝炎ウイルスに感染している患者において免疫抑制・化学療法によりB型肝炎ウイルスが再増殖する，いわゆる**再活性化**による肝炎は重症化しやすい．発症阻止のためのガイドライン[3]が作成，更新されている．**リツキシマブ**，フルダラビンを用いる化学療法および造血幹細胞移植は特に再活性化のリスクが高い．

#### 1 HBs抗原　HBs antigen

**基準値** 陰性

**測定値の意義** 陽性の場合，現在B型肝炎ウイルスに感染している．最近定量試薬が開発された．HBs抗原量を経時的に把握することが治療効果予測に有用とする報告がみられる．またHBs抗原量≧1000 IU/mLの場合は肝細胞癌の発症のリスクが高いとされている．

**測定法・測定原理** CLIA，CLEIA，ECLIA，BLEIA法は感度と特異性に関し凝集法やイムノクロマト法よりも優れている．

#### 2 HBs抗体　anti-HBs antibody

**基準値** 陰性

**測定値の意義** 陽性であれば過去に感染したことを示す．B型肝炎ウイルスの感染を

---

[3] 日本肝臓学会肝炎診療ガイドライン作成委員会 編，"B型肝炎治療ガイドライン (第3版)"の「資料3 免疫抑制・化学療法により発症するB型肝炎対策ガイドライン」, (2017).

防御する働きがあり，B型肝炎ウイルスワクチンを接種した場合にも陽性となる．日本環境感染学会による"医療関係者のためのワクチンガイドライン 第2版"では，ワクチン接種後EIAまたはCLIA, RIA法で10 mIU/mL以上に上昇している場合は免疫獲得とされている．

### 3 HBc抗体　anti-HBc antibody

**基準値**　陰性

**測定値の意義**　B型肝炎ウイルスに感染した比較的早期から血中に出現し，長年月持続する．B型肝炎ウイルスの感染を防御する働きはなく，B型肝炎ウイルスワクチン接種の場合は陽性にはならない．血液中にHBs抗原が検出されなくなったあとでも，HBc抗体陽性の人では肝臓の中にごく微量のB型肝炎ウイルスが存在し続けており，血液中にもごく微量のB型肝炎ウイルスが出没する場合がある．CLIA法で10.0 S/CO以上なら現在B型肝炎ウイルスに感染しており，10.0 S/CO未満なら過去にB型肝炎ウイルスに感染したと推定する参考になるが，上記のように抗体価が低いか高いかによらずHBc抗体陽性の人では肝臓の中にB型肝炎ウイルスが存在する可能性が高いことがわかってきたため，抗体価による分類の意義は低下している．

### 4 IgM-HBc抗体　anti-HBc IgM antibody

**基準値**　陰性

**測定値の意義**　陽性の場合，最近B型肝炎ウイルスに感染したことを示す．急性B型肝炎の診断に有用．ただ，B型肝炎ウイルスキャリアの急性増悪でも低力価で陽性となることがある．CLIA法では10.0 S/CO以上なら急性B型肝炎，10.0 S/CO未満ならB型肝炎ウイルスキャリアの急性増悪と判定される．

### 5 HBe抗原　HBe antigen

**基準値**　陰性

**測定値の意義**　陽性であれば一般にB型肝炎ウイルスの増殖力が強く，感染力が高い．

### 6 HBe抗体　anti-HBe antibody

**基準値**　陰性

**測定値の意義**　陽性であれば一般にB型肝炎ウイルスの増殖力が低下していることを示す．B型肝炎ウイルスの感染を防御する働きはなく，B型肝炎ウイルスワクチン接種の場合は陽性にはならない．

### 7 HBコア関連抗原　HB core-related antigen

**基準値**　陰性

**測定値の意義**　肝組織中の2本鎖閉鎖環状DNA(cccDNA)量と相関している．核酸アナログ投与で血中HBV-DNA量が検出感度未満となっても，薬剤の中止によって肝炎の再燃が起こりうるが，本抗原が検出感度未満となった場合には薬剤中止後も再燃が起こりにくいことが知られている．また，核酸アナログ中止後，肝炎再燃者では非再燃者に比して有意に本抗原が高値であることが示されている．

### 8 HBV-DNA定量　HBV DNA level

**基準値**　検出せず

**測定値の意義**　血中のB型肝炎ウイルスの量．日本肝臓学会の"B型肝炎治療ガイドライン(第3版)"の時点では，B型肝炎ウイルス持続感染者に対する抗ウイルス治療の適応は慢性肝炎ではALTが31 U/L以上かつHBV-DNA量が2000 IU/mL以上が基本とされている(肝硬変ではHBV-DNAが陽性であればALT値やHBV-DNA

量にかかわらず治療対象).厚生労働省研究班による"免疫抑制・化学療法により発症するB型肝炎対策ガイドライン"では,2017年の時点では,HBs抗原陽性者はもちろん,陰性でもHBc抗体陽性またはHBs抗体陽性の場合は(ワクチン接種によるHBs抗体単独陽性者を除き),HBV-DNA量が20 IU/mL以上であれば核酸アナログを投与する,とされている.

**測定法・測定原理** 現在はリアルタイムPCR法が多い.TaqMan法とAccuGene法がある.過去にわが国ではHBV-DNA量の単位としてcopies/mLが採用されていたが,国際的にはIU(国際単位)/mLが採用されており,2016年に日本肝臓学会でもHBV-DNA量の単位としてIU/mLへ移行することが決定された.

### 9 HBV遺伝子型　HBV genotype

**測定値の意義** ウイルスの型により臨床像が異なる.A型は欧米に多かったが,最近はわが国で若年者間の水平感染(性行為や薬物による)に関与しており,増加傾向である.他の型に比べ,慢性化しやすい(5~10%).B型は無症候性キャリアが多いが,プレコア領域に変異の入った変異株に感染すると劇症化しやすい.C型は肝細胞癌を発症しやすい.

**測定法・測定原理** 保険収載されているのはEIA法.

### 10 HBVプレコア,コアプロモーター領域の遺伝子変異　HBV pre-core, core promotor mutation

**測定値の意義** B型肝炎ウイルス遺伝子のプレコア領域,コアプロモーター領域の遺伝子変異.これらの領域にいずれかの変異がある場合には,ない場合に比較して劇症化,重症化しやすいことから,急性B型肝炎の重症化の予測に用いられる.

## 20・3・3　C型肝炎ウイルス(HCV)

### 1 HCV抗体　anti-HCV antibody

**基準値** 陰性

**測定値の意義** 陽性であればC型肝炎ウイルスに一度は感染したことを意味するが,現在も感染している人と治癒してウイルスのいない人が含まれる.治癒すると年単位の時間をかけて抗体価が低下する.高力価では現在も感染している可能性が高く,低力価では治癒してウイルスがいない可能性が高い.陽性化には感染後通常1~3カ月を要するため,急性C型肝炎における早期診断にはHCV RNAの測定が有用である.

### 2 HCV RNA定量　HCV RNA level

**基準値** 検出せず

**測定値の意義** HCV抗体陽性者において,現在もC型肝炎ウイルスに感染しているか否かの診断や治療効果判定に用いられる.急性C型肝炎の診断にも用いる.

**測定法・測定原理** リアルタイムPCR法

### 3 HCV血清型あるいは遺伝子型　HCV serotype or genotype

**測定値の意義** ウイルスの型により治療法が異なる.血清型グループ1は遺伝子型1a,1b,血清型グループ2は遺伝子型2a,2bに相当する.

**測定法・測定原理** 血清型はEIA.遺伝子型はリアルタイムPCR法.遺伝子型は保険収載されていない.

## 20・3・4　E型肝炎ウイルス(HEV)

### 1 IgA-HE抗体　anti-HE IgA antibody

**基準値** 陰性

**測定値の意義** 陽性の場合,最近E型肝炎ウイルスに感染したことを示す.急性E型肝炎の診断に有用.

## 20・3・5 エプスタインバー（Epstein-Barr）ウイルス（EBV）

### 1 IgM-ウイルスカプシド抗原（VCA）抗体 anti-VCA IgM antibody

**基準値** 陰性
**測定値の意義** EBVの初感染で一過性に陽性になる．

### 2 IgG-VCA抗体 anti-VCA IgG antibody

**基準値** 陰性
**測定値の意義** 急性期に抗VCA-IgM抗体に次いで上昇する．回復期に，減少しても消失せずに長期間持続する．

### 3 IgG-早期抗原（EA）抗体 anti-EA IgG antibody

**基準値** 陰性
**測定値の意義** EBVの初感染で急性期から回復期にかけて陽性化したのち陰性となり，再活性化で再び陽性となる．

### 4 EBV核内抗原（EBNA）抗体 anti-EBNA antibody

**基準値** 陰性
**測定値の意義** 感染から6～12週以降に陽性化したあと終生持続する．陽性であれば過去に感染したことを示す．慢性活動性EBV感染症ではしばしば低下し，陰転化することもある．

## 20・3・6 サイトメガロウイルス（CMV）

### 1 IgM-CMV抗体 anti-CMV IgM antibody

**基準値** 陰性
**測定値の意義** CMVの初感染だけでなく，再感染，回帰感染においても陽性となりうる．

### 2 白血球中CMV pp65（p65）抗原 leukocyte CMV pp65（p65）antigen

**基準値** 陰性
**測定値の意義** 陽性の場合，活動的なCMV感染を示唆する．CMVの全身活動性の指標として有用性が高い．

## 20・3・7 自己免疫

自己免疫性肝炎（AIH）は，ALT優位の血清トランスアミナーゼ高値がみられ，抗核抗体や抗平滑筋抗体などの自己抗体陽性，血清IgG高値が特徴である．

原発性胆汁性胆管炎（PBC）は，以前原発性胆汁性肝硬変とよばれていたが，2016年に病名が変更された．診断されている患者の70～80％は自覚症状がない．検査データはALP・γ-GTなどの胆道系酵素優位の肝機能障害を示す．自己抗体の一つ抗ミトコンドリア抗体（AMA）は疾患特異性が高い．AMAのほか，抗セントロメア抗体のような抗核抗体が約50～60％の症例で陽性化する．IgMが高値となる．画像検査上，胆管の拡張・狭窄がない．

### 1 抗核抗体（ANA） anti-nuclear antibody

**基準値** 健常者でも20％～30％程度陽性になるとされる．自己免疫疾患が疑われる場合にスクリーニング検査として行う．
**測定値の意義** AIHの約90％で陽性になる．
**測定法・測定原理** 間接蛍光抗体法，ELISA法が汎用されているが，AIHに特異的な核内抗原は同定されていないので，AIHにおいては，間接蛍光抗体法を用いることが重要とされている[4]．
**薬物による影響** プロカインアミドやヒドララジンなどで陽性になることがある．

---

[4] 厚生労働省「難治性の肝・胆道疾患に関する調査研究」班，"自己免疫性肝炎診療ガイドライン（2016年）"．

## 2 抗平滑筋抗体
anti-smooth muscle antibody

**基準値** 陰性
**測定値の意義** AIH の約 40% で陽性に, 抗核抗体陰性 AIH の約 50% で陽性になる. 保険収載されていない.

## 3 抗肝腎ミクロソーム (LKM) 抗体 1 型  anti-liver kidney microsome type 1 antibody

**基準値** 陰性
**測定値の意義** AIH が疑われるが, 抗核抗体, 抗平滑筋抗体がともに陰性の場合に測定が必要. わが国における陽性頻度は低い.

## 4 抗ミトコンドリア抗体 (AMA)
anti-mitochondrial antibody

**基準値** 陰性
**測定値の意義** PBC の約 90% で陽性になる.

## 20・3・8 薬　物

薬剤は急性肝障害のなかで最も多い原因である. 発症までの日数は, 新たな薬剤の使用から 1 カ月以内が約 60% だが, 3 カ月以上で起こる症例も 20% 程度ある. 平均は 60 日程度だが, 健康食品は平均 260 日, 漢方薬は平均 124 日と長い. 原因薬剤は抗生物質, 精神科・神経科用薬, 健康食品, 解熱・鎮痛・抗炎症薬の頻度が高く, 以前と比べて健康食品が増加している. "DDW-Japan2004 薬物性肝障害ワークショップ" の診断基準 (表 20・3) が用いられている.

## 1 薬剤によるリンパ球刺激試験 (DLST)  drug-induced lymphocyte stimulation test

第 34 章 (アレルギー疾患, p.158) を参照. 薬物性肝障害の原因薬剤を診断する参考になる. 薬疹の原因と疑われる薬剤について検査した場合に保険収載されている.

表 20・3 DDW-J 2004 薬物性肝障害ワークショップのスコアリング　判断基準: 総スコア 2 点以下: 可能性が低い. 3, 4 点: 可能性あり. 5 点以上: 可能性が高い.

| | 肝細胞障害型 | | 胆汁うっ滞または混合型 | | スコア |
|---|---|---|---|---|---|
| 1. 発症までの期間[†1] | (初回投与) | (再投与) | (初回投与) | (再投与) | |
| a. 投与中の発症の場合, 投与開始からの日数 | 5〜90 日 | 1〜15 日 | 5〜90 日 | 1〜90 日 | +2 |
| | <5 日, >90 日 | >15 日 | <5 日, >90 日 | >90 日 | +1 |
| b. 投与中止後の発症の場合, 投与中止後の日数 | 15 日以内 | 15 日以内 | 30 日以内 | 30 日以内 | +1 |
| | >15 日 | >15 日 | >30 日 | >30 日 | 0 |
| 2. 経　過 | (ALT のピーク値と正常上限との差) | | (ALP のピーク値と正常上限との差) | | |
| 投与中止後のデータ | 8 日以内に 50% 以上の減少 | | 該当なし | | +3 |
| | 30 日以内に 50% 以上の減少 | | 180 日以内に 50% 以上の減少 | | +2 |
| | 該当なし | | 180 日以内に 50% 未満の減少 | | +1 |
| | 不明または 30 日以内に 50% 未満の減少 | | 不変, 上昇, 不明 | | 0 |
| | 30 日後も 50% 未満の減少か再上昇 | | 該当なし | | −2 |
| 投与続行および不明 | | | | | 0 |

(次ページにつづく)

表 20・3 つづき

| | 肝細胞障害型 | 胆汁うっ滞または混合型 | スコア |
|---|---|---|---|
| 3. 危険因子 | （肝細胞障害型）<br>　飲酒あり<br>　飲酒なし | （胆汁うっ滞または混合型）<br>　飲酒または妊娠あり<br>　飲酒，妊娠なし | +1<br>0 |
| 4. 薬物以外の原因の有無[†2] | カテゴリー 1, 2 がすべて除外<br>カテゴリー 1 で 6 項目すべて除外<br>カテゴリー 1 で 4 つか 5 つが除外<br>カテゴリー 1 の除外が 3 つ以下<br>薬物以外の原因が濃厚 | | +2<br>+1<br>0<br>−2<br>−3 |
| 5. 過去の肝障害の報告 | 過去の報告あり，もしくは添付文書に記載あり<br>なし | | +1<br>0 |
| 6. 好酸球増多<br>（6%以上） | あり<br>なし | | +1<br>0 |
| 7. DLST | 陽性<br>擬陽性<br>陰性および未施行 | | +2<br>+1<br>0 |
| 8. 偶然の再投与が行われたときの反応 | （肝細胞障害型） | （胆汁うっ滞または混合型） | |
| 単独再投与 | ALT 倍増 | ALP(T. Bil) 倍増 | +3 |
| 初回肝障害時の併用薬とともに再投与 | ALT 倍増 | ALP(T. Bil) 倍増 | +1 |
| 初回肝障害時と同じ条件で再投与 | ALT 増加するも正常域 | ALP(T. Bil) 増加するも正常域 | −2 |
| 偶然の再投与なし，または判断不能 | | | 0 |
| | | 総スコア | |

[†1] 薬物投与前に発症した場合は"関係なし"，発症までの経過が不明の場合は"記載不十分"と判断して，スコアリングの対象としない．投与中の発症か，投与中止後の発症化により，a または b どちらかのスコアを使用する．

[†2] カテゴリー 1: HAV, HBV, HCV, 胆道疾患 (US)，アルコール，ショック肝．
　カテゴリー 2: CMV, EBV.
　ウイルスは IgM-HA 抗体，HBs 抗原，HCV 抗体，IgM-CMV 抗体，IgM-EB VCA 抗体で判断する．

## 21　膵　炎

**One Point Advice**　**急性膵炎**は臨床症状,血中・尿中の膵酵素の上昇,画像診断所見により診断される.膵酵素としては血中リパーゼ測定が推奨されるが,困難な場合は血中アミラーゼ(膵アミラーゼ)を測定する.急性膵炎では成因診断と重症度判定が治療方針決定に重要である.膵酵素値は重症度を反映しないので,多臓器不全指標と画像診断による重症度判定が行われる.

**慢性膵炎**は,腹痛を主訴とする**代償期**と,膵荒廃による外分泌・内分泌機能不全をきたす**非代償期**がある.診断には画像診断による特徴的所見の確認が重要であるが,代償期には膵酵素の上昇が,非代償期には膵外分泌機能検査が有用である.

**自己免疫性膵炎**は特徴的所見として血清IgG4 の増加を認める.種々の合併症を有することから全身性疾患としてのIgG4 関連疾患の膵病変として捉えられている.

### 21・1　急性膵炎

急性膵炎はアルコール過飲,胆石,高脂血症,高カルシウム血症,外傷,膵管癒合不全,自己免疫,内視鏡的逆行性胆管膵管造影(ERCP)などの成因により生じる膵臓の急性炎症である.急激な腹痛発作を主訴とする急性腹症の一つとして鑑別診断が重要である.

**a. 急性膵炎の診断**　急性膵炎の診断は臨床症状,血中・尿中での膵酵素の上昇,画像診断所見により行われる(表21・1).

血中での**膵酵素**の増加は膵実質障害を意味し,**アミラーゼ,リパーゼ,エラスターゼ1,トリプシン**など多様な膵酵素が診断

**表21・1　急性膵炎の診断基準**[a]

1. 上腹部に急性腹痛発作と圧痛がある.
2. 血中または尿中に膵酵素[†]の上昇がある.
3. 超音波,CT または MRI で膵に急性膵炎を伴う異常所見がある.

上記3項目中2項目以上を満たし,他の膵疾患や急性腹症を除外したものを急性膵炎と診断する.ただし,慢性膵炎の急性増悪は急性膵炎に含める.

a) 出典: 武田和憲,大槻眞,北川元二ほか,"厚生労働科学研究費補助金難治性疾患克服研究事業難治性膵疾患に関する研究調査　平成17年度総括・分担研究報告書", p.27-34 (2006).
† 膵酵素は膵特異性の高いもの(膵アミラーゼ,リパーゼなど)を測定することが望ましい.

に用いられる.最も感度・特異度が優れているのは**血清リパーゼ**で,診療ガイドライン[1]でもリパーゼの測定が強く推奨されている.血清アミラーゼは他の膵酵素に比べて異常高値持続期間が短く,膵外分泌機能低下を伴う慢性膵炎の急性増悪による急性膵炎や,アルコール性膵炎,高脂血症性膵炎では上昇しにくい.また,唾液腺疾患,消化管穿孔,卵巣囊腫,腎不全,マクロアミラーゼ血症などの多様な病態でアミラーゼ上昇をきたすため特異度も低い.膵型アイソアミラーゼの分別定量は特異度を改善するが,急性膵炎例での診断能は総アミラーゼと大きな差はない.血清エラスターゼ1は異常高値持続期間が長く,発症から時間を経て受診した症例に有用とされる.

トリプシンの前駆物質であるトリプシノーゲン2を尿中で迅速測定する試験紙状のスティックが開発されており,診断能が高いとされるが,わが国では上市されていない.

---

1) 急性膵炎診療ガイドライン 2015 改訂出版委員会編 "急性膵炎診療ガイドライン 2015(第4版)", p.58〜64, 金原出版 (2015).

**b. 急性膵炎の成因診断**　胆石性膵炎では内視鏡的乳頭処理により予後が改善する例があるため,胆石性膵炎か否かの鑑別が重要である.また他の成因でも治療法が少しずつ異なるため,病歴の確認と血液検査,腹部超音波検査による速やかな成因診断が求められる.

血液検査で黄疸や肝胆道系酵素の上昇があり,超音波検査で総胆管結石を描出すれば胆石性急性膵炎の診断が可能である.血液検査では,血中 ALT が 150 U/L 以上であるか,総ビリルビン,ALP,$\gamma$-GT,ALT,ALT/AST 比の5項目中3項目以上が異常であれば胆石性膵炎である可能性が高い.また,血中中性脂肪値が 1000 mg/dL を越える例では高脂血症が成因である可能性が高く,高カルシウム血症を伴う場合には副甲状腺機能亢進症が成因である可能性がある.

**c. 急性膵炎の重症度診断**　急性膵炎は短期間の絶食・輸液で回復する軽症例から膵および周囲組織の壊死や敗血症を合併する重症例までが存在する.重症例は全身性炎症反応性症候群(systemic inflammatory respose syndrome, SIRS)や多臓器不全をきたし死にいたる可能性があるため,重症度の経時的診断が必要である.

膵酵素値は重症度を反映しないため,重症度診断には多臓器不全の評価や造影 CT 検査による膵壊死や周囲組織への炎症性変化の広がりの評価が行われる.臨床検査では血液ガス分析による循環不全(base excess の低下)および呼吸不全(動脈血酸素分圧 $PaO_2$ 低下),血清尿素窒素,クレアチニンの上昇(腎不全),血小板減少に加え,血清乳酸脱水素(LD)活性と C 反応性タンパク質(CRP)の上昇,低カルシウム血症の存在が予後因子として重要である.また,敗血症指標である血清プロカルシトニンの上昇も重症度診断に有用とされる.

## 21・2　慢 性 膵 炎

慢性膵炎は初期には反復性,発作性の腹痛発作を繰返し,しだいに膵内部に不規則な線維化,細胞浸潤,実質の脱落,肉芽組織形成などの慢性炎症性変化を生じ,膵石の形成や膵石灰化,膵仮性囊胞などを併発して,最終的には膵の外分泌機能低下による消化吸収障害(痩せ,下痢)や膵内分泌機能低下による糖代謝障害(膵性糖尿病)をきたす疾患である.成因はアルコール過飲によるものが全体の 2/3 を占める.臨床経過が長く,膵機能が保たれている代償期と膵機能が荒廃する非代償期では症状も検査所見も大きく異なる.

**a. 慢性膵炎の診断**　診断は日本膵臓病学会による"慢性膵炎臨床診断基準 2009"[2]に沿って行う.その要点として,① 画像検査による膵管内結石,膵石灰化,主膵管の不整な拡張と分枝膵管の不均一,不規則な拡張の検出,② 膵生検による膵実質の脱落と線維化の確認,③ 反復する上腹部腹痛発作の存在,④ 血中または尿中膵酵素の異常,⑤ 膵外分泌障害の確認,⑥ 1日80g以上(純エタノール換算)の持続する飲酒歴の存在,の6項目があるが,このうち ①,② が確診に重要とされる.

**b. 病期ごとに有用な検査**　代償期には腹痛発作に伴い血中膵酵素は反復性に上昇する.診断基準[2]では膵特異性が高い膵型アミラーゼ,リパーゼ,エラスターゼ1の利用が推奨されている.膵組織が荒廃した非代償期には血中膵酵素の低下が認められることがあり,血清トリプシン,ホスホリパーゼ $A_2$ が異常低値の出現率が高い膵酵素とされるが,近年の診療ガイドライ

---

2) 厚生労働省難治性膵疾患に関する調査研究班・日本膵臓学会・日本消化器病学会,'慢性膵炎臨床診断基準 2009',膵臓,24, 645〜646 (2009).

ン[3])では膵酵素による病期診断は困難とされ推奨されていない.

膵外分泌機能検査としては十二指腸液を採取するセクレチン試験,便中キモトリプシン活性測定などがあるが,わが国ではBT-PABA*試験(PFD test)が唯一施行可能な膵外分泌機能検査である.

BT-PABA試験は,膵外分泌酵素キモトリプシンの基質である合成ペプチドBT-PABAを内服し,キモトリプシンにより分解されて生じるPABAが小腸から血中に吸収され,腎を経て尿中に排泄される量を測定する.6時間排泄率70%以下を反復して認める場合,膵外分泌機能低下と判定する.

膵内分泌機能の荒廃による膵性糖尿病は,膵外分泌機能低下にさらに遅れて顕在化する.

## 21・3 自己免疫性膵炎[4])

自己免疫性膵炎は,その発症に自己免疫機序の関与が疑われる膵炎である.中高年男性に多く,高$\gamma$グロブリン(IgG)血症,臓器非特異的自己抗体(抗核抗体,リウマトイド因子)陽性を高率に伴い,またステロイド治療が奏効するなどの特徴があり,"自己免疫性"とされる.

臨床症状としては腹痛発作が少なく,膵の腫大や腫瘤とともに,しばしば閉塞性黄疸を認めるため,膵癌との鑑別が必要となる.

本症では高IgG血症(IgG $\geqq$ 1800 mg/dL)に加え,高IgG4血症(IgG4 $\geqq$ 135 mg/dL)が特徴的に認められる.IgG4は血清タンパク質分画では$\beta\gamma$領域に泳動されるため,タンパク質分画上$\beta\gamma$架橋や同領域の幅広いピークとして認められることがある.病理組織学的にはリンパ球とIgG4陽性形質細胞の著しい浸潤と線維化が認められる.

IgG4増加をきたす病態としては下垂体炎,涙腺炎・唾液腺炎〔ミクリッツ(Mikulicz)病〕,硬化性胆管炎,尿細管間質性腎炎,後腹膜線維症などがあり,自己免疫性膵炎はこれらを高率に合併することから,全身性疾患としてのIgG4関連疾患の膵病変として捉えられている.

---

* BT-PABA: *N*-benzoyl-L-tyrosyl-*p*-aminobenzoic acid, *N*-ベンゾイル-L-チロシル-*p*-アミノ安息香酸
3) 日本消化器病学会 編, "慢性膵炎診療ガイドフイン 2015(改定第2版)", p.38, 南江堂 (2015).
4) 日本膵臓学会・厚生労働省難治性膵疾患に関する調査研究班, '報告 自己免疫性膵炎臨床診断基準 2011', 膵臓, **27**, 17〜25 (2012).

# 22 腎 疾 患

**One Point Advice** 腎機能検査は**慢性腎臓病（CKD**, chronic kidney disease）の重症度分類，急性腎障害の増悪の程度に活用されている．たとえば3カ月間にわたってeGFRが 60 mL/min/1.73 m² 未満が持続すればCKDと診断される．また，腎排泄性薬物の投与設計には薬物の尿中排泄率が高いほど，腎機能が低いほど投与量の減量が必要なため，正確な腎機能の把握が必要である．

## 22・1 腎機能評価の指標

腎臓の仕事は，① 老廃物・薬物の排泄，② 体内水分を一定に保つ（抗利尿ホルモンによる水分保持），③ 体内電解質濃度を正常に保つ，④ 血液をpH 7.4（弱アルカリ性）に保つ，⑤ 造血ホルモン（エリスロポエチン）の産生，⑥ ビタミンDの活性化，⑦ 血圧の調節（血圧低下時のレニン分泌による）など多様な機能をもつ．特に①～④ の機能が重要で，わかりやすくいうと，不要な老廃物・薬物を排泄し，体液の恒常性を維持する臓器であるといえよう．

そのために腎臓には1 L/min（1500 L/日）の血液をろ過し100 mL/min（150 L/日）のろ過をして原尿をつくり，尿細管で必要な栄養を完全に再吸収し，不要な電解質を捨てるために1.5 L/日の不要な老廃物・電解質を濃縮して排泄している．腎臓の機能はその最上流である1分間にろ過できる血漿の量（**GFR**, glomerular filtration rate）で表され，正常値は100 mL/min である．

### 1 イヌリンクリアランス（糸球体ろ過量 GFR） inulin clearance

**基準値** 男 90～120 mL/min，女 80～110 mL/min

**測定値の意義** **イヌリンクリアランス**とは，腎機能を表す糸球体ろ過量（GFR）のゴールドスタンダード（検査値を比較する際に精度が高いものとして基準になる検査法のこと）となる検査値である．多糖質のイヌリンを投与する必要があり手技が煩雑なため，臨床で用いられることはあまりない．

クレアチニン（Cr），尿素，尿酸はともに腎障害に伴い上昇する窒素老廃物だが，イヌリンクリアランスは糸球体ろ過量（GFR）を最も正確に表す．

イヌリンクリアランス：

GFR〔mL/min〕= 尿中イヌリン濃度×

1日尿量/血清イヌリン濃度

**補足** ただしイヌリンクリアランスの測定は医療者・患者ともに煩雑で負担が大きいため，その代用としての実測値としては**クレアチニンクリアランス（Ccr）**が用いられる．しかしCcrの測定には蓄尿と採血が必要なため，一般的に腎機能を表すマーカーとして，後述の**血清クレアチニン値**，あるいはそれをもとにした**推算Ccr**や**推算糸球体ろ過量（eGFR**, estimated GFR）が最も汎用されている．尿素も腎機能悪化に伴って上昇するものの，脱水，高タンパク食摂取，消化管出血などでも上昇することがある．尿酸値が上昇すると痛風の原因となり，腎機能障害や利尿薬使用によっても上昇する．尿酸は細胞の核に含まれるプリン塩基の最終代謝産物であるため，白血病などに対する抗がん剤投与などによる細胞の崩壊によっても著明に上昇する．

### 2 日本人向け GFR 推算式

前述のようにイヌリンクリアランス値の実測は手間がかかるが，以下の推算式によって簡便にGFRを推算できる．

標準化eGFR〔mL/min/1.73m²〕
= $194 \times Cr^{-1.094} \times 年齢^{-0.287} \times$
0.739（女性）

女性は筋肉量が少なくCrの産生量も低いため，0.739倍する．正常値は100 mL/min/1.73 m² で，60 mL/min/1.73 m² 未満，あるいはタンパク尿などの腎臓の障害が3カ月以上持続すると慢性腎臓病（CKD）とされる（p.200の表43・1を参照）．糖尿病ではアルブミン尿が多いほど，糖尿病以外でもタンパク尿が多いほど，腎機能の悪化による透析導入のリスク，あるいは心血管病変のリスクが非常に高くなる．

ただしこの標準化eGFRは体格がまったく考慮されていないため，CKDの診断指標としては有用だが，薬物投与設計では対表面積補正を外して個別のeGFR〔mL/min〕を用いるため，以下の式で対表面積補正を外し，個別 eGFR〔mL/min〕を算出する．

体表面積(DuBois式)〔m²〕
= 体重〔kg〕$^{0.425}$ × 身長〔cm〕$^{0.725}$
× 0.007184

個別 eGFR〔mL/min〕
= 標準化 eGFR〔mL/min/1.73 m²〕
× 体表面積〔m²〕

## 3 クレアチニンクリアランス（Ccr）
creatinine clearance

**基準値** 男 110〜140 mL/min，女 90〜120 mL/min

**測定値の意義** クレアチニンクリアランスは，イヌリンクリアランスの代用として臨床で汎用されている実測腎機能検査値である．

糸球体ろ過量GFRは腎糸球体のろ過能を表し，腎機能低下とともにCrの尿細管分泌の寄与が亢進するため，CcrはGFRより高い値となる欠点はあるが，臨床的には腎機能を表す最も優れた指標になり，Ccrは日常診療ではGFRの最も近似的な指標として用いられている．Crは腎糸球体でろ過されたあと，尿細管で再吸収されないものの，尿細管でわずかに排泄されるためGFRの20〜30%高値になる．最も正確なGFRはイヌリンクリアランスであるが，手技が煩雑なことから実測する必要があれば実臨床ではほとんど実測Ccrで代用されている．Ccrは加齢の影響を受けやすく，40歳以降では約1 mL/年ずつ低下する．実測Ccrは蓄尿する必要があるた

> **Note**
> **血清Cr値を用いたCcr予測式： Cockcroft and Gault法**
>
> 本法ではCcrが加齢とともに減少し，Crの1日産生量が筋肉量に比例するという要因を式の中に含んでいる．
>
> ① CockcroftとGaultの式
>
> $$推定男性のCcr = \frac{(140 - 年齢) \times 体重〔kg〕}{72 \times 血清 Cr〔mg/dL〕}$$
>
> ② 女性は筋肉量が少なく，Crの産生量も低いため，女性のCcrは，推定男性のCcr × 0.85 で算出される．
>
> $$推定女性のCcr = \frac{(140 - 年齢) \times 体重〔kg〕\times 0.85}{72 \times 血清 Cr〔mg/dL〕}$$
>
> ただし肥満患者の場合は除脂肪体重（LBW）または補正体重を用いたほうがよい．
> 理想体重(男性)〔kg〕 = 50 + {2.3 ×（身長 − 152.4)}/2.54
> 理想体重(女性)〔kg〕 = 45.5 + {2.3 ×（身長 − 152.4)}/2.54
> 補正体重〔kg〕 = 理想体重 + {0.4 ×（実測体重 − 理想体重)}

め，簡便的に血清 Cr 値より **Cockcroft and Gault 法**（p.89 の Note 参照）を用いることによって予測される推算 Ccr を用いることが多いが，最近は CKD の診断指標として eGFR のほうが汎用されている．

**高値になるとき** 妊娠，糖尿病初期，過大腎クリアランス（ARC, augumented renal clearance）

**低値になるとき** 腎機能障害，心不全（腎血流低下），加齢

**測定法・測定原理** 1日尿量を蓄尿しその尿中 Cr 濃度およびそのときの血清 Cr 濃度を測定し，以下の式によって算出される．

$$実測\ Ccr = \frac{尿中\ Cr\ 濃度 \times 尿量}{血清\ Cr\ 濃度}$$

つまり Cr の腎クリアランスとは単位時間内に糸球体ろ過・尿細管分泌により尿中に排泄された Cr 量に見合う血漿量に近似すると考えられる．

### 4 血清クレアチニン（Cr）
serum creatinine

**基準値** 男 0.65〜1.07 mg/dL，女 0.46〜0.79 mg/dL[1]

**測定値の意義** 筋肉細胞内で産生されるクレアチンの最終代謝産物であり，食事や尿量の影響を受けにくく，腎糸球体ろ過されたのち，尿細管で再吸収されず，わずかに分泌されるだけで尿中に排泄されるため GFR の代用となる優れた腎機能の指標となる．筋肉総量と相関するため男性で高く，女性で低く，筋肉量の多い運動選手では高値を示す．2 mg/dL では腎不全状態と考えてよい．筋肉量の少ないサルコペニア，長期臥床高齢者，義足患者では GFR が 30〜50 mL/min の低値になっても血清 Cr 値は正常値を示すことがあり，このような場合には血清シスタチン C 濃度（第43章参照）または実測 Ccr のほうが鋭敏である．Cockcroft and Gault 法や GFR 推算式を用いることによって血清 Cr から Ccr や eGFR を推定することが可能である．

**高値になるとき** 腎機能障害・排尿障害による尿路閉塞，大量の肉摂取，クレアチンサプリメントの摂取，筋肉増量時，シメチジン，トリメトプリム，プロベネシドの投与（Cr の尿細管分泌を抑制する），フルシトシン投与（化学干渉による）．

**低値になるとき** 長期臥床患者，筋ジストロフィー症などの筋萎縮性疾患，尿崩症，妊娠．

### 5 血中尿素窒素（BUN）
blood urea nitrogen

**基準値** 8〜20 mg/dL[1]

**測定値の意義** タンパク質代謝の最終代謝産物であり，アミノ酸から生じたアンモニアと $CO_2$ から肝の尿素サイクルによって合成される．腎機能障害時以外にも上昇することがあるため，腎機能（GFR）の指標としては eGFR, Ccr や血清 Cr 値のほうが信頼性は高い．BUN/Cr が 10 未満では急性尿細管障害，タンパク質摂取量の低下が疑われ，20 以上では脱水，高タンパク食摂取，消化管出血，心不全による腎血流低下などが疑われる．特に脱水は腎機能悪化につながるので要注意．

**高値になるとき** 腎機能障害・排尿障害による尿路閉塞（尿素排泄障害による），脱水（尿素の尿細管再吸収亢進による），高タンパク食摂取，消化管出血（腸管内での赤血球・血漿タンパク質の分解による），うっ血性心不全・ショック（腎血流低下による），高熱，異化亢進時，甲状腺機能亢進症，利尿薬・テトラサイクリン・副腎皮質ホルモン投与時．

**低値になるとき** 肝不全（尿素合成阻害による），妊娠（胎児の成長に伴い窒素利用

---

1) 日本臨床検査標準協議会（JCCLS），"共用基準範囲"．

が増加するため），タンパク質摂取量低下時，多尿（尿崩症・マンニトール投与時），タンパク同化ホルモン投与時（組織タンパク質の異化減少）．

### 6 血清尿酸（UA） uric acid

**基準値** 男 3.7〜7.8 mg/dL，女 2.6〜5.5 mg/dL[1)]

**測定値の意義** 核酸の構成成分の一つであるプリン塩基の最終代謝産物であり，腎糸球体ろ過されたのち，一部は尿細管で再吸収され，同時に分泌される．尿酸生合成亢進と尿酸排泄低下により，高尿酸血症になるが，尿酸は難溶性のため 7 mg/dL 以上になると過飽和となり尿酸ナトリウム結晶を形成し痛風関節炎や痛風腎の原因となる．また，高尿酸血症では冠動脈疾患，脳血管障害などの成人病の発症率が上昇し，慢性腎臓病（CKD）の腎機能を悪化させる要因と考えられている．

**高値になるとき** 痛風，腎機能障害（排泄低下による），白血病，悪性リンパ腫，抗がん剤投与（細胞破壊による），抗結核薬のピラジナミド・利尿薬投与（排泄低下による）

**低値になるとき** 各種酵素欠損症（尿酸生合成の低下による）

**測定に影響する薬物** ビタミン C 服用者ではオートアナライザーに用いる試薬がビタミン C の影響を受けて検査値が低値にでることがある．

# 23　内分泌・代謝疾患

**One Point Advice**　ホルモン分泌は日内変動が大きいものや，食事，体位，運動，ストレス，性周期，薬剤などの影響を受ける場合が多いため，検体の採取から測定までの取扱いを的確に行うことが必要である．測定結果の解釈は，関連する項目を同時測定したうえ（副腎皮質刺激ホルモンとコルチゾール，甲状腺刺激ホルモンと甲状腺ホルモン，アルドステロンとレニン，副甲状腺ホルモンとカルシウムなど）で，総合的に判断する必要がある．通常，ホルモン測定には，早朝安静空腹時に採血する基礎値と，薬剤や体位変換などの負荷を加えてから測定する内分泌機能検査がある．

## 23・1　下垂体ホルモン

### 1　副腎皮質刺激ホルモン（ACTH）
adrenocorticotropic hormone

**基準値**　7.2〜63.3 pg/mL〔電気化学発光免疫測定法（ECLIA）〕

**測定値の意義**　視床下部から分泌された副腎皮質刺激ホルモン放出ホルモン（corticotropin-releasing hormone, CRH）が下垂体前葉のACTH産生細胞を刺激しACTH産生と分泌を促進する．分泌されたACTHは副腎皮質を刺激しコルチゾールの産生と分泌を促進する．コルチゾールには視床下部，下垂体に作用してACTHの合成を抑制するネガティブフィードバック機構が存在する．ACTH測定はコルチゾール分泌異常の診断に有用であり，コルチゾールと同時採血が望まれる．

**高値になるとき**　ACTH依存性クッシング症候群（クッシング病，異所性ACTH産生症候群），原発性副腎皮質機能低下症（アジソン病，先天性副腎皮質過形成），ストレス．

**低値になるとき**　汎下垂体機能低下症，ACTH単独欠損症，視床下部疾患，副腎性クッシング症候群，ステロイドホルモン大量長期投与後．

**薬物による影響**　ステロイドホルモン大量長期投与後，ACTHは抑制され低値となる．

**補足**　ACTH分泌刺激試験としてCRH試験が行われる．ACTHの頂値が前値の1.5倍以上もしくは30 pg/mL以上を正常反応とみなす．

### 2　成長ホルモン（GH）*
growth hormone

**基準値**　男 2.47 ng/mL以下，女 0.13〜9.88 ng/mL〔ECLIA〕

**測定値の意義**　視床下部から分泌された成長ホルモン放出ホルモン（GH-releasing hormone, GRH）とソマトスタチンが下垂体前葉のGH産生細胞をそれぞれ刺激・抑制しGH分泌を調節する．分泌されたGHは肝臓に作用して，インスリン様増殖因子（insulin-like growth factor-1, IGF-1）産生を促す．IGF-1は骨・軟組織の成長促進に作用する．GHの直接作用に代謝作用（インスリン抵抗性）がある．GHは脈動性分泌をしているため，随時測定での分泌動態の正確な評価は困難である．血中IGF-1濃度は安定しており，血中IGF-1濃度がGH作用のよい指標となる．

**高値になるとき**　先端巨大症，神経性食思不振症などの極度の低栄養，睡眠

**低値になるとき**　下垂体機能低下症，GH分泌不全性低身長症，肥満症

**補足**　先端巨大症の診断に，75 g経口ブドウ糖負荷試験が行われる．GHの底値が

---

＊　成長ホルモンについては第36章も参照．

1 ng/mL以下に抑制されない場合は，先端巨大症が疑われる．GH分泌不全症の診断に，GHRP-2試験が行われる．GHの頂値が9 ng/mL以下の場合は，重症成人GH分泌不全症が疑われる．

### 3 甲状腺刺激ホルモン（TSH）
thyroid-stimulating hormone

**基準値** 0.500～5.000 μIU/mL〔ECLIA〕

**測定値の意義** 視床下部から分泌された甲状腺刺激ホルモン放出ホルモン（thyroid-stimulating hormone, TRH）が下垂体前葉のTSH産生細胞を刺激しTSH産生と分泌を促進する．分泌されたTSHは甲状腺を刺激し甲状腺ホルモンの産生と分泌を促進する．甲状腺ホルモン（おもに$T_3$）は下垂体に作用してTSHの合成を抑制するネガティブフィードバック機構が存在する．血中TSH濃度は生体において甲状腺機能を反映する最も鋭敏なマーカーである．甲状腺ホルモン（$fT_3$, $fT_4$）の測定値を併せて評価することで，甲状腺機能異常を起こす病態が推定できる（図23・1）．

**高値になるとき** 原発性甲状腺機能低下症，TSH産生下垂体腫瘍，甲状腺ホルモン不応症．

**低値になるとき** バセドウ病，無痛性甲状腺炎，亜急性甲状腺炎，下垂体機能低下症．

**補足** 甲状腺ホルモンが高値にもかかわらず，TSHが抑制されていない状態をTSH不適合分泌症候群（SITSH）とよび，TSH産生下垂体腫瘍や甲状腺ホルモン不応症，家族性異常アルブミン性高サイロキシン血症（FDH）が疑われる．視床下部障害では，TSHの糖鎖付加の異常により，生物学的活性の低いTSHが分泌され，血中TSHが正常から軽度高値を示すことがある．

### 4 性腺刺激ホルモン（ゴナドトロピン）
gonadotropic hormone

黄体化ホルモン（黄体形成ホルモン，LH）
➡ p.161を参照
卵胞刺激ホルモン（FSH）➡ p.161を参照

### 5 プロラクチン（PRL） prolactin

➡ p.163を参照

### 6 抗利尿ホルモン（ADH）
antidiuretic hormone

**基準値** 水制限4.0 pg/mL以下，自由飲水2.8 pg/mL以下〔RIA2抗体法〕

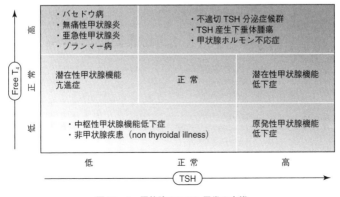

図23・1 甲状腺ホルモン異常の病態

**測定値の意義** ADH は視床下部の視索上核および室傍核の大細胞で産生される．軸索内を輸送され，下垂体後葉に貯蔵される．浸透圧刺激や圧容量刺激によって血中へ分泌される．

ADH は腎集合管の $V_2$ 受容体に結合し，水の再吸収作用を生じる．尿崩症や抗利尿ホルモン不適合分泌症候群（SIADH）の診断目的に測定される．

**高値になるとき** 血漿浸透圧の上昇，循環血液量の低下，SIADH，副腎皮質機能低下症．

**低値になるとき** 血漿浸透圧の低下，循環血液量の上昇，中枢性尿崩症．

**測定法・測定原理** 従来使用されていた高感度の ADH 測定系（AVP RIA「ミツビシ」）が抗血清の枯渇により，2012 年 3 月より使用できなくなった．2015 年 3 月から新たに使用可能となった AVP キット「ヤマサ」は定量下限値が低く，有用性が期待されている．

**薬物による影響** ニコチン，バルビタール，クロフィブラート，カルバマゼピンは高値，アルコール，フェニトインで低値となる．

**補足** ADH の測定時は，血漿浸透圧と血清ナトリウムを同時測定し，これらと比較して結果を判断する必要がある．尿崩症が疑われる場合は，5% 高張食塩水負荷試験を行い，血漿浸透圧上昇時に ADH の反応を評価する．

## 23・2 甲状腺ホルモンと副甲状腺ホルモン

### 1 甲状腺ホルモン thyroid hormone

**基準値** 遊離トリヨードサイロニン[*1]（Free $T_3$）2.30〜4.30 pg/mL〔ECLIA〕，遊離サイロキシン[*2]（Free $T_4$）0.90〜1.70 ng/dL〔ECLIA〕

**測定値の意義** 下垂体から分泌される TSH が甲状腺を刺激し甲状腺ホルモンの産生と分泌を促進する．また，甲状腺ホルモン（おもに $T_3$）は下垂体に作用して TSH の合成を抑制するネガティブフィードバック機構が存在する．甲状腺からおもにサイロキシン（$T_4$）が分泌され，トリヨードサイロニン（$T_3$）の分泌はわずかであり，血中 $T_3$ の大部分は末梢組織において $T_4$ の一部が脱ヨード酵素の反応を受けて生成される．甲状腺ホルモンは脂溶性ホルモンで，血中で大部分がサイロキシン結合グロブリンやアルブミンなどのタンパク質に結合している．ホルモンとしての作用は主としてタンパク質から遊離した $T_3$（Free $T_3$）と $T_4$（Free $T_4$）が標的臓器の細胞核内に存在する甲状腺ホルモン受容体に結合して，個体の成長・発育，エネルギー産生やさまざまな代謝，循環器系の調節作用をもたらす．TSH，Free $T_3$，Free $T_4$ の同時測定が，甲状腺機能異常の病態把握に有用である（図 23・1）．

**高値になるとき** バセドウ病，無痛性甲状腺炎，亜急性甲状腺炎，プランマー（Plummer）病，TSH 産生下垂体腫瘍，甲状腺ホルモン不応症，家族性異常アルブミン性高サイロキシン血症．

**低値になるとき** 慢性甲状腺炎，甲状腺手術後，放射性ヨード治療後，下垂体機能低下症．

**薬物による影響** アミオダロン，リチウム，インターフェロン，免疫チェックポイント阻害薬などにより甲状腺機能低下症をきたす場合がある．

**補足** 甲状腺機能に異常がなくても，重症疾患患者や飢餓状態（non thyroidal illness）では，TSH は正常または軽度低下，Free $T_3$ 低値となり，さらに重症となる Free $T_4$ も低値となる．

---
*1 トリヨードチロニンともいう．
*2 チロキシンともいう．

## 2 サイログロブリン* thyroglobulin

**基準値** 33.7 ng/mL 以下〔ECLIA〕

**測定値の意義** サイログロブリンは甲状腺濾胞細胞でつくられる甲状腺特異的な糖タンパク質で，甲状腺ホルモン生合成の場となる．サイログロブリン測定は甲状腺癌全摘後の治療効果判定，術後再発や転移の診断に有用である．

**高値になるとき** 甲状腺癌とその転移・再発，甲状腺腺腫，バセドウ病，亜急性甲状腺炎，無痛性甲状腺炎，腺腫様甲状腺腫．

**低値になるとき** 甲状腺全摘後，先天性サイログロブリン合成障害．

**補足** サイログロブリン値では，甲状腺腫瘍の良性，悪性の鑑別はできない．

## 3 抗TSH受容体抗体（TRAb）
anti-TSH receptor antibody

**基準値** TSH受容体抗体（第3世代）2.0 IU/L 未満〔ECLIA〕，TSH刺激性受容体抗体（TSAb）120%以下〔Bioassay EIA〕，TSH阻害型受容体抗体（TSBAb）31.7%以下〔Bioassay EIA〕

**測定値の意義** TSH受容体抗体（第3世代）はTSH受容体に対する自己抗体である．未治療バセドウ病のほぼ100%で陽性となる．無痛性甲状腺炎，亜急性甲状腺炎の大部分が陰性であるため，TSH受容体抗体（第3世代）測定は，甲状腺中毒症の原因評価に有用である．TSH刺激性受容体抗体（TSAb）はTSH受容体と結合後のcAMP産生刺激作用の指標である．TSH阻害型受容体抗体（TSBAb）はcAMP産生を阻害する抗体である．甲状腺機能低下症でTSH受容体抗体（第3世代）陽性の場合，TSH阻害型受容体抗体（TSBAb）が陽性となる．

**高値になるとき** バセドウ病

**補足** バセドウ病では，抗甲状腺薬投与により抗TSH受容体抗体は低下する．抗TSH受容体抗体が陰性なら寛解している率が高く，高値陽性なら再発率が高い．

## 4 抗甲状腺ペルオキシダーゼ抗体
anti-thyroid peroxidase antibody
**抗サイログロブリン抗体**
anti-thyroglobulin antibody

**基準値** 抗甲状腺ペルオキシダーゼ抗体16 IU/mL 未満〔ECLIA〕，抗サイログロブリン抗体28 IU/mL 未満〔ECLIA〕

**測定値の意義** 抗甲状腺ペルオキシダーゼ抗体は甲状腺ホルモン合成酵素であるペルオキシダーゼに対する抗体である．抗サイログロブリン抗体は甲状腺に特異的なタンパク質であるサイログロブリンに対する自己抗体である．両者ともに，橋本病の診断に用いられる．

**高値になるとき** 橋本病のほか，バセドウ病でも陽性となる場合がある．

## 5 副甲状腺ホルモン（PTH）
parathyroid hormone

**基準値** intact PTH 10～65 pg/mL〔ECLIA〕

**測定値の意義** 副甲状腺ホルモンは，副甲状腺で115個のアミノ酸からなるprepro-PTHとして合成され，90アミノ酸のproPTHを経て，84アミノ酸のタンパク質へ変換されるペプチドホルモンである．PTHの分泌は副甲状腺細胞表面に存在するカルシウム感知受容体を介して，おもに血中のカルシウムイオンにより調節されている．PTHは骨と腎臓に作用する．骨では，破骨細胞による骨吸収を促進し，血中へのカルシウム動員を高める．腎臓では，遠位尿細管でのカルシウム再吸収を促進する．また，近位尿細管で活性型ビタミンD

---

\* チログロブリンともいう．

の産生増加を促す．以上の作用から，PTHは血中カルシウム濃度を上昇させる．PTHの測定は血中 Ca 濃度に異常が存在する場合に，その原因疾患の鑑別のために行われる．

**高値になるとき** 原発性副甲状腺機能亢進症，続発性副甲状腺機能亢進症，偽性副甲状腺機能低下症．

**低値になるとき** 副甲状腺機能低下症，悪性腫瘍に伴う高カルシウム血症，ビタミン D 製剤過剰投与，低マグネシウム血症．

**測定法・測定原理** PTH の測定法として，① C 末端 PTH，② 高感度 PTH，③ intact PTH，④ whole PTH がある．N 端と C 端に対する 2 種類の抗体を用いた intact PTH アッセイが従来より頻用されている．

## 23・3 副腎ホルモン

### 1 コルチゾール cortisol

**基準値** 血中コルチゾール 6.24〜18.0 μg/dL〔ECLIA〕，尿中遊離コルチゾール 11.2〜80.3 μg/日〔RIA 固定法〕

**測定値の意義** コルチゾールは副腎皮質束状層で合成される．下垂体から分泌される副腎皮質刺激ホルモン（ACTH）により合成分泌が刺激される．コルチゾールはネガティブフィードバック機構により，副腎皮質刺激ホルモン放出ホルモン（CRH）および ACTH の分泌を抑制的に調節している．正常人において通常 24 時間に分泌されるコルチゾールは 20 mg 程度で，強力なストレス下では 100〜300 mg 程度に増加する．血中コルチゾールは 90〜95％ がコルチコステロイド結合グロブリンと結合して存在し，5〜10％ が遊離型である．大部分はグルクロン酸抱合あるいは硫酸塩抱合され，17-OHCS として尿中に排泄されるが，一部（1/200）はそのまま排泄され尿中遊離コルチゾールとなる．コルチゾールは標的臓器のグルココルチコイド受容体を介して作用する．糖新生亢進，タンパク質異化促進，脂肪分解促進，骨形成抑制，尿中カルシウム排泄促進，水利尿促進，血圧上昇作用，免疫・炎症への作用などさまざまな生理機能に関与する．コルチゾールの測定は副腎機能低下症，クッシング症候群の診断する際の指標として用いられる．ACTH と同時測定することが，鑑別診断に有用である．

**高値になるとき** クッシング症候群，身体的・精神的ストレス．

**低値になるとき** 副腎皮質機能低下症，コルチコステロイド結合タンパク質欠損症，ヒドロコルチゾン以外の副腎皮質ステロイド投与．

**補足** 血中コルチゾールは早朝覚醒時に最高値，夕〜入眠後に最低値となる日内変動がある．早朝空腹時安静 30 分ののちに採血する．高コルチゾール血症が疑われる場合は，デキサメタゾン抑制試験を行う．副腎機能低下症が疑われる場合は，迅速 ACTH 試験を行う．

### 2 アルドステロン aldosterone

**基準値** 血漿：随時 35.7〜240 pg/mL，臥位 29.9〜159 pg/mL，立位 38.9〜307 pg/mL〔RIA 固定法〕

**測定値の意義** アルドステロンは副腎皮質球状層から分泌される．レニンアンギオテンシン系，副腎皮質刺激ホルモン，血中カリウムがアルドステロンの分泌を促進する．分泌されたアルドステロンは，腎遠位尿細管のミネラルコルチコイド受容体に結合する．その結果，ナトリウム再吸収亢進，カリウム排泄亢進をもたらし，血圧上昇作用を示す．アルドステロンはレニンと同時測定し，二次性高血圧症の鑑別診断に用いられる．

**高値になるとき** 原発性アルドステロン症，腎血管性高血圧，バーター（Bartter）症候群，利尿薬，脱水．

**低値になるとき** 副腎機能低下症，偽性ア

ルドステロン症，リドル(Liddle)症候群，アンギオテンシン変換酵素阻害剤，アンギオテンシンⅡ受容体遮断薬．

**補足** アルドステロンは立位で増加するため，安静臥床で採血を行う．原発性アルドステロン症のスクリーニング検査に（血漿アルドステロン濃度〔pg/mL〕/血漿レニン活性〔ng/mL/hr〕）＝200以上が用いられる．

### 3 尿中メタネフリン分画
urinary metanephrine

**基準値** メタネフリン 0.04～0.19 mg/日，ノルメタネフリン 0.09～0.33 mg/日〔HPLC〕

**測定値の意義** メタネフリン，ノルメタネフリンはカテコールアミンの代謝産物である．カテコールアミンは，副腎髄質や交感神経のクロム親和性細胞で，チロシンからいくつかの酵素反応をへて合成される．アドレナリンは副腎髄質からのみ分泌され，ノルアドレナリンは副腎髄質，交感神経の両者から分泌される．カテコールアミンは諸臓器に分布する$\alpha$受容体（$\alpha_1$，$\alpha_2$）と$\beta$受容体（$\beta_1$，$\beta_2$，$\beta_3$）を介して作用する．$\alpha_1$受容体は血管収縮や消化管平滑筋弛緩，膀胱の括約筋の収縮に関与する．$\alpha_2$受容体はおもに神経のシナプス前終末に存在し，カテコールアミンの遊離を抑制する．$\beta_1$受容体は心拍数増加，心収縮力増大などに関与する．$\beta_2$受容体は血管拡張，気管支拡張，消化管平滑筋弛緩，グリコーゲン分解に関与する．$\beta_3$受容体は脂肪分解に関与する．血中カテコールアミンは生理的にも変動幅が大きいため，代謝産物であるメタネフリン，ノルメタネフリンの測定が，褐色細胞腫の診断に用いられる．

**高値になるとき** 褐色細胞腫，神経芽細胞腫，身体的・精神的ストレス．

**低値になるとき** アジソン病，シャイドレージャー(Shy-Drager)症候群，睡眠．

**薬物による影響** 薬剤（三環系抗うつ薬，レボドパ，アセトアミノフェン）や食物（バニラやバナナ）の影響を受ける．

**補足** 尿中メタネフリン・ノルメタネフリンの基準値上限の3倍以上が褐色細胞腫のスクリーニングの目安となる．

## 23・4 その他のホルモン

### 1 インスリン様増殖因子(IGF-1)
insulin-like growth factor

**基準値** 思春期に最高となり，加齢とともに減少するため，年齢別・性別に応じて基準値（表23・1）が設定されている．〔RIA固相法〕

表23・1 IGF-1の基準値

|  | 男 性 | 女 性 |
|---|---|---|
| 20歳 | 139～379 ng/mL | 175～499 ng/mL |
| 40歳 | 94～263 ng/mL | 98～245 ng/mL |
| 60歳 | 79～232 ng/mL | 70～201 ng/mL |

**測定値の意義** IGF-1はGH依存性におもに肝臓で産生される増殖因子である．タンパク質合成促進，細胞増殖，骨成長作用，インスリン様作用などをもつ．GHは脈動性分泌をしているため，随時測定での分泌動態の正確な評価は困難であるのに対して，血中IGF-1濃度は安定しており，血中IGF-1濃度がGH作用のよい指標となる．

**高値になるとき** 先端巨大症

**低値になるとき** GH分泌不全症，低栄養，肝硬変，甲状腺機能低下症．

**測定法・測定原理** IGF-1はそのほとんどがIGF-binding proteins（IGFBPs）と結合している．IGFBPsとの結合をタンパク質変性などで妨げ，血中総IGF-1を測定している．

**補足** 先端巨大症，GH分泌不全症それぞれのスクリーニング，治療効果判定に用いられる．

## 2 レニン　renin

**基準値**　血漿レニン活性(PRA)：臥位 0.3〜2.9 ng/mL/hr，立位 0.3〜5.4 ng/mL/hr〔RIA2抗体法〕

活性型レニン濃度(PRC)：臥位 2.5〜21 pg/mL，立位 3.6〜64 pg/mL〔RIA固相法〕

**測定値の意義**　レニンは腎臓の傍子糸球体細胞から分泌される．腎灌流圧，交感神経活性，尿細管へのナトリウム負荷量，血中アンギオテンシンⅡ濃度などによって分泌が調節されている．分泌されたレニンは，レニン-アンギオテンシン-アルドステロン系のカスケードを亢進させる．その結果，血管収縮，水・ナトリウム貯留をきたす．レニンはアルドステロンと同時測定し，二次性高血圧症の鑑別診断に用いられる．

**高値になるとき**　高レニン高アルドステロン：脱水，嘔吐，利尿薬，バーター症候群，ギッテルマン(Gitelman)症候群，腎血管性高血圧症，レニン産生腫瘍，悪性高血圧，褐色細胞腫．

高レニン低アルドステロン：先天性副腎過形成

**低値になるとき**　低レニン高アルドステロン：原発性アルドステロン症．

低レニン低アルドステロン：リドル症候群，偽性アルドステロン症，DOC産生腫瘍，間質性腎炎，糖尿病性腎症

**補足**　従来，レニン分泌の指標は血漿レニン活性が広く普及しており，原発性アルドステロン症のスクリーニング検査でも（血漿アルドステロン濃度/血漿レニン活性）＝200以上が提唱されている．一方で，血漿レニン活性はレニン基質に影響を受ける欠点があり，活性型レニン濃度は内因性レニン基質量の影響による測定値の変動がない点に優れている．

# 24 代謝栄養疾患

**One Point Advice** 栄養障害のもたらす結果として,生体では多種多様な機能障害・機能不全がみられる.あらゆる疾患において栄養障害は発生しうるものであり,栄養状態のスクリーニングとアセスメントの知識と技術は医療従事者にとって必要不可欠である.栄養状態を診断する場合には,主観的包括的評価(subjective global assessment, SGA)と,臨床検査値などの客観的なデータに基づいて評価を行う客観的栄養評価(objective data assessment, ODA)が用いられる.

## 24・1 客観的栄養評価[1]

**客観的栄養評価(ODA)**とは,臨床検査値などの客観的データに基づいて行う評価であり,栄養障害が存在するのか,栄養素の何が不足しているのか,どの程度の栄養不良であるのか,などをより深く判断するための手段である.

ODAには従来,血清総タンパク質やアルブミンなどが用いられていたが(第8章を参照),必ずしもその値が栄養状態を反映していないこともあるため,栄養状態をよりリアルタイムに把握するために,血中半減期の短い**急性相タンパク質**(rapid turnover protein, **RTP**)といわれる**レチノール結合タンパク質**(retinol-binding protein, **RBP**),**トランスサイレチン**(transthyretin, **TTR**),**トランスフェリン**(transferrin, **Tf**)などが活用されている.これらのタンパク質は,**栄養アセスメントタンパク質**とよばれ,アルブミンよりも半減期が短いため,患者の短期的栄養状態を把握する補助検査に用いられている.これらの栄養指標は,感染症や炎症の際には異化亢進のため血中濃度が減少するので,炎症マーカー(第30章を参照)と同時に測定し,これらのタンパク質の増減動態と比較検討することが推奨されている.

### 1 レチノール結合タンパク質(RBP)
retinol-binding protein

**基準値** 男 3.4〜7.7 mg/dL,女 2.2〜6 mg/dL

**測定値の意義** レチノール結合タンパク質(RBP)は,おもに肝臓,脂肪組織および腎臓(一部の尿細管細胞)において合成される 21 kDa のタンパク質で,ビタミンA(レチノール)を主要な貯蔵臓器である肝臓から標的臓器へ輸送する機能をもつ.大部分はトランスサイレチンと複合体を形成し,糸球体からろ過されにくい状態で血中を循環し,標的臓器の受容体を介してレチノールを供給する.レチノールを輸送したのちは,遊離型の RBP(アポ RBP)となり,トランスサイレチンから解離するために糸球体からろ過され腎臓から排泄される.血中半減期が16時間と短いため,タンパク栄養状態や肝臓におけるタンパク質合成能を鋭敏に反映するパラメータとして利用される.また,ビタミンA欠乏状態を示す指標としても利用される.

**高値になるとき** 慢性腎不全,過栄養性脂肪肝など.

**低値になるとき** ビタミンA欠乏症,低タンパク栄養失調症,吸収不良症候群,肝疾患,閉塞性黄疸,甲状腺機能亢進症,感染症,外傷など.

### 2 トランスサイレチン(TTR)
transthyretin

**基準値** 21〜43 mg/dL

---

[1] 基準値の出典: 高久史麿 監修,"臨床検査データブック 2017-2018",医学書院 (2017).

**測定値の意義** トランスサイレチン（TTR）は，主として肝臓で合成される 14 kDa のタンパク質で，血中では 4 量体を形成している（55 kDa）．甲状腺ホルモンの一つであるサイロキシン（$T_4$），レチノール結合タンパク質と結合し，それらの輸送タンパク質として機能している．必須アミノ酸の一つであるトリプトファンを多く含み，血中半減期が 1.9 日と短いことから，肝障害の程度や肝予備能の評価，栄養状態の評価や栄養療法の効果判定など，短期的な患者の栄養評価のマーカーとして有用である．トランスサイレチンは，遺伝性トランスサイレチン（ATTR）アミロイドーシスや野生型 TTR アミロイドーシスの原因タンパク質としてアミロイド沈着をきたし，さまざまな病態をひき起こすことも知られている．

**高値になるとき** 腎不全，ネフローゼ症候群，甲状腺機能亢進症，妊娠後期など．

**低値になるとき** 低栄養状態（外科手術後，栄養摂取不足），肝機能異常（急性または慢性活動性肝炎，肝硬変），急性炎症性疾患，感染症，遺伝性 ATTR アミロイドーシスなど．

### 3 トランスフェリン（**Tf**） transferrin

**基準値** 男 190〜300 mg/dL，女 200〜340 mg/dL

**測定値の意義** トランスフェリン（Tf）は，肝臓で合成される 76.5 kDa の糖タンパク質で，血清タンパク β 分画の約 50% を占め，鉄イオン（$Fe^{3+}$）と結合して血中の鉄の輸送を行っている．半減期は 7 日で，栄養障害で減少する傾向を示し栄養指標として有用であるが，血清鉄の影響を受けるため，貧血を有する場合などで高値となるため栄養評価に用いる場合には注意を要する．

**高値になるとき** 鉄欠乏性貧血，妊娠，タンパク同化ホルモン使用時など．

**低値になるとき** 低栄養状態，肝障害（肝硬変，急性肝炎），ネフローゼ症候群，感染症，急性炎症性疾患など．

## 24・1・1 アミノ酸代謝

血漿および尿中アミノ酸組成の変化は，先天性のアミノ酸代謝酵素異常や後天性のさまざまな異常で生じる．従来，血漿中・尿中アミノ酸の測定は，酵素異常による先天性アミノ酸代謝異常症（第 36 章参照）の診断に繁用されてきたが，近年では，後天的にアミノ酸代謝異常をきたす肝疾患，腎疾患，糖尿病などの内分泌疾患，神経・筋疾患，重症感染症などにおいても診断と治療方針の決定，病態解析のための重要な指標となっている．

後天性疾患のうち肝疾患においては，バリン，ロイシン，イソロイシンなどの**分岐鎖アミノ酸**（branched chain amino acid, **BCAA**）の総和とフェニルアラニン，チロシンなどの**芳香族アミノ酸**（aromatic amino acid, **AAA**）の総和とのモル比（**フィッシャー比**），および**分岐鎖アミノ酸/チロシンモル比**（BCAA/tyrosine molar ratio, BTR）が肝障害の重症度判定に利用されている．

### 1 フィッシャー比（Fischer 比） Fischer ratio

**基準値** 2.4〜4.4

**測定値の意義** 肝臓はアミノ酸代謝における主要臓器の一つであり，その機能異常により血中のアミノ酸組成にも変化が生じる．**フィッシャー比**とは，分岐鎖アミノ酸（BCAA；バリン，ロイシン，イソロイシン）と芳香族アミノ酸（AAA；フェニルアラニン，チロシン）のモル比であり，肝障害の重症度に応じて低下し，特に肝性脳症の認められるような症例ではそのほとんどが 1.0 以下となる．一方で，肝炎（急性，慢性），代償性肝硬変症では軽度〜中等度にフィッシャー比は低下する．

**低値になるとき** 肝硬変，劇症肝炎，肝炎（急性，慢性），閉塞性黄疸，特発性門脈圧亢進症など．

### 2 血中総分岐鎖アミノ酸/チロシンモル比（**BTR**）branched chain amino acids/tyrosine molar ratio

**基準値** 5〜9.5

**測定値の意義** BTRは，血中総分岐鎖アミノ酸（BCAA）とチロシン（Tyr）のモル比で，フィッシャー比と比較的よく相関し，日常検査では測定が簡便なチロシンを測定し，測定に数時間必要とするフィッシャー比の代わりに用いることができる．

**低値になるとき** 肝硬変，劇症肝炎，肝炎（急性，慢性），閉塞性黄疸，特発性門脈圧亢進症など．

## 24・1・2 微量元素

一般的に，数多くある元素のうち，生体内に1 mg/kg 体重以下で，体内貯蔵量が鉄を基準としてそれよりも少ない金属のことを**微量元素**として定義する．亜鉛や銅は多数の金属酵素の活性中心に位置し，微量元素の量の増減は生体の酵素機能や酸化還元機能に大きく影響し，これらが欠乏すると正常な生命の営みに支障をきたし，種々の疾病をひき起こすことが知られている．患者の栄養管理においては，経口摂取が不可能な場合には経静脈栄養や経腸栄養法が選択されるが，栄養管理上よく問題となる元素は，亜鉛（Zn），銅（Cu），マンガン（Mn），セレン（Se），クロム（Cr），モリブデン（Mo）などである．長期の栄養療法施行などにおける高齢者の褥瘡と微量元素欠乏との関連性も指摘されている．

### 1 亜鉛（**Zn**）zinc

**基準値** 血清亜鉛 80〜160 μg/dL，尿中亜鉛 270〜660 μg/dL

**測定値の意義** 亜鉛は，生体内の約300種以上の金属酵素に含まれ，核酸・タンパク質・糖・脂質代謝や酸塩基平衡などに深く関与しており，栄養管理上最も注目されている微量元素である．亜鉛欠乏の症状は，顔面・会陰部の皮疹から始まり，進行すると，口内炎，舌炎，脱毛，爪変化，腹部症状（下痢，腹痛，嘔吐）や発熱などの随伴症状が多くみられる．そのほかにも，創傷治癒の遅延，成長障害，味覚障害，食欲不振などが知られている．

**高値になるとき** 内分泌疾患（甲状腺機能亢進症，成長ホルモン欠損症），血液疾患（溶血性貧血，赤血球増多症），過剰摂取など．

**低値になるとき** 陽性肢端皮膚炎，長期の高カロリー輸液時，維持透析療法，妊娠，摂取不足など．

### 2 銅（**Cu**）copper

**基準値** 血清銅：男 70〜140 μg/dL，女 80〜155 μg/dL

**測定値の意義** 銅は，生体内に広く分布する必須微量元素で，銅タンパク質，銅酵素の構成成分などとして存在し，特有の生理学的作用を発揮する．特に，骨や筋肉に多く存在し，造血，骨代謝，結合織代謝に重要な役割を果たしている．血清銅の95%はセロプラスミンと強く結合して存在し，残りの5%がアルブミンおよびアミノ酸と緩く結合しているため遊離しやすく不安定であることから，血清銅とセロプラスミン濃度には高い相関関係がある．排泄の大部分は胆汁を介して便中に排泄され，尿中や腸液，汗などにも多少排泄される．

**高値になるとき** 貧血（鉄欠乏性貧血，妊娠による巨赤芽球性貧血，再生不良性など），胆汁性肝硬変，閉塞性黄疸，肝内胆汁うっ滞症，感染症，悪性腫瘍など．

**低値になるとき** ウィルソン（Wilson）病，メンケス（Menkes）症候群，ネフローゼ症候群，栄養障害など．

# 25 糖尿病関係

**One Point Advice** 糖尿病は，**インスリン**の作用不足による慢性の**高血糖**を主徴とし，種々の代謝異常を伴う疾患群である．細小血管合併症（網膜症・腎症・神経症）および大血管合併症（虚血性心疾患・脳血管障害・末梢動脈閉塞）など，さまざまな合併症を生じ，日常生活の質(QOL)と生命予後を左右する．よって，糖尿病治療の目的は，血糖コントロールを含む複合的管理により，健康人と同等のQOLと健康寿命を確保することである．早期に糖尿病を診断するため，2010年に診断基準は改訂され，血糖値とHbA1cが同時に糖尿病型の基準を満たす場合，1回の採血で糖尿病と診断できるようになった．2012年からHbA1c値は国際的に広く用いられるNGSP値とし，その目標値も新しくなった．一方，糖尿病の病態は個々に異なるため，本章の臨床検査の意義を十分に理解し，インスリン分泌や糖代謝動態を正確に評価することが重要である．

## 25・1 糖尿病の診断のための検査

糖尿病は，**血糖値**と**HbA1c**により診断し，臨床症状と合わせて判断する．糖尿病や耐糖能異常の診断および評価には**75 g経口ブドウ糖負荷試験**も有用である．

### 1 血 糖 (PG) plasma glucose

**基準値** 空腹時 73〜109 mg/dL[1]

**測定値の意義** 血中のグルコース(ブドウ糖)濃度を**血糖値**とよび，糖尿病の診断や治療評価には不可欠な検査である．健康人の血糖値は，グルコースの腸管での吸収(食事)，肝臓や骨格筋での取込み，中枢神経系や末梢組織での消費，腎尿細管での再吸収に加え，肝臓でのグリコーゲン合成や糖新生などにより厳密に調節されている．各種のホルモン作用も血糖値に影響する(インスリンで低下し，グルカゴン・カテコールアミン・成長ホルモン・副腎皮質ホルモン・甲状腺ホルモンで上昇する)．

急性の高血糖では，口渇，多飲・多尿，体重減少を認める．慢性に経過した場合，自覚症状は少ない．逆に低血糖では，冷汗・動悸・手足のふるえなどの交感神経刺激症状が先行し，50 mg/dL 未満では脱力・目のかすみ・頭痛・傾眠・嘔吐・異常行動などの中枢神経症状を生じる．30 mg/dL 未満では痙攣や昏睡をきたす．

**高値になるとき** 1型および2型糖尿病〔特に 500 mg/dL を超える高値は，糖尿病ケトアシドーシス (DKA, diabetic ketoacidosis) や高血糖高浸透圧症候群 (HHS, hyperglycemic hyperosmolar syndrome) を疑う〕，2次性糖尿病（先端巨大症・クッシング症候群・甲状腺機能亢進症・褐色細胞腫など），妊娠糖尿病，慢性膵炎・膵腫瘍，肝硬変（食後高血糖），医原性高血糖（ステロイド使用），手術後・感染時など．

**低値になるとき** インスリノーマ，インスリン自己免疫症候群，反応性低血糖（胃切除後），肝硬変（肝グリコーゲン蓄積の低下），医原性低血糖（インスリン・経口血糖降下薬・各種の低血糖誘発性薬剤），低栄養，飲酒．

**測定法・測定原理** 酵素法や酵素電極法で測定される．汎用自動化学分析器にて測定でき，基質（ブドウ糖）特異性が高いヘキソキナーゼ(HK)法は，おもに病院検査室で用いられる（国際臨床化学会の標準法）．一方，自己血糖モニタリング (SMBG, self-monitoring of blood glucose) の際に患

---

[1] 日本臨床検査標準協議会 (JCCLS), "共用基準範囲".

者が使用する簡易血糖測定器は，グルコース酸化酵素(GOD)電極法が多く，一部でグルコース脱水素酵素(GDH)電極法を用いる．GOD電極法の機器は，在宅酸素使用により血中溶存酸素が多いときに低値誤差，低酸素血症時に高値誤差を生じる場合がある．GDH電極法で補酵素にピロロキノリンキノンを用いた機器は，基質特異性が低く，輸液中のマルトースやガラクトース，腹膜透析液中のイコデキストリン，有機リン中毒治療で使うプラリドキシムヨウ化メチルなどを測り込むため，偽高値となる場合がある．

**薬物による影響** 降圧薬・抗不整脈薬・抗菌薬など，種々の薬剤は，医原性の高血糖や低血糖の原因となる．疑義薬がある場合は添付文書や専門医向けガイドブックなどで確認すること．降圧薬(エナラプリル・プロプラノロールなど)，利尿薬，非ステロイド系抗炎症薬(アスピリン・インドメタシン)，抗不整脈薬(シベンゾリン・ジソピラミド・リドカイン)，消化性潰瘍治療薬(シメチジン・ラニチジン)，抗菌薬(シプロフロキサシン・イソニアジド・ST合剤など)，抗がん薬(インターフェロンα・オクトレオチド)，抗血栓薬(ワルファリン)などによる低血糖の報告がある．

**補足** 血糖値は，検体の採取部位・採取管と保存時間・測定方法や測定機器などの影響を受ける．動脈血≧毛細血管血＞静脈血＞全血の順に低い．空腹の場合，静脈血は動脈血より約10 mg/dL，全血は静脈血よりも約10%低い．解糖阻止剤を含まないと経時的に低下する．また，SMBG機器の誤差は≦±20%で測定精度は不十分である．一方，間質液中のグルコース濃度を連続して測定できる持続血糖モニター機器(CGM, continuous glucose monitoring)などの新しい検査法も開発され，個々の糖代謝動態に応じた個別医療が可能となりつつある．

## 2 ヘモグロビンA1c (HbA1c)
hemoglobin A1c

**基準値** 4.9〜6.0% [1][NGSP値]

**測定値の意義** "ヘモグロビンβ鎖N末端のバリンが非酵素的に糖化され，安定型グリコヘモグロビンとなったもの"をグリコヘモグロビンと定義する．本来はクロマトグラムの分画名であるHbA1cも同義として用いられる．赤血球寿命は約120日であるので，HbA1cは過去1〜2カ月間の平均血糖値を反映する．過去1カ月間の血糖値が約50%，1〜2カ月間の血糖値が約25%寄与し，赤血球寿命の変動も影響する．

糖尿病を早期に診断するため，2010年に糖尿病の診断基準は改訂された．随時血糖値200 mg/dLに相当し，糖尿病網膜症が有意に増えるHbA1c≧6.5%を診断基準に組込んでいる．2012年からHbA1cは**NGSP値**を用い，2013年に新目標値を設定した．血糖正常化を目指す際は6.0%未満，合併症予防には7.0%未満，治療強化が困難な際は8.0%未満，高齢者では患者の健康状態などを考慮して7.0%未満〜8.5%未満をおのおのの目標値としている．

**高値になるとき** 1型および2型糖尿病，2次性糖尿病，異常ヘモグロビン血症，赤血球寿命が延長する病態〔高齢者，鉄欠乏性貧血，ビタミン$B_{12}$欠乏性貧血，脾摘後，妊娠後期(鉄欠乏)など：見かけ上の高値となる〕

**低値になるとき** 異常ヘモグロビン血症，赤血球寿命が短縮する病態〔鉄欠乏性貧血の回復期，溶血性貧血，肝硬変(脾腫のため)，大量出血・輸血，エリスロポエチンで治療した腎性貧血，妊娠中期など：見かけ上の低値となる〕

**測定法・測定原理** HPLC法，免疫法，酵素法がある．①病院検査部の主流はHPLC法である．陽イオン交換樹脂によるHPLC法は，不安定型HbA1c・HbF・変性Hb(カルバミル化Hbやアセチル化Hb)を正

確に分離でき，安定型 HbA1c を精度よく測定できるように改良されている．② 免疫比濁法はラテックス凝集反応を用い，③ 酵素法はヘモグロビン β 鎖 N 末端のバリンの糖化ジペプチドを酵素的に修飾して発色させる．②，③ はいずれも多検体を処理でき，おもに臨床検査センターが用いるが，異なる部位を認識する抗体や試薬が使用されており，今後の標準化が課題である．

**薬物による影響** 鉄剤やエリスロポエチン投与時に見かけ上の低値となる．現在のHPLC 機器は，旧式の機器のようにアスピリンや大量飲酒の影響は受けない．

**補足** 異常ヘモグロビン血症では，高値にも低値にもなる．HbA1c と血糖値が乖離するため，血糖コントロール状態を誤って解釈し，インスリンを過量投与した事例がある．

### 3 75 g 経口ブドウ糖負荷試験（75 g OGTT）
75 g oral glucose tolerance test

**基準値** 75 g OGTT の判定基準に準じる（表 25・1 参照）．

**測定法** 糖尿病を正確に診断するため，空腹時血糖値が正常高値型（100〜109 mg/dL）や境界型（110〜125 mg/dL）の場合には 75 g OGTT の施行が推奨される．150 g 以上の糖質を含む食事を 3 日間以上摂取し，10〜14 時間の絶食後，早朝空腹時に静脈血を採取する．ひきつづき，デンプン部分加水分解物液（トレーラン G 液

> **Note**  HbA1c の国際標準化
>
> 2012 年に HbA1c は，JDS（Japan Diabetes Society）値から NGSP（national glycohemoglobin standardization program）値に移行した．ほかに国際標準化における基準測定法である IFCC 値〔mmol/mol〕がある．

**表 25・1 糖尿病型の判定区分と糖尿病の診断基準**

| | 判定基準，診断基準 |
|---|---|
| 1) 糖尿病型の判定区分 | ① 血糖値（空腹時血糖値 ≧ 126 mg/dL，OGTT 2 時間値 ≧ 200 mg/dL，随時血糖 ≧ 200 mg/dL のいずれか）<br>② HbA1c 値（NGSP 値 ≧ 6.5%）<br>のいずれかに該当すれば糖尿病型とする． |
| 2) 糖尿病の診断基準 | ① 血糖値と HbA1c 値ともに糖尿病型の場合は，1 回で糖尿病と診断する．<br>② 血糖値のみ糖尿病型，かつ糖尿病の典型的症状もしくは確実な糖尿病網膜症がある場合は 1 回で糖尿病と診断できる．<br>③ 血糖値のみ糖尿病型で ② に該当しない場合，なるべく 1 カ月以内に再検査し，再び糖尿病型を示せば糖尿病と診断する．再検査で血糖値，HbA1c 値ともに糖尿病型でない場合は，糖尿病疑い例として 3〜6 カ月以内に再検査する．<br>④ HbA1c 値のみ糖尿病型の場合，なるべく 1 カ月以内に再検査し，血糖値が糖尿病型であれば糖尿病と診断する．HbA1c 値のみが 2 回とも糖尿病型の場合，もしくは再検査の HbA1c 値と血糖値がいずれも糖尿病型でない場合は，糖尿病疑い例として 3〜6 カ月以内に再検査する． |
| 3) 妊娠糖尿病の診断基準 | 75 g OGTT において，① 空腹時血糖値 ≧ 92 mg/dL，② 1 時間値 ≧ 180 mg/dL，③ 2 時間値 ≧ 153 mg/dL のいずれか一つ以上を満たした場合に妊娠糖尿病と診断する． |

75 g) を飲用し，2時間後に採血し，血糖値を測定する．

**高値になるとき** 2型糖尿病，耐糖能異常（境界型）

**低値になるとき** 一部のインスリノーマ

**補足** 糖尿病型の判定と糖尿病の臨床診断の基準を表25・1に示す．

> **Note 糖負荷30分，1時間後も採血**
>
> 75 g OGTT に際し，30分後と1時間後にも採血すると糖代謝動態をより正確に評価できる．負荷30分後のインスリン分泌指数 II（後述）が0.4未満や，負荷1時間後の血糖値が 180 mg/dL 以上の場合，境界型であっても将来的な糖尿病の発症リスクが高いと考えられている．

## 25・2 病態評価ための検査

糖代謝動態を正確に把握し，適切な薬剤選択を行うため，インスリン分泌とインスリン感受性（抵抗性）を評価する．通常，両者は負相関の関係にあり，血糖値と合わせて総合的に評価する．

### 25・2・1 インスリン分泌能の評価

**1 インスリン（IRI）**
immunoreactive insulin

**基準値** 空腹時 10 μU/mL 以下[2]

**測定値の意義** 膵 $\beta$ 細胞内では，前駆体としてプレプロインスリンが生成される．プロインスリンへの変換後，インスリンとC-ペプチドに分解される．両者の血中濃度は，空腹時と食後のインスリン分泌（基礎分泌と追加分泌）の指標となり，糖尿病の病態評価や治療法の選択に有用である．

基礎分泌は，内臓型肥満や内分泌疾患によるインスリン抵抗性がある場合，代償性に亢進する．空腹時の IRI 値が 10〜15 μU/mL ではインスリン抵抗性の存在が示唆され，15 μU/mL 以上ではほぼ確実に存在する．追加分泌は，75 g OGTT 時の負荷30分後の**インスリン分泌指数**（II, insulinogenic index）により，特に初期分泌を評価できる．

$$II = \frac{\Delta IRI\,(30分値-0分値)\,[\mu U/mL]}{\Delta PG\,(30分値-0分値)\,[mg/dL]}$$

II が0.4未満の場合には，インスリンの初期分泌は低下しており，境界型であっても糖尿病に移行する可能性が高い．

**高値になるとき** インスリノーマ，インスリン自己免疫症候群，インスリン抗体の存在，インスリン受容体異常症，異常インスリン血症，家族性高プロインスリン血症，インスリン抵抗性（2型糖尿病や内臓型肥満），2次性糖尿病の一部（先端巨大症・クッシング症候群），妊娠後期，肝硬変・腎不全（クリアランス低下）．

**低値になるとき** 低血糖症の一部（下垂体機能低下症・副腎不全），2次性糖尿病の

> **Note HOMA係数の意義**
>
> 空腹時の血清 IRI 値と血糖値から，**HOMA 係数**（HOMA-IR と HOMA-$\beta$）が算出できる．インスリン抵抗性および分泌能の指標として広く利用されている．**HOMA-$\beta$**（%）（基準値: 40〜60%）は，下式で算出され，分泌能の指標として利用される．（HOMA-IR は後述）
>
> $$HOMA\text{-}\beta\,(\%) = \frac{空腹時 IRI\,[\mu U/mL] \times 360}{空腹時血糖\,[mg/dL] - 63}$$

---

[2] 順天堂大学医学部附属順天堂医院 臨床検査部，基準範囲．

一部(褐色細胞腫・原発性アルドステロン症),インスリン分泌が枯渇した糖尿病(1型糖尿病),飢餓,膵外腫瘍.

**測定法・測定原理** 以前はRIAで測定していたが,現在の主流は化学発光酵素免疫測定法(CLEIA)である.プロインスリンを認識しない試薬が多いが,インスリン抗体に対する免疫活性を測定するため,インスリン抗体が存在するとIRI高値となる.内因性インスリンと注射による外因性インスリンを区別できないが,インスリンアナログ製剤(遺伝子組換えヒトインスリン製剤)とは交差しない試薬も報告され,内因性のインスリン分泌能を評価できることが示唆されている.

**薬物による影響** 種々の血糖降下薬はインスリン分泌を促進する.抗不整脈薬のシベンゾリンやニューキノロン系の抗菌薬も膵β細胞のATP感受性K$^+$チャネルを抑制し,インスリン分泌を促進する(p.102 血糖の **薬物による影響** を参照).

## 2 血中および尿中C-ペプチド(CPR)
connecting peptide immunoreactivity

**基準値** 血中CPR: 1.10〜3.30 ng/mL[2)]
尿中CPR: 24時間蓄尿値
16.0〜120.0 μg/日[2)]

**測定値の意義** C-ペプチドは,膵β細胞内でインスリンと同モルが生成される.生物学的活性はなく,生体内で代謝をほとんど受けず,尿中へ排泄される.インスリン治療による外因性インスリンやインスリン抗体が存在すると血中IRIを正確に評価できないため,血中・尿中CPRにより間接的にインスリン分泌能を評価する.空腹時の血清CPRが0.6 ng/mL未満やグルカゴン1 mg負荷6分後もしくは食後に血清CPRが1 ng/mL以下の場合,インスリン分泌の枯渇(1型糖尿病)が疑われる.劇症1型糖尿病の診断基準は空腹時血中CPRが0.3 ng/mL未満かつ,グルカゴン負荷後(または食後2時間)血中CPRが0.5 ng/mL未満である.

尿中CPRは食事による日内変動が大きく,24時間蓄尿により1日の内因性インスリン分泌の総量として評価する.日差変動も大きく,複数回の施行で評価する.細菌尿ではC-ペプチドが分解されるため,低温蓄尿し,防腐剤を使用する.20 μg/日以下の場合,インスリン依存状態と考えられる.劇症1型糖尿病の診断基準は10 μg/日未満であるが,尿中CPRよりも国際的には血中CPR値による内因性インスリン分泌の評価が用いられる.

**高値になるとき** インスリノーマ,インスリン自己免疫症候群(インスリン抗体がプロインスリンと結合し,プロインスリン高値となるため),家族性高プロインスリン血症,慢性腎不全・重症肝硬変(C-ペプチドの排泄遅延),甲状腺機能亢進症(インスリン抵抗性と高プロインスリン血症のため).

**低値になるとき** 1型糖尿病,膵疾患・膵性糖尿病,2型糖尿病のSU薬二次無効例,2次性糖尿病の一部(褐色細胞腫・原発性アルドステロン症),低血糖症(副腎不全・下垂体機能低下症).

**測定法・測定原理** 現在の主流は,化学発光酵素免疫測定法(CLEIA)である.以前に比し,交差反応は少なくなり,測定精度も向上した.しかし,プロインスリンや中間代謝産物を測り込む試薬もあり,CPR(=それらの総和)として評価している.

## 25・2・2 インスリン抵抗性(感受性の低下)の評価

### 1 HOMA-IR homeostasis model assessment of insulin resistance

**基準値** 正常では1.6以下,2.5以上でインスリン抵抗性あり[3)].

**測定値の意義** 空腹時血糖値とインスリン値から,

$$\text{HOMA-IR} = \text{IRI}[\mu\text{U/mL}] \times 血糖[\text{mg/dL}] / 405$$

により算出する．HOMA-IR>2.0ではインスリン抵抗性の存在が示唆される．ただし，空腹時血糖値が140 mg/dLを超えるとインスリン分泌が抑制され，正しく評価できない．インスリン治療中の患者にも用いてはいけない．

**高値になるとき** インスリン抵抗性の存在（内臓型肥満，メタボリックシンドローム，運動不足など）．

## 25・3 病型診断のための検査（各種自己抗体）

### 1 抗グルタミン酸脱炭酸酵素(GAD)抗体 anti-glutamic acid decarboxylase antibody

**基準値** 5.0 U/mL 未満

**測定値の意義** グルタミン酸脱炭酸酵素（グルタミン酸デカルボキシラーゼ，**GAD**）は，おもに脳・膵β細胞・甲状腺・副腎に存在し，グルタミン酸から抑制性神経伝達物質である$\gamma$-アミノ酪酸（GABA，$\gamma$-aminobutyric acid）を合成する律速酵素である．**抗GAD抗体**は，1型糖尿病を合併するスティフパーソン(stiff-person)症候群において同定され，膵島β細胞由来の64 kDaのタンパク質に対する抗体である

**Note**
**1型糖尿病の成因分類**

1型糖尿病の多くは，膵島関連自己抗体の存在が証明される**自己免疫性**（1A型；急性発症型・緩徐進行型）であるが，自己抗体が証明されないものを**特発性**（1B型）として区別している．劇症1型糖尿病では，原則として自己抗体は陰性である．

ことが判明した．1A型糖尿病を発症する数年前から陽性となり，発症早期における陽性率は60～80%である．発症後5年以上経過した場合でも検出され，罹病期間の長い1A型糖尿病の診断に有用である．

**高値になるとき** 1A型糖尿病〔成人急性発症型・緩徐進行型（SPIDDM）〕，スティフパーソン症候群，自己免疫性甲状腺疾患．まれに2型糖尿病でも陽性（約7%，これらにはSPIDDMが含まれると考えられている）．

**測定法・測定原理** 以前はRIAだったが，2015年末にヒトリコンビナントGAD65を抗原とするELISAに変更された．国際標準単位に準拠し，感度と特異度に優れる．ただし，SPIDDMのうち抗体価が低い場合（RIAで20 U/mL未満）や活動性が低い場合，ELISAでは陰性化することがあるため，臨床所見と合わせて判断する．

**補足** SPIDDMで抗GAD抗体価（RIA）が10 U/mL以上の場合，高率にインスリン依存へ進行する．一方，"Tokyo Study"では早期のインスリン投与が膵β細胞機能の低下を抑制することが示唆された．

### 2 抗IA-2/ICA512抗体 anti-insulinoma-associated antigen-2 / islet cell autoantigen 512 antibody

**基準値** 0.6 U/mL 未満

**測定値の意義** **ICA512**は膵島細胞抗体（ICA）の標的抗原のスクリーニングにより同定されたチロシンホスファターゼ関連タンパク質であり，**IA-2**も同義である．若年発症の1型糖尿病において高頻度に検出され，発症早期患者の60～70%で陽性となる．抗IA-2/ICA512抗体価と抗GAD抗体価は相関しないので，抗GAD抗体陰性例における1A型糖尿病の診断に有用である．保険上の年齢制限（30歳未満）は

---

3) 糖尿病学会 編著，"糖尿病治療ガイド 2018-2019"，文光堂（2018）．

2018年から撤廃された.

**高値になるとき** 1A型糖尿病(特に若年発症型)

**測定法・測定原理** 以前はRIAであったが,現在ELISAが主流となり,カットオフ値も変更された.

### 3 抗インスリン抗体
anti-insulin antibody

**基準値** 125 nU/mL 未満($^{125}$I-インスリン結合率で0.4%未満に相当)〔ヤマサ醤油試薬〕,0.4 U/mL 未満〔コスミック コーポレーション試薬〕

**測定値の意義** 抗インスリン抗体のうち,自己免疫的機序で生成された内因性のものが**インスリン自己抗体**(IAA, insulin autoantibody)である.発症早期の1型糖尿病患者の40〜90%に検出され,IAA抗体価が高いほど発症年齢が若い.ICAとともに陽性の場合,1型糖尿病の発症予知マーカーとしても利用され,IAA抗体価が高いほど発症までの期間が短い.一方,インスリン注射時にも外因性インスリンに対する抗体が産生されるため,本法ではそのような抗体とIAAを明確に区別できない.

**高値になるとき** 1A型糖尿病(特に若年発症型),インスリン自己免疫症候群,インスリン治療.

**測定法・測定原理** 競合的液相RIAで測定する(放射性免疫測定法).$^{125}$I-インスリンへの結合率から過剰な非標識インスリンの存在下における$^{125}$I-インスリンへの結合率の差をIAAの力価とするが,試薬により基準値が異なる.

**補足** インスリン自己免疫症候群では,IAA高値例が多い.インスリン投与歴がないのにインスリン抗体が存在し,インスリンと抗体が乖離する際に低血糖を生じる.メチマゾールやチオプロニンなどのSH基をもつ薬剤が誘因となる場合が多い.

**Note 1型糖尿病における自己抗体**

複数の自己抗体を用いた1A型糖尿病(自己免疫性)のスクリーニングにより,1B型(特発性)糖尿病の頻度を1/3に減らすことができるとする報告がある(5.8%→1.8%).しかし,保険収載されているものは抗GAD抗体,抗IA-2/ICA512抗体,抗インスリン抗体の三つのみである.ZnT8とICAは保険収載されていない.

### 4 亜鉛輸送担体8抗体(ZnT8)
anti-zinc transporter 8 antibody

**基準値** 15.0 U/mL 未満

**測定値の意義** ZnT8は,亜鉛イオンを細胞質からインスリン分泌顆粒へ輸送し,インスリン6量体の安定化に寄与する.ZnT8抗体は,1型糖尿病の発症前から検出され,発症時の陽性率は50〜60%である.ICA512/IA-2抗体と同様に,若年発症例や急性発症1型糖尿病での陽性率が高い.

**高値になるとき** 1A型糖尿病(特に若年発症型),まれに2型糖尿病(約3%)や健常人(2%未満)でも陽性となる.

**測定法・測定原理** RIAやELISAで測定する.遺伝子多型が存在する325番目のアミノ酸がZnT8抗体との結合に重要であるため,ZnT8-Arg325とZnT8-Trp325の両者を抗原として用いて測定する.

### 5 膵島細胞抗体(ICA)
anti-islet cell antibody

**基準値** 5 JDF(国際単位) 未満

**測定値の意義** 正常ヒト膵組織切片において膵島細胞の細胞質と反応する抗体である.標的抗原は,GAD65, IA-2/ICA512, ZnT8など,複数が存在する.1型糖尿病の発症前から検出され,発症時の陽性率は

60〜80％である．発症年齢が若い例で陽性率が高いが，急性発症 5 年以内に陰性となることが多い．ICA と抗 GAD 抗体は，SPIDDM の診断および進行予知マーカーであり，ともに陽性の場合にはその進行が早い．

**高値になるとき** 1A 型糖尿病〔急性発症型，緩徐進行型（SPIDDM）〕

**測定法・測定原理** 凍結ヒト膵切片を用いた間接免疫蛍光抗体法（IIF, indirect immunofluorescence）が標準法である．国際ワークショップによる国際単位（JDF 単位）が規定されている．

## 25・4 その他の血糖管理のための検査

### 1 グリコアルブミン（GA）
glycated albumin

**基準値** 12〜16％[2)]

**測定値の意義** アルブミン（Alb）にブドウ糖が非酵素的に結合した糖タンパク質である．Alb の半減期は約 20 日であるため，HbA1c よりも短期的な血糖管理の指標となる．ブドウ糖は Hb よりも Alb に結合しやすく，食後の高血糖を鋭敏に反映する．治療の開始直後，血糖変動が激しいとき，厳密な管理が必要な妊娠時に測定される．血糖値の変化が数カ月にわたり安定している場合，GA と HbA1c の比は約 3：1 である．

血糖正常化を目指す際は 16.0％未満，合併症予防には 20.0％未満，治療強化が困難な際は 24.0％未満がおのおのの管理目標である．血液透析患者は 20％未満，妊娠時は周産期合併症の予防のために 15.8％未満を目標とする．

**高値になるとき** 糖尿病（特に食後過血糖），甲状腺機能低下症（Alb 異化低下），肝硬変（Alb 合成低下による半減期延長），低栄養．

**低値になるとき** Alb 代謝の亢進（甲状腺機能亢進症・ネフローゼ症候群・高度熱傷・ステロイド使用），BMI 高値（慢性炎症による Alb 異化亢進）．

**測定法・測定原理** HPLC 法，酵素法，免疫法により測定される．簡便な酵素法が主流であり，糖化した Alb を総 Alb 濃度に対する比率（％）で表すため，低タンパク血症は影響しない．

**薬物による影響** ステロイド使用時は，Alb 異化の亢進（GA↓）と食後過血糖（GA↑）の両者が影響する．

### 2 1,5-アンヒドロ-D-グルシトール（1,5-AG）
1,5-anhydro-D-glucitol

**基準値** 14.0 μg/mL 以上[3)]

**測定値の意義** 1,5-AG はグルコースに構造が類似し，生体内に最も多いポリオールである．約 90％は食事に由来し，体内プールを形成する．正常時の日内変動はなく，腎尿細管にてほとんどが再吸収される．高血糖時は，尿糖排泄の増減（腎尿細管における再吸収の競合的阻害）の影響を受け，尿糖陽性で血中濃度は低下し，尿糖陰性で血清 1,5-AG 濃度は上昇する．おもに食後過血糖を反映し，血糖変動の程度の指標やごく短期間の血糖コントロールの指標として利用される．

**高値になるとき** 一部の漢方（人参養栄湯・加味帰脾湯）

**低値になるとき** 糖尿病，腎性糖尿，飢餓，長期 IVH，慢性腎不全（クレアチニン 3.0

> **Note**
> **GA 測定が有用な場面**
> HbA1c が偽低値となる場合（溶血性貧血・異常ヘモグロビン・肝硬変・慢性腎不全など）や偽高値となる場合（鉄欠乏性貧血・妊娠後期など）にグリコアルブミン（GA）による評価が推奨される．

mg/dL 以上), 重症肝硬変, 妊娠 30 週以降, アカルボースや SGLT2 阻害薬の使用時.

**測定法・測定原理** ADP 依存性ヘキソキナーゼとピラノースオキシダーゼによる酵素法が主流である. 特異性が高く, 大量の検体処理に適している.

**薬物による影響** 一部の漢方に同成分が含まれるため, 摂取により血中濃度が上昇する.

## 3 尿 糖 urine sugar, urine glucose

**基準値** 定性法: 陰性[2]

**測定値の意義** ブドウ糖は, 腎糸球体基底膜を通過したのち, 99%以上が近位尿細管で再吸収される. この再吸収極量を超えて限界に達すると, 尿糖として排泄される. 通常, 血糖値で 160〜180 mg/dL 程度に再吸収の閾値があり, これを超えると尿糖が出現する. 定性試験紙法は簡便・安価であり, 糖尿病や食後高血糖のスクリーニングに適している.

**高値になるとき** 糖尿病, 腎性糖尿, 胃切除後, 妊娠など.

**低値になるとき** 下記の薬物服用時, 尿路感染 (細菌尿).

**測定法・測定原理** 酵素法であり, 定性法 (試験紙法) は GOD 法, 定量法は GOD 法・GDH 法・HK 法などで測定する (詳細は血糖の項を参照).

**薬物による影響** アスコルビン酸 (ビタミン C 誘導体), サリチル酸, L-ドーパ (レボドパ) の使用時には, 酵素反応が抑制され, 偽陰性を示すことがある.

**補足** 腎性糖尿は, ブドウ糖の再吸収極量の閾値が遺伝的に低く, 血糖値が閾値以下でも尿糖が陽性となる.

# 26　脂質異常症

**One Point Advice**　**脂質異常症**とは，血清中の低比重リポタンパク質コレステロール（LDL-C）やトリグリセリド（TG）が基準より高値，あるいは高比重リポタンパク質コレステロール（HDL-C）が基準より低値を示す状態のことである．以前は高脂血症とよんでいたが，2007年に日本動脈硬化学会が名称を脂質異常症に変更した．ただし病名については従来の高脂血症の名称を用いる．脂質異常症は自覚症状が乏しいが放置していると心筋梗塞や脳梗塞などの動脈硬化性疾患の発症リスクが高くなるので早期の治療が必要である．脂質異常症には，遺伝子異常によって発症する**原発性脂質異常症**（家族性高コレステロール血症，家族性複合型高脂血症，家族性高カイロミクロン血症など）と生活習慣やある疾患に続発して起こる**二次性（続発性）脂質異常症**（閉塞性黄疸，甲状腺機能低下症，糖尿病，メタボリックシンドロームなど）がある．

## 26・1　血清脂質とリポタンパク質

血液中のおもな脂質成分は，**コレステロール**（遊離型，エステル型），**トリグリセリド**（**TG**，中性脂肪やトリアシルグリセロールともいう），**リン脂質**（**PL**），**遊離脂肪酸**（**FFA**）であり，水に難溶性であるため，FFAはおもにアルブミンと結合し，その他の脂質は親水性のアポリポタンパク質（アポタンパク質）と結合してミセル状の脂質-タンパク質複合体である球状のリポタンパク質を形成して血液中を移動する．血清リポタンパク質は，粒子サイズが大きく，脂質成分が多く，比重が軽いものから順に，カイロミクロン（CM），超低比重リポタンパク質（VLDL），中間比重リポタンパク質（IDL），LDL，HDLの5種類に分類され，臨床検査で用いられる．

リポタンパク質は脂質運搬の役割をもち，LDL，VLDL系が，肝臓で合成されたコレステロールを末梢細胞に運搬するのに対して，HDLは末梢からコレステロールを肝臓に逆転送し，組織へのコレステロールの蓄積を制御している．このため，LDL-Cの増加およびHDL-Cの低下は，冠動脈疾患発症の主要な危険因子となる．

血清総コレステロール（T-Ch）と血清TGは，各リポタンパク質に含まれるコレステロールやTGの総和を表している．LDL-CとHDL-CはLDLまたはHDLに含まれるコレステロールを測定したものである．

## 26・2　リポタンパク質の代謝

外因性（食事性）脂肪を材料として小腸粘膜で合成されたTGに富むCMは，リンパ管を経て血中に流入する．血中ではリポタンパク質リパーゼ（LPL）の作用によりCM中のTGが水解除去され，CMレムナントとなり，肝臓に取込まれる．内因性脂肪を運搬するVLDLは肝臓で生成後，血中に放出されLPLの作用でTGが水解除去されIDLとなる．さらにIDLは肝性トリグリセリドリパーゼ（HTGL）の作用によりLDLへ代謝される．LDLはLDL受容体を介して末梢細胞に取込まれ，細胞にコレステロールを供給する．一方，HDLはおもに肝臓と小腸で合成・分泌され，末梢細胞の細胞膜から受取った遊離コレステロールを，レシチンコレステロールアシルトランスフェラーゼ（LCAT）の作用でエステル型コレステロールとして内殻に蓄え，肝臓に逆転送する．さらに，HDL中のエステル型コレステロールの一部は，コレステリル転送タンパク質（CETP）により，VLDL，IDLやLDLへ転送され，肝臓に運ばれる．

## 26・3 脂質異常症の検査

**a. 脂質異常症のスクリーニング** 脂質異常症のスクリーニングは,早朝空腹時のLDL-C(あるいはT-Ch),TG,HDL-Cを測定することでほぼ足りる.以前はLDL-Cの測定ができなかったため,T-Chを脂質異常症の検査に用いてきたが,近年LDL-Cの直接法が開発され,T-Chの代わりにLDL-Cを測定するようになった.特定の脂質異常症が疑われる場合は,追加として,リポタンパク質電気泳動を行いVLDLとLDLの間に出現する中間帯(レムナントまたはIDL)の有無を確認する.電気泳動の結果から,WHOの脂質異常症**型分類**が可能である.初回のスクリーニングで異常が認められた場合は,脂質代謝異常などの原因検索を加味して,各リポタンパク質を構成するアポタンパク質A-I,A-II,B,C-II,C-III,Eの定量,LPL活性やCETPの定量を追加して行う.

**b. 基準範囲** 厳密に選定された多数の健常人(基準個体)の測定値を用いて性別,年齢別に分類し,パラメトリック法で測定値の95%信頼区間の上下限値を基準範囲とする.日本臨床検査標準協議会(JCCLS)の共用基準範囲を表26・1に示す.

表26・1 脂質検査項目の基準範囲

| 項 目 | 基準範囲〔mg/dL〕 |
|---|---|
| 総コレステロール (T-Ch) | 142〜248 |
| 低比重リポタンパク質コレステロール (LDL-C) | 65〜163 |
| 高比重リポタンパク質コレステロール (HDL-C) | 男 38〜90<br>女 48〜103 |
| トリグリセリド (TG) | 男 40〜234<br>女 30〜103 |

## 26・4 脂質異常症の診断基準(空腹時)

基準範囲とは異なるが,日本動脈硬化学会では2017年,脂質異常症の診断基準(表26・2)を設定している.2007年の同学会の診断基準と比較して,境界域高LDL-C血症とnon-HDL-Cが追加されている.

表26・2 脂質異常症の診断基準(空腹時採血)[a), †1, †2, †3]

| 診断基準 | | |
|---|---|---|
| LDLコレステロール | 140 mg/dL 以上<br>120〜139 mg/dL | 高LDLコレステロール血症<br>境界域高LDLコレステロール血症[†4] |
| HDLコレステロール | 40 mg/dL 未満 | 低HDLコレステロール血症 |
| トリグリセリド | 150 mg/dL 以上 | 高トリグリセリド血症 |
| non-HDLコレステロール | 170 mg/dL 以上<br>150〜169 mg/dL | 高non-HDLコレステロール血症<br>境界域高HDLコレステロール血症[†4] |

a) 出典: 日本動脈硬化学会 編,"動脈硬化性疾患予防ガイドライン2017年版",p.14,日本動脈硬化学会 (2017).
†1 10時間以上の絶食を「空腹時」とする.ただし水やお茶などカロリーのない水分の摂取は可とする.
†2 LDL-CはFriedewald式(T-Ch−HDL-C−TG/5)または直接法で求める.
†3 TGが400 mg/dL以上や食後採血の場合はnon-HDL-C(T-Ch−HDL-C)かLDL直接法を使用する.ただし,スクリーニング時に高TG血症を伴わない場合はLDL-Cとの差が+30 mg/dLより小さくなる可能性を念頭においてリスクを評価する.
†4 スクリーニングで境界域高LDL-C血症,境界域高non-HDL-C血症を示した場合は,高リスク病態がないか検討し,治療の必要性を考慮する.

## 26. 脂質異常症

表 26・3　血清中の脂質データが異常を示すおもな疾患

| | 疾患名 | 増加するリポタンパク質 | T-Ch (LDL-C) | TG | HDL-C | 成因 |
|---|---|---|---|---|---|---|
| 原発性（一次性） | 家族性Ⅲ型高脂血症 | IDL | ↑↑ | ↑↑ | −か↓ | アポタンパク E3 欠損 (E2/E2), HTGL 活性低下 |
| | 家族性高コレステロール血症 | LDL | ↑↑↑ | − | − | LDL 受容体の欠損 |
| | 家族性複合型高脂血症 | LDL, VLDL | ↑↑ | ↑↑ | −か↓ | アポリポタンパク質 B 合成亢進 |
| | 家族性 LPL 欠損症 | CM | −か↓ | ↑↑↑ | ↓ | LPL 欠損 |
| | 家族性アポリポタンパク C-Ⅱ欠損症 | CM | −か↑ | ↑↑↑ | − | アポリポタンパク質 C-Ⅱ 欠損 |
| | 原発性Ⅴ型高リポタンパク血症 | CM, VLDL | ↑か↓ | ↑↑↑ | ↓ | 不明 |
| | 家族性 CETP 欠損症 | HDL | ↓↓ | − | ↑↑↑ | CETP 欠損 |
| | タンジール病 | HDL 著減 | ↓ | − | ↓↓↓ | ABCA1 遺伝子変異 |
| | 無 β-リポタンパク血症 | LDL 著減 | ↓↓↓ | ↓↓ | ↓↓ | アポタンパク B 欠損 |
| 続発性（二次性） | 甲状腺機能低下症 | LDL | ↑↑↑ | − | − | VLDL, IDL, LDL の分解低下 |
| | 糖尿病 | VLDL | ↑ | ↑↑↑ | − | LPL 活性の低下 |
| | クッシング症候群 | VLDL, LDL | ↑↑ | ↑ | − | 副腎皮質ホルモンの合成・分泌亢進により VLDL 産生亢進と LDL への移行増大 |
| | 神経性食思不振症 | LDL | ↑↑ | − | − | LDL の代謝遅延・胆汁酸排泄障害 |
| | 原発性胆汁性肝硬変(初期) | HDL | − | − | ↑↑ | HTGL 活性の低下 |
| | 閉塞性黄疸 | Lp-X | ↑↑↑ | ↑ | ↓ | 胆汁中コレステロールの血中への逆流 |
| | 急性肝炎 | VLDL, LDL | ↑ | ↑↑↑ | ↓ | LCAT, HTGL の低下 |
| | 肝癌 | LDL | ↑↑ | − | − | 肝コレステロール合成の増加, 胆汁酸への異化障害 |
| | 慢性腎不全 | VLDL | − | ↑↑↑ | ↓ | LPL 活性の低下, VLDL 分解低下 |
| | ネフローゼ症候群 | LDL, VLDL | ↑↑↑ | ↑↑ | − | VLDL 産生亢進, LDL の分解低下 |
| | 飲酒習慣 | VLDL | − | ↑↑↑ | − | VLDL 産生亢進 |
| | 薬剤投与（エストロゲン, インスリン, ニコチン酸, クロフィブラート） | VLDL | − | ↑↑ | − | VLDL 産生亢進 |

↑↑↑: 高度増加　　↑↑: 中等度増加　　↑: 軽度増加　　−: 変化なし　　↓: 軽度減少

## 26・5 脂質異常を示す疾患(表26・3)

### 26・5・1 高コレステロール血症を示すおもな疾患

**a. 家族性Ⅲ型高脂血症** 常染色体劣性遺伝を示し，CMやVLDLの中間代謝物であるIDLを処理するHTGL活性が低下しているためにVLDLやIDLが増加し，高T-Chおよび高TG血症を示す．IDLの増加は，血清リポタンパク質電気泳動では$\beta$からpre-$\beta$にまたがる広いバンドとして検出されるのでブロード$\beta$病ともいわれる．アポタンパク質EにはE2，E3，E4のアイソフォームがあり，本症ではアポタンパク質Eの対立遺伝子がE2/E2となり結合しないためにⅢ型高脂血症となる．

**b. 家族性高コレステロール血症** 常染色体優性遺伝を示し，ヘテロ接合型とホモ接合型が臨床的に鑑別される．ホモ接合型の原因は，細胞膜のLDL受容体の欠損であり，LDLは細胞内に取込まれないため，高LDL-C血症をきたす．本症の三大主徴は高LDL-C血症，腱黄色腫，早発性冠動脈硬化症である．

**c. 家族性複合型高脂血症** 一般人50〜200人に一人と高頻度な遺伝性疾患であり，早発性冠動脈硬化症の原因となる．病因は不明である．LDL-CまたはTGが高値，LDL-CとTGがともに高値，など家系によってさまざまであり，経時的にも変動する．VLDL，LDLに共通のアポタンパク質Bが高値を示し，HDL-Cは低値である．

**d. 甲状腺機能低下症** 甲状腺機能の低下とともにLDL受容体の合成抑制が起こり，高LDL-C血症を示す．

**e. 閉塞性黄疸** 胆道閉塞や胆汁うっ滞があると，LDL-Cが異常高値で，PLや遊離型コレステロールが著しく増加した異常リポタンパク質Lp-Xが出現する．HDL-Cは低下する．Lp-Xは，アガロースゲル電気泳動で塗布点付近に検出される．

**f. 原発性胆汁性肝硬変** 自己免疫性疾患である．初期はHTGL活性低下によるHDL-C上昇が特徴的である．アポタンパク質Eが豊富で粒子サイズが大きなHDL(アポE-rich HDL)が出現する．進行すると閉塞黄疸に似たパターンを示す．

**g. ネフローゼ症候群** 尿中に多量のタンパク質が漏出するために，それを補うために肝でのコレステロールやアポタンパク質合成，VLDL分泌が亢進する．初期はLDL-Cの増加がみられ，重症化に伴いLPL活性が低下しVLDLの異化が阻害され，TGが増加する．

### 26・5・2 低コレステロール血症を示すおもな疾患

**a. 無$\beta$-リポタンパク血症** 常染色体劣性遺伝性疾患で，$\beta$-リポタンパク質(アポタンパク質B-100，B-48)の完全な欠損により，LDLがほとんど存在せず，CMやVLDLも産生されないため，すべての血清中LDL-CやTGが顕著に低下する．特別な治療法はない．

**b. 甲状腺機能亢進症** 本症では甲状腺ホルモンの増加により肝臓でコレステロールの生合成は促進されるが，それ以上に胆汁酸としての排泄が促進されるため，結果的には血清LDL-Cは低下する．

**c. 肝疾患** 肝硬変や重症肝炎などで肝実質障害が高度になると，肝でのVLDLやHDLの産生が低下し血清T-ChやTGは低値を示す．

**d. 下垂体機能低下症** 本症ではホルモンの分泌不全によりFFAの動員が低下し，肝におけるコレステロールやTG合成の材料が不足することになり，T-ChやTGは低値を示す．

**e. 吸収不良症候群，栄養失調** 食事性コレステロールの消化・吸収の障害により，血清T-Chは低下する．

### 26・5・3 高TG血症を示すおもな疾患

**a. 家族性LPL欠損症** LPL欠損症

は，常染色体劣性遺伝形式をとり，LPLの合成障害による異常と考えられている．100万人に1人程度発生し，血清は白濁，TGは数千から，ときには 10,000 mg/dLを超える値をとる．患者血清にはTGが豊富なCMが著明に増加し，LDLやHDLはむしろ減少する場合が多い．

**b. 糖尿病** インスリンには，LPL活性の促進作用があるため，高インスリン血症を伴う糖尿病では血清TGは増加する．また，インスリンの作用低下でグルコースがエネルギー源として利用されないので，脂肪組織からFFAが動員され，それに続いてケトン体産生亢進，$\alpha$-グリセリン酸の増加により，TG合成が亢進する．また，LPLやHTGLの活性が低下するためVLDLの処理障害も加わり，高TG血症をきたす．

**c. 慢性腎不全（透析）** VLDLの異化の低下により高TG血症，低HDL-C血症がみられる．機序は明らかでない．

## 26・5・4 低TG血症を示すおもな疾患

無$\beta$-リポタンパク血症，甲状腺機能亢進症，肝疾患，吸収不良症候群など．

## 26・5・5 高HDL-C血症を示すおもな疾患

**a. 家族性CETP欠損症** 常染色体優性遺伝を示し，CETP欠損が成因でありアジア系人種に多い．ヘテロ接合体ではHDL-Cは 50～120 mg/dL 程度となり，ホモ接合体では 120 mg/dL 以上で，ときに 300 mg/dL を超える．LDLは減少し，粒子サイズの大きなHDLが増加する．

## 26・5・6 低HDL-C血症を示すおもな疾患

**a. タンジール（Tangier）病** 1961年にTangier島の少年で発見された脂質代謝異常症である．オレンジ色を呈する異常な扁桃の肥大と，肝脾腫，ニューロパチー，筋肉萎縮，角膜混濁による視力障害，早発性冠動脈疾患などが特徴である．血清脂質はT-Ch値 30～125 mg/dL と低下，TGは軽度上昇例が多く，HDL-Cは 5 mg/dL 以下と極端に減少する．アポタンパク質A-Iの低下が顕著である．細胞内のコレステロールをHDLに受け渡す際に必要なタンパク質であるATP結合カセット輸送体A1（ABCA1）の遺伝子変異が成因とされている．

## 26・6 高脂血症の治療

高脂血症は生活習慣の乱れがおもな原因であるため，まずは**食事療法**と**運動療法**から始める．食事療法と運動療法を行っても治療目標値に届かないときには，薬物療法を選択する．脂質降下薬にはHMG-CoA還元酵素阻害剤（スタチン），フィブラート系薬剤，陰イオン交換樹脂（レジン），プロブコールなどがある．

# 27 血液凝固線溶系疾患

**One Point Advice** 凝固線溶反応のプロセスは外傷をはじめとする血管損傷においてのみ作動するのではなく，健常人においても低いレベルで常時作動していると考えることが大切である．健常人においても全身の血管内皮細胞は流血中下（ずり応力＋壁圧）においてつねに傷つきそして修復されており，凝固系と線溶系の動的平衡状態であると考えられる．生理的血栓は血管内皮細胞の破綻により，"速やかに・必要な場所に・最小限の大きさに"形成される．その反応系は「開始・増幅・制御」から成り，そこでは血管・血小板・凝固因子・凝固制御因子（プロテインC・Sなど）・線維素溶解因子（プラスミンなど）・凝固線溶阻止因子（PAI-1など）・血行力学的要因（shear stressなど）・血管周囲結合組織が見事な調和をもって作動する．

本章では血液凝固線溶系疾患，つまり出血の異常や血栓形成などの病態を調べる検査について説明する（図27・1）．

## 27・1 血管の脆弱性を調べる検査

毛細血管の構造，機能は血管周囲結合組織，血小板，凝固線溶系をはじめ複数の因子により維持されていることから，これらを総合的に評価する検査である．

### 1 毛細血管抵抗試験
capillary resistance test

**基準値** 前腕屈側部の25 mmの円内に生じる点状出血が10個以内．

**測定値の意義** 血圧計のマンシェットを上腕に巻き，中間血圧（最高血圧と最低血圧の中間）で5分間加圧する．駆血帯をはずしたのち2分後に溢血斑の有無をみる．毛細血管の脆弱性に関与する因子の機能を総合的に表す．

**延長するとき** 血管の異常（遺伝性出血性毛細血管拡張症，アレルギー性紫斑病など），血小板の異常（特発性血小板減少性紫斑病，先天性血小板機能異常など），など．

**補足** 検査結果の再現性，信頼性は確立されていない．

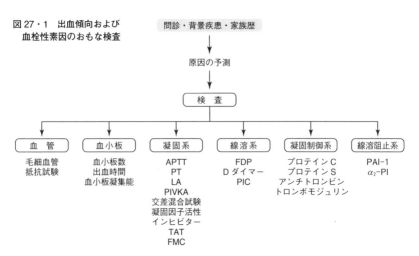

図27・1 出血傾向および血栓性素因のおもな検査

## 27・2 血小板の機能を調べる検査

**血小板**は血管の損傷部位に粘着，凝集することにより一次止血の役割を担うが，その本質は流血中下において活性化血小板のリン脂質膜を止血反応を進行させる反応の場として提供することにある．

### 1 出血時間 bleeding time

**基準値** Duke 法：1〜3分，6分以上は異常値．

**測定値の意義** 血管損傷における血小板血栓の形成（一次止血）に必要な因子を総合的に評価する．

**延長するとき** 血小板数減少，血小板機能異常症，凝固因子の異常（フォンヴィレブランド病など），血管の異常（遺伝性出血性毛細血管拡張症など），抗血小板薬の投与．

**補足** 精度，再現性に乏しい．出血時間によって手術時の出血量の推定や出血の危険性の判断はできない．

### 2 血小板凝集能 platelet aggregation

**基準値** 高濃度の凝集惹起物質にて最大凝集率 50% 以下のときは異常．

**測定値の意義** クエン酸ナトリウム（3.2%）採血管にて採血した血液より作成した多血小板血漿に，アデノシン二リン酸（ADP），コラーゲン，アドレナリン，リストセチンなどの凝集惹起物質を添加して凝集反応を測定する．比濁法と散乱光法がある．血小板凝集曲線から，一次凝集，二次凝集，凝集解離，最大凝集，潜伏時間（lag time），形状変化（shape change）の現象を読み取る．血小板機能異常症の診断に有用である．

**低下するとき** 血小板機能異常症，無フィブリノゲン血症．

**亢進するとき** 低濃度の凝集惹起物質や無刺激による凝集（自然凝集）を認めるときは凝集亢進の可能性を考える．

**補足** リストセチンによる凝集は，血小板の活性化による顆粒分泌を伴わず，血漿中の高次構造の変化したフォンヴィレブランド因子（VWF，後述）と血小板膜上のGPIb（glycoprotein Ib）の結合を介する反応であり，aggregation と区別して agglutination とよぶ．

## 27・3 凝固系の機能を調べる検査

凝固系にかかわる分子のなかで，フィブリンポリマー，安定化フィブリンは血液中に溶けない分子であることを認識しておくことは大切である．凝固系は可溶性から不溶性へのダイナミックな変換反応であり，活性化血小板のリン脂質膜上でカスケード反応（図 27・2 参照）として増幅される．

### 1 活性化凝固時間（ACT） activated clotting time

**基準値** 90〜120 秒

**測定値の意義** カオリンなどの活性化剤と全血を混合して内因系凝固反応を活性化させ，クロット形成するまでの時間を測定する．手術時の血中ヘパリン濃度のモニタリングとして用いられることが多い．

**延長するとき** ヘパリンの投与，抗凝固薬の投与，内因系凝固因子の欠損症・異常症，抗リン脂質抗体症候群，血小板数の低値（5万以下）など．

**補足** 全血を用いた検査が可能であり，POCT機器として手術室などで用いられる．

### 2 活性化部分トロンボプラスチン時間（APTT） activated partial thromboplastin time

**基準値** 30〜40 秒程度

**測定値の意義** クエン酸ナトリウム（3.2%）採血管にて採血した血液より作成した血漿にシリカやエラジン酸などの接触因子（第XII因子）活性化剤とリン脂質を

加え，血漿中の接触因子を活性化したのち，Caイオンを加えて凝固反応を開始させフィブリンポリマーが生成するまでの時間を測定するものである．内因系凝固因子（高分子キニノゲン，血漿プレカリクレイン，第XII，XI，IX，VIII因子）と共通系凝固因子（第X，V因子，プロトロンビン，フィブリノゲン）の欠乏・異常あるいは凝固阻害因子の存在を反映する．

(延長するとき) 内因系および共通系凝固因子の欠乏症・異常症（血友病A・Bなど）・自己免疫性後天性凝固因子欠乏症，ヘパリンの投与，ワルファリンの内服，播種性血管内凝固症候群，ループスアンチコアグラントなど．

(短縮するとき) 採血手技の問題である場合が多い．病的意義は少ない．

(補足) 部分トロンボプラスチン（リン脂質）とは組織トロンボプラスチン（リン脂質＋組織因子）の一部の意味である．

### 3 プロトロンビン時間(PT)
prothrombin time

(基準値) 10～12秒程度

(測定値の意義) クエン酸ナトリウム（3.2％）採血管にて採血した血液より作成した血漿に組織因子，リン脂質（リポソーム），Caイオンを加えてフィブリンポリマーが生成されるまでの時間を測定する．外因系凝固因子（第VII因子）と共通系凝固因子（第X，V因子，プロトロンビン，フィブリノゲン）の欠乏・異常あるいは凝固阻害因子の存在を反映する．ワルファリンによる抗凝固療法のモニタリング検査として使われる．

(延長するとき) ワルファリンの内服，外因系および共通系凝固因子の欠乏症・異常症・自己免疫性後天性凝固因子欠乏症，ビタミンK欠乏症，肝予備能の低下，播種性血管内凝固症候群など．

(短縮するとき) 病的意義は少ない．

(補足) PT反応においてはPT試薬に含まれる多量の活性化第VII因子により直接凝固第X因子が活性化されるが，生体内における活性化第VII因子のおもな基質は凝固第IX因子である．

### Note
#### PT-INR
国際標準化比PT-INR（International Normalized Ratio）は，ワルファリン治療の用量の管理に用いられる．トロンボプラスチン試薬（組織因子＋リン脂質）の感度は試薬ごとに異なるため，国際標準品を基準として各試薬の感度（international sensitivity index, ISI）が定められる．したがってPT-INR＝（プロトロンビン比）$^{ISI}$にて求められる．

ISI/INRシステムでの施設間差を収束させるために，①～③が提唱されている．

① Local SI方式：正常血漿とワルファリン服用患者血漿について，WHO標準試薬と対象試薬を用いて各施設の機器・試薬によりPTを測定し，回帰式から各施設での測定法を較正する補正SIを設定する．

② Local ISI方式：WHO標準試薬と正常・患者血漿の代わりにINR表示血漿のPTを測定して得られた回帰式の傾きから補正SIを設定する．

③ Local calibration(L-C)方式：INR表示血漿のINRから各施設の機器・試薬で検量線を作成し，PTの実測値をプロットして検体のINRを直接求める．

### 4 トロンボテストおよびヘパプラスチンテスト
thrombotest, hepaplastin test

(基準値) トロンボテスト 70％以上
ヘパプラスチンテスト 70～130％

(測定値の意義) ① **トロンボテスト**：被検血

漿にビタミンK"非"依存性凝固因子（ウシBa吸着血漿：フィブリノゲン，第V，第VIII，第XI，第XII因子を含む）を補填して，内因系，外因系凝固系を活性化させて凝固時間を測定することより，第VII，第X因子，プロトロンビンの活性を特異的に反映する．$Ca^{2+}$の存在下に内因系はリン脂質複合体（セファリン）により，外因系は組織トロンボプラスチン（ウシ脳トロンボプラスチン）にて活性化させる．

② ヘパプラスチンテスト：トロンボテストと同じ原理であるが，ウシ脳トロンボプラスチンの代わりにウサギ脳トロンボプラスチン試薬を用いることにより，被検血漿中のPIVKAの影響を受けない．プロトロンビン，第VII，第X因子の活性を特異的に評価する検査である．

**延長するとき** ビタミンK欠乏症，肝予備能の低下，ワルファリン内服，経口Xa阻害薬・経口トロンビン阻害薬の内服．

**短縮するとき** 病的意義は少ない．

**補足** プロトロンビン時間の延長を認めた際に，トロンボテストあるいはヘパプラスチンテストが正常であれば，第V因子の欠乏・異常症が疑われる．

### 5 凝固因子 coagulation factor
フィブリノゲン・フィブリン
凝固第VIII，IX，XIII因子
フォンヴィレブランド因子

● **フィブリノゲン・フィブリン**（fibrinogen, fibrin）

**基準値** 200〜400 mg/dL

**測定値の意義** フィブリノゲンは肝細胞で1日当たり約2g産生される分子量340 kDaの糖タンパク質である．トロンビンによってAα鎖，Bβ鎖，γ鎖より成り，2量体$(A\alpha-B\beta-\gamma)_2$を構成している．トロンビンによりフィブリノペプチドA（FPA），フィブリノペプチドB（FPB）がおのおのAα鎖，Bβ鎖より切断され難溶性（フィブリンモノマー）となる．フィブリンモノマーは自己重合してフィブリンポリマーとなり活性化第XIII因子により架橋結合されて安定化フィブリンとなる．急性炎症において顕著に変動する急性期反応タンパク質の一つである．

**増加するとき** 感染症，妊娠，悪性腫瘍，糖尿病，腎疾患，膠原病など．

**減少するとき** 先天性フィブリノゲン欠乏症・異常症，肝予備能の低下，線溶亢進，L-アスパラギナーゼの投与，蛇咬症など．

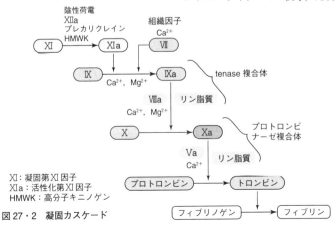

図27・2 凝固カスケード

補足　FPA，FPBを構成するアミノ酸は親水性に富んでおり，高濃度のフィブリノゲンの血液中での可溶性に寄与している．

● 凝固第Ⅷ因子（coagulation factor Ⅷ）
基準値　60〜140％
測定値の意義　第Ⅷ因子はトロンビンにより活性化され，血小板膜上でtenase複合体（活性化第Ⅸ因子・活性化第Ⅷ因子・リン脂質・カルシウムイオン）として第Ⅹ因子を活性化して凝固反応を著しく促進する．循環血中ではフォンヴィレブランド因子と非共有結合して存在しており，半減期は約8〜10時間．血友病Aは第Ⅷ因子の量的・質的異常によるX連鎖性劣性遺伝形式の先天性出血性疾患である．また，後天性血友病は，高齢者あるいは基礎疾患を背景に第Ⅷ因子に対する自己抗体（インヒビター）が出現して重篤な出血症状を呈する疾患である．

低下するとき　先天性血友病A，後天性血友病A，フォンヴィレブランド病．

補足　血友病Aの臨床的重症度は，第Ⅷ因子活性の程度によって，1％未満を重症型，1〜5％未満を中等症型，5％以上を軽症型と分類する．

● 凝固第Ⅸ因子（coagulation factor Ⅸ）
基準値　60〜140％
測定値の意義　第Ⅸ因子は肝臓で合成されるビタミンK依存性凝固因子である．血中半減期は18〜24時間．第Ⅸ因子はカルシウムイオン存在下において活性化第Ⅶ因子/組織因子複合体（外因系）あるいは活性化第ⅩⅠ因子（内因系）により活性化第Ⅸ因子となる．活性化第Ⅸ因子はリン脂質上で活性化第Ⅷ因子とともにtenase複合体（活性化第Ⅸ因子・活性化第Ⅷ因子・リン脂質・カルシウムイオン）として第Ⅹ因子を活性化して凝固反応を著しく促進する．血友病Bは第Ⅸ因子の量的・質的異常によるX連鎖性劣性遺伝形式の先天性出血性疾患である．

延長するとき　先天性血友病B，ビタミンK欠乏症．

補足　抗活性化第Ⅸ/Ⅹ因子ヒト化二重特異性モノクローナル抗体が血友病Aに対する第Ⅷ因子の機能代替製剤として使用されるようになった．

● 凝固第ⅩⅢ因子（coagulation factor ⅩⅢ）
基準値　70〜120％（活性測定は合成基質法，モノダンシルカダベリン法，抗原量測定はラテックス凝集法，ELISA法がある）
測定値の意義　第ⅩⅢ因子は二つのaサブユニットと二つのbサブユニットからなるヘテロ四量体であり，Caイオンの存在下にトロンビンにより活性化される．活性化第ⅩⅢ因子はフィブリンポリマーどうしを架橋結合するトランスグルタミナーゼであり，不安定フィブリンを安定化フィブリンに変換する．また，活性化第ⅩⅢ因子はフィブリンに$\alpha_2$-プラスミンインヒビター（$\alpha_2$-PI），フィブロネクチンを架橋結合することにより，フィブリン網に抗線溶活性を賦与するとともに，創傷治癒に寄与する．

低値になるとき　先天性第ⅩⅢ因子欠乏症・異常症，自己免疫性後天性凝固第ⅩⅢ/13因子(F13)欠乏症，シェーンライン・ヘノッホ紫斑病など．

補足　出血傾向の検査に用いられるAPTT，PTは第ⅩⅢ因子欠乏症・異常症においては正常範囲である．

● フォンヴィレブランド因子（VWF, von Willebrand factor）
基準値　VWF抗原量　50〜150％程度〔ラテックス凝集比濁法〕，VWF:Rco（リストセチンコファクター活性）60〜170％
測定値の意義　血管内皮細胞，巨核球で産生され，超巨大マルチマーとして分泌される分子量約250,000のタンパク質である．VWF切断酵素であるADAMTS13によって分子の長さが調節される．血中，血管内皮細胞のWeibel-Palade小体，血小板，内

> **Note** **ADAMTS13**
>
> ADAMTS13 (a disintegrin-like and metalloprotease with thrombospondin type 1 motifs 13) は VWF を切断する酵素であり，おもに肝星細胞で合成され循環血中に分泌される．血漿中の濃度は 0.5～1 μg/mL．ADAMTS13 によりマルチマーである VWF の分子量が調節される．ADAMTS13 による VWF の切断部位は VWF の A2 ドメイン内にあり，VWF がコラーゲン分子上にアンカーされて，ずり応力により伸展すると切断部位が現われる．血漿 ADAMTS13 活性の著減は血栓性血小板減少性紫斑病 (TTP) の原因となる．ADAMTS13 の遺伝子異常は先天性 TTP (Upshaw-Schulman 症候群) の原因となり，ADAMTS13 に対する自己抗体 (インヒビター) による活性低下は後天性 TTP の原因となる．2018 年 4 月より ADAMTS13 の活性およびインヒビターの検査は保険適用となっている．

> **Note** **凝固一段法**
>
> 凝固因子は本来の凝固能を発揮するのに必要な最低限の抗原量よりも過剰に血漿中に存在する．したがって，被検血漿を 10 倍に希釈して測定目的以外の凝固因子の影響を除き，測定目的の凝固因子の欠乏血漿を加え，測定目的の凝固因子が内因系であれば APTT，外因系であれば PT を測定することにより，測定目的の凝固因子の活性を標準血漿の相対値として測定する．

皮下組織に存在する．血中では種々の大きさのマルチマーが存在する (500～15,000 kDa)．血小板の粘着，第 VIII 因子の安定化作用をもち，分子内に第 VIII 因子結合部位，血小板 GPIb 結合部位，ADAMTS13 による切断部位，コラーゲン結合部位，インテグリン結合部位，ジスルフィド結合による VWF のマルチマー形成部位があり，血管損傷により内皮下組織のコラーゲンにアンカーされた VWF はずり応力により球状から伸展することにより血小板 GPIb 結合部位が現われる．抗生物質の一種であるリストセチンは，ずり応力非依存性に血漿中の VWF を伸展させる．リストセチンコファクター活性は固定化した健常人血小板と被験者血漿の混合液にリストセチンを添加し VWF-血小板 GPIb 結合部位を介した血小板凝集 (agglutination) を測定する．

**高値になるとき** 肝炎，肝硬変，ネフローゼ症候群など，妊娠．

**低値になるとき** フォンヴィレブランド病 (量的，質的異常により病型分類される)．

**補足** O 型の血液型は他の血液型に比較して VWF 抗原量が約 30% 低値であることが知られている．

## 27・4 凝固制御系の機能を調べる検査

凝固制御系は凝固反応のみならず，血栓のサイズを制御する．アンチトロンビンは"流れている"トロンビンを捕捉する．血管内皮細胞上のトロンボモジュリンは"流れてくる"トロンビンを捕捉する．凝固制御系は血液の流れを意識したシステムといえる．

### 1 アンチトロンビン (AT)
antithrombin

**基準値** 抗原量 15～31 mg/dL
活性値 70～130%

**測定値の意義** アンチトロンビンは肝臓で合成される分子量 58,000 のセリンプロテアーゼインヒビターである．トロンビンや

活性化第X因子と1対1に結合する．その阻害活性はヘパリンとの結合により著しく高まる．生体内では血管内皮細胞上にあるヘパリン様物質（ヘパラン硫酸）と複合体を形成することにより内皮細胞の抗血栓性に寄与している．

**測定法・測定原理** 測定原理としては，被検血漿にヘパリンを加えて形成されたヘパリン/アンチトロンビン複合体に一定過剰量のトロンビン（トロンビン法）あるいは活性化第X因子（FXa法）を加えると，ヘパリン/アンチトロンビン複合体の量に応じてトロンビン（あるいは活性化第X因子）は不活化する．そこで，残存しているトロンビン（あるいは活性化第X因子）を合成基質法あるいは凝固法にて測定することにより，間接的にアンチトロンビン活性値を求める．活性化第X因子を用いる方法は，ヘパリンコファクターⅡを測り込まない利点がある．抗原量はラテックス免疫比濁法にて測定される．

**低値になるとき** 先天性AT欠乏症（Ⅰ型），先天性AT異常症（Ⅱ型），播種性血管内凝固症候群，肝予備能低下，L-アスパラギナーゼの投与など．

**補足** 直接作用型経口抗凝固薬（DOAC）の投与において，トロンビン阻害薬はトロンビン法における，Xa阻害薬はFXa法におけるAT活性が偽性高値となる．

### Note 先天性アンチトロンビン欠乏症

AT遺伝子異常によるAT欠乏症・異常症は代表的な血栓性素因の一つである．常染色体優性遺伝形式をとる．AT異常症の一部はホモ接合体として報告されているが，通常はヘテロ接合体でホモ接合体は胎生致死的と考えられている．抗原量・活性値ともに低下する量的異常（TypeⅠ）と抗原量正常で活性のみ低下する質的異常（TypeⅡ）がある．

## 2 プロテインC（PC） protein C

**基準値** 抗原量 2.4～6.0 μg/mL
活性値 70～130%

**測定値の意義** プロテインCは肝臓で合成される分子量約62000のビタミンK依存性の凝固制御タンパク質である．プロテインCは血管内皮細胞上のトロンボモジュリンに結合したトロンビンにより活性化され，プロテインSの補因子作用のもとに活性化第Ⅴ因子と活性化第Ⅷ因子を分解して失活させ凝固活性化を阻害する．プロテインCの血中半減期は6～8時間である．生体内ではトロンボモジュリンは正常な内皮細胞上に発現しているので，活性化プロ

### Note 先天性プロテインC欠乏症

PC遺伝子異常による先天性PC欠乏症・異常症は人口10万人あたり1～2人の頻度であり代表的な血栓性素因の一つである．ほとんどはヘテロ接合体でまれにホモ接合体/複合ヘテロ接合体のPC変異がみられ，新生児期に電撃性紫斑病など重篤な血栓症を発症することがある．抗原量・活性値ともに低下する量的異常（TypeⅠ）と抗原量正常で活性のみ低下する質的異常（TypeⅡ）がある．

### Note APCレジスタンス

活性化プロテインC（APC）に対する抵抗性により血栓傾向となる疾患概念をいう．1993年Dahlbäckらが提唱した．その本態はAPCによる活性化第Ⅴ因子の開裂部位の変異（Arg506Gln，第Ⅴ因子ライデン変異とよばれる）により活性化第Ⅴ因子が不活化されずトロンビン産生が抑制されないことにより血栓症をきたすことがわかっている．日本人における第Ⅴ因子ライデン変異は報告されていない．

テインCが生成されるためには血栓形成部位にて産生されたトロンビンが血流依存的にトロンボモジュリンに到達する必要がある．その意味ではプロテインCの活性化は血流依存的といえるかも知れない．

**測定法・測定原理** プロテインC活性の測定は，被検血漿にプロテインCを活性化する蛇毒（プロタック）を加え活性化プロテインCとし，プロテインC除去血漿と混和してAPTT延長効果をみる凝固時間法と発色合成基質の分解能をみる合成基質法がある．プロテインC抗原量の測定は，抗プロテインC抗体を用いたELISA法やラテックス凝集法がある．

**低下するとき** 先天性PC欠乏症（I型），先天性PC異常症（II型），肝予備能の低下，ビタミンK欠乏症，ワルファリン内服，播種性血管内凝固症候群．

**補足** 直接作用型経口抗凝固薬（DOAC）の投与下では，凝固時間法での測定はPC活性が偽性高値となる．合成基質法による測定は影響を受けない．

## 3 プロテインS（PS） protein S

**基準値**
抗原量 総PS値〔ELISA法〕：15～30 μg/mL
遊離型PS値：6～13 μg/mL
活性値〔凝固時間法〕：70～160％

**Note**

### トロンボモジュリン

トロンボモジュリン（TM）はおもに血管内皮細胞に存在する**トロンビン受容体**である．TMに結合したトロンビンは，遊離型トロンビンがもつ凝固促進活性（フィブリン生成，凝固第V因子・凝固第VIII因子・凝固第XIII因子の活性化，血小板の活性化など）を失い，プロテインC（PC）を活性化して凝固反応を制御する．抗炎症作用も有するとされる．遺伝子組換えトロンボモジュリン製剤（TMα）は播種性血管内凝固症候群の治療薬として使用されている．

**Note**

### ビタミンK依存性凝固因子とPIVKA

ビタミンK（Kはドイツ語のKoagulationに由来）には，$K_1$と$K_2$があり，$K_1$は植物由来で緑黄野菜・豆類に多く含まれ，$K_2$は腸内細菌叢で合成される．納豆に多量に含まれることはよく知られている．プロトロンビン，FVII（凝固第VII因子），FIX，FX，プロテインC，プロテインS，プロテインZの合成に必須のビタミンである．これらのビタミンK依存性タンパク質は，N末端側にGlaドメインを有する．Glaはグルタミン酸のγ位の炭素原子に1個のカルボキシル基が余分に付加されたもので，この付加反応はビタミンK依存性カルボキシラーゼにより触媒される．ビタミンK不足ではGlaの合成ができず，異常な凝固因子（Protein Induced by Vitamin K Absence, **PIVKA**）が産生される．PIVKAはホスファチジルセリンへの結合能を欠くため，リン脂質依存性の凝固反応に異常をきたす．**ワルファリン**は，クローバーの干し草を飼料にしたウシが出血症状を示したことから発見されたジクマロールの誘導体であり，その名はWisconsin Agricultural Research Foundationとクマリン（Coumarin）に由来する．正常なビタミンKの生成を阻害することより抗凝固薬として用いられ，PTはワルファリンの薬効の指標として用いられるが，その評価にはワルファリン内服により生成したPIVKA-凝固因子はPT反応を阻害しないという前提がある．

**測定値の意義** プロテインSはおもに肝臓で産生される分子量約80,000のビタミンK依存性の凝固制御タンパク質である．活性化プロテインCの補因子として活性化第V因子と活性化第VIII因子を不活化して凝固反応を制御する．血中プロテインSの約60%は補体制御タンパク質の一種であるC4b結合タンパク質と結合しており，約40%が遊離型として存在する．活性化プロテインCに対する補因子活性を有するのは遊離型のみである．

**測定法・測定原理** 抗原量の測定は，ELISAにより遊離型およびC4b結合タンパク質との結合型プロテインSの総プロテインSあるいは，ラテックス法にて遊離型プロテインSのみの双方が可能である．遊離型プロテインSの活性測定はプロテインS除去血漿に被検血漿，活性化プロテインC，活性化第V因子を加え，被検血漿の遊離型プロテインSによる活性型プロテイ

> **Note　先天性プロテインS欠乏症**
>
> PS遺伝子異常による先天性PS欠乏症・異常症は代表的な血栓性素因の一つである．ほとんどはヘテロ接合体でホモ接合体/複合ヘテロ接合体にてPS活性が著しく低下していると新生児期に電撃性紫斑病など重篤な血栓症を発症することがある．PS異常症にはI型〜III型の病型があり，I型では遊離型PSとPS-C4b結合タンパク質複合体がともに減少，II型ではPSの活性化プロテインC（APC）コファクター活性のみが減少し遊離型・複合体型PSは正常，III型では遊離型PSのみが減少する．先天性PS異常症の頻度は日本人では著しく高く，II型PS異常症を呈するPS-Tokushima変異（Lys196Glu）は日本人の約55人に1人の頻度で存在し，静脈血栓塞栓症のオッズ比は3.74-8.56とされる．

ンCのAPTT延長作用を測定する．

**低値になるとき** 先天性PS欠乏症（I型），PS異常症（II型），肝予備能低下，ビタミンK欠乏症，妊娠，播種性血管内凝固症候群，薬物（エストロゲン製剤，ワルファリンなど）

**補足** エストロゲンはPSの合成を制御しており，妊娠時は低下する．直接作用型経口抗凝固薬（DOAC）の投与下では，凝固時間法での測定はPS活性が偽性高値となる．合成基質法による測定は影響を受けない．

## 27・5　凝固阻止因子の存在を調べる検査

凝固阻止因子の存在はAPTTなどの凝固時間の延長によって疑われるが，結果の解釈は出血傾向・血栓傾向の有無の確認のうえで行うことが大切である（表27・1）．

### 1　交差混合試験　cross mixing test

**基準値** 判定は視覚的な判断で行う．APTTによる交差混合試験の場合，凝固因子インヒビター（後天性血友病など）症例では即時反応（混合直後）は"下に凸"または"直線"，遅延反応（2時間インキュベーション後）では"上に凸"．ループスアンチコアグラント（LA）症例では，即時反応で"上に凸"または直線，遅延反応でも"上に凸"または直線．内因系凝固因子欠損症（血友病など）症例では即時反応で"下に凸"，遅延反応においても"下に凸"．

**測定値の意義** 凝固時間，凝固因子活性は先天性および後天性のさまざまな要因によって延長する．したがって診断のプロセスの指針を与えてくれるのが交差混合試験である．この検査は被検血漿と正常血漿を，たとえば，10：0，8：2，5：5，2：8，0：10の比で混合し，混合直後および2時間インキュベーション後の凝固時間（APTT，KCTなど）あるいは因子活性を

表 27・1 PT・APTT から出血傾向の病態推定への概観[a]

| PT | APTT | Fbg 定量 | ヘパプラスチンテスト | 異常分子あるいは病態の推定 | 病態の確定 |
|---|---|---|---|---|---|
| 正常 | 正常 | 正常 | 正常 | FXIII<br>PAI-1<br>$\alpha_2$-PI<br>VWF<br>血小板<br>血管 | ・交差混合試験<br>・インヒビター定量<br>・因子活性測定<br>・LA 確認試験<br>・血小板機能検査<br>・毛細血管抵抗試験<br>など |
| 正常 | 延長 | 正常 | 正常 | FXII<br>FXI<br>FIX<br>FVIII<br>VWF | |
| 延長 | 正常 | 正常 | 低下 | FVII | ・交差混合試験<br>・インヒビター測定<br>・因子活性測定<br>・LA 確認試験<br>・PIVKA 測定<br>など |
| 延長 | 延長 | 正常 | 低下 | FX<br>FII<br>Vit K 欠乏症 | |
| | | 低下 | | 肝硬変 | |
| | | 正常 | 正常 | FV | |
| | | 低下 | | Fig | |

a) 出典: 橋口照人, 臨床血液, 58, 288 (2017) より改変.

### Note ループスアンチコアグラント

ループスアンチコアグラント (LA) は, 個々の凝固因子活性を阻害することなくリン脂質依存性凝固反応を阻害する免疫グロブリンと定義される. LA はリン脂質依存性凝固時間の延長として検出されるが, LA の責任抗体は明確にされていない. LA は, 動静脈血栓症や妊娠合併症を主症状とする抗リン脂質抗体症候群 (APS) の診断的検査項目であり, 特に血栓症状との関連が強い. また, 悪性腫瘍などに合併し LA が検出される場合があり, 血栓症の単独のリスクファクターでもある.

測定する. 凝固時間の延長あるいは因子活性の低下が, 凝固因子の欠損によるものか, 凝固因子に対するインヒビター (ルー プスアンチコアグラントを含む) によるものかをスクリーニングする検査である.

**補足** 一般的な結果の解釈として, 下に凸であれば凝固因子の欠損, 上に凸であれば凝固因子に対するインヒビターの存在を疑うこととされているが, 凝固一段法の原理より, 少量 (たとえば 20%) の正常血漿の添加によって凝固時間が効率よく補正 (正常化) されなければ凝固因子に対するインヒビターの存在を疑うことが本質的な解釈である.

### 2 インヒビター定量 (ベセスダ法)
inhibitor quantitation (Bethesda assay)

**基準値** 検出されない

**測定値の意義** ベセスダ (Bethesda) 法は凝固因子に対する抗体 (インヒビター) の凝固因子阻害活性を測定するものである. 阻害活性はベセスダ単位 (BU/mL) で表

現され，1 BU/mL は正常血漿1 mL 中に存在する凝固因子活性を50%阻害する力価と定義される．0.5 BU/mL 以上を陽性と判断する．

〔検出されるとき〕後天性血友病をはじめとした自己免疫性凝固因子欠乏症．

〔補足〕ループスアンチコアグラント症例ではしばしば偽陽性となる．凝固因子活性の阻害様式には，抗体濃度に比例し，活性を完全に阻害するタイプ1インヒビターと，抗体濃度に比例せず，不完全に阻害するタイプ2インヒビターの2通りがある．同種抗体ではタイプ1，自己抗体ではタイプ2が多い．

## 27・6 凝固系の作動状態を調べる検査

凝固系の作動レベルを決める鍵分子はトロンビンである（図27・3）．トロンビンがフィブリノゲンに作用するとフィブリンモノマーが生成され凝固系の完成へとプロセスされる．流血中のトロンビンはアンチトロンビンで不活化され，トロンボモジュリンに結合したトロンビンはプロテインCを活性化して凝固反応を制御する．全身の血管にはトロンビン受容体が発現しており，過剰のトロンビン産生は全身性炎症反応症候群の病態を修飾する．

### 1 トロンビン-アンチトロンビン複合体（TAT）
thrombin-antithrombin complex

〔基準値〕3 ng/mL 未満

〔測定値の意義〕TAT は，トロンビンとその阻止因子であるアンチトロンビンが1:1結合した複合体である．トロンビン生成を鋭敏に反映する凝固活性化マーカーである．固相化した抗トロンビン抗体に結合したTAT を抗アンチトロンビン標識抗体により検出する．TAT の血中半減期は3～数分とされる

〔高値になるとき〕播種性血管内凝固症候群（DIC），静脈血栓塞栓症，など．

〔補足〕"日本血栓止血学会 DIC 診断基準 2017年版"において，TAT は SF，$F_{1+2}$ とともに凝固活性化マーカーとして採用された．

### 2 フィブリンモノマー複合体（FMC）
fibrin monomer complex

〔基準値〕6.1 μg/mL 以下

〔測定値の意義〕凝固系の活性化により生成されたトロンビンがフィブリノゲンに作用しフィブリノペプチド A（FPA），フィブリノペプチド B（FPB）を切断するとフィブリンモノマー（FM）となる．このFM 1分子と Fbg 2分子の複合体を可溶性フィブリン（SF, soluble fibrin）とよぶ．また，FM はフィブリノゲンのみならずフィブリノゲン分解産物（FgDP, Fg degradation product），フィブリン分解産物（FDP），フィブロネクチンなどとも複合体を形成する．FM や SF も含めたこれらの複合体を総称してフィブリンモノマー複合体（FMC；可溶性フィブリンモノマー複合体，SFMC）とよぶ．

〔高値になるとき〕播種性血管内凝固症候群，静脈血栓塞栓症，など．

〔補足〕FPA，FPB は親水性に富んでいることから，FPA，FPB を切断されたフィブ

> **Note** プロトロンビンフラグメント$_{1+2}$
>
> 活性化第X因子によるプロトロンビンのトロンビンへの変換の際にプロトロンビンから遊離するN末端の274個のアミノ酸からなるペプチドであり凝固活性化マーカーとなる．血中半減期は，約90分である．固相化した抗ヒト $F_{1+2}$ 抗体に結合した $F_{1+2}$ を標識抗ヒトプロトロンビン抗体により検出する．

リノゲン（フィブリンモノマー）は難溶性となり，その後の反応は自己重合してフィブリンポリマー（不溶性）となり活性化第XIII因子の基質となる方向とFMCとして可能性を保つ方向に分かれる．

## 27・7 線溶系・線溶制御系の機能を調べる検査

血栓症の発症機序を考察するとき，たとえ異常な血栓が形成されたとしても線溶系によって溶解すれば血栓症は発症しない．また，線溶系にもしっかり制御機構が存在しており，その破綻は出血傾向をきたす．

### 1 プラスミノゲン plasminogen

**基準値** $100 \pm 30\%$

**測定値の意義** プラスミノゲンはおもに肝臓で合成される分子量約92,000の糖タンパク質．フィブリンを加水分解する**プラスミン**の前駆体である．組織型プラスミノゲンアクチベーター（t-PA）によりプラスミンとなる．t-PAおよびプラスミノゲンはフィブリンに親和性が高く，フィブリン上で効率よく線溶反応は進行する．組織のリモデリングにも寄与する．

**低値になるとき** 播種性血管内凝固症候群，肝予備能の低下．

**補足** 日本では，Ala620がThrに変異した先天性プラスミノゲン異常症のヘテロ接合体が25〜30人に1人の頻度で存在するが，血栓性素因になるとは考えられていない．

### 2 プラスミノゲンアクチベーターインヒビター（PAI-1）
plasminogen activator inhibitor-1

**基準値** 50 ng/mL未満

**測定値の意義** PAI-1は分子量約42,700のタンパク質．おもに血管内皮細胞と肝細胞から合成分泌される．血中のPAI-1は活性型，組織型プラスミノゲンアクチベーター（tPA）との複合体，活性のない潜在型などとして存在するが，血中の全PAI-1はこれらを一緒に測定している．敗血症などの炎症にて高値を示し線溶系を抑制する．

**高値になるとき** 敗血症に伴う播種性血管内凝固症候群

**補足** 先天性のPAI-1欠乏症では出血傾向をきたす．PAI-1は脂肪細胞からも分泌されメタボリック症候群における血栓傾向の病態に関与する．

### 3 $\alpha_2$-プラスミンインヒビター（$\alpha_2$-PI） $\alpha_2$-plasmin inhibitor

**基準値** $100 \pm 30\%$

**測定値の意義** 分子量約67,000のタンパク質であり，肝臓で産生され血中に分泌される．$\alpha_2$アンチプラスミンともよばれ，プラスミン活性を阻害する．播種性血管内凝固症候群により線溶系が亢進すると著減する．活性化第XIII因子によりフィブリンのリジン残基に架橋結合することによりフィブリンはプラスミンに対して抵抗性となる．

**低値になるとき** 播種性血管内凝固症候群，t-PA投与（線溶療法）．

**補足** 先天性$\alpha_2$-PI欠乏症においては，フィブリンのプラスミンに対する抵抗性が失われ出血傾向をきたす．

## 27・8 線溶系の作動状態を調べる検査

線溶系の産物であるFDP，Dダイマーの存在を考察するとき，これらの分子は血液中に溶ける分子であることを認識することは重要である．線溶系は固相から液相へのダイナミックな変換反応であり，FDP，Dダイマーは血中に溶けるからこそ，分子としての意味がもたらされる（図27・3）．

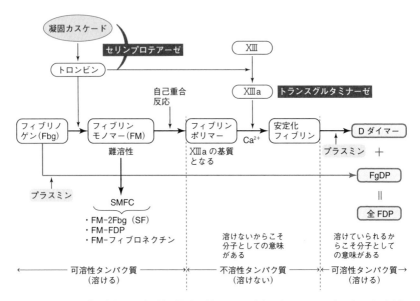

**図 27・3　凝固系で働くタンパク質**　[出典：橋口照人，臨床血液，58, 288（2017）より改変]

### 1 フィブリノゲン・フィブリン分解産物（FDP）　fibrin and fibrinogen degradation products

**基準値**　5 μg/mL，3 μg/mL 未満など測定試薬によって異なる．

**測定値の意義**　FDP とはプラスミンなどプロテアーゼによるフィブリノゲン・フィブリン分解産物の総称である（図 27・4）．フィブリノゲンはプラスミンによって切断され，X，Y，D および E 分画へ分解される．FDP はこれらの分画と D ダイマーを含む低分子から高分子に及ぶ構造的に多様性に富んだ不均一な分子群である．

**高値になるとき**　播種性血管内凝固症候群，静脈血栓塞栓症などの凝固亢進状態．

**補足**　血栓溶解療法や急性前骨髄球性白血病の病態では，フィブリンに依存しない過剰なプラスミンの生成によるフィブリノゲンの分解が生じ，FDP が高値・D ダイマー低値（FDP と D ダイマーの乖離）がみられる．

### 2 D ダイマー　D dimer

**基準値**　1.0 μg/mL 未満，0.5 μg/mL 未満など測定試薬により異なる．

**測定値の意義**　活性化第 XIII 因子によって架橋形成された安定化フィブリン・フィブリン網はプラスミンにより分解され DD/E，DD/E ポリマーの分画となる．D ダイマーの検出は架橋されたフィブリンが生成されたことを示し，D ダイマーの陰性は静脈血栓塞栓症を否定する根拠とされる．

**高値になるとき**　播種性血管内凝固症候群，静脈血栓塞栓症などの凝固亢進状態．

**補足**　プラスミンが架橋されたフィブリンを分解する際に，架橋部位（D-D ドメイン間）を切断しないことより多様な分子量の D ダイマーが生成されることになる．

# 27. 血液凝固線溶系疾患

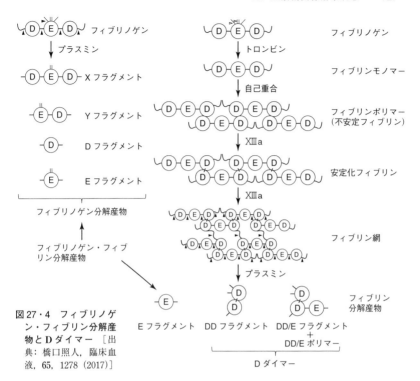

図 27・4 フィブリノゲン・フィブリン分解産物と D ダイマー ［出典：橋口照人，臨床血液, 65, 1278 (2017)］

## 3 プラスミン-$\alpha_2$-プラスミンインヒビター複合体 (PIC)
plasmin-$\alpha_2$ plasmin inhibitor complex

**基準値** 0.8 μg/mL 未満

**測定値の意義** $\alpha_2$-PI はプラスミンと 1 体 1 の複合体 (PIC) を形成してプラスミンの活性を阻害する．PIC の血中半減期は約 6 時間．プラスミン生成による線溶系活性化の指標となる．

**高値になるとき** 播種性血管内凝固症候群，静脈血栓塞栓症，t-PA 投与（抗線溶療法）

**補足** PIC 測定による線溶系活性化の程度の情報は播種性血管内凝固症候群における病態の評価に有用である．

### Note 凝固が起これば線溶が起こる（二次線溶反応）

凝固反応の結果，フィブリンが生成されると，フィブリンに親和性の高いプラスミノゲンアクチベーター (PA) とプラスミノゲンがこのフィブリンに結合してフィブリン上でプラスミノゲンからプラスミンの生成が効率よく起こり，プラスミンはフィブリンを分解する．このように凝固反応により生じたフィブリンを起点とする線溶反応を**二次線溶反応**とよぶ．

# 28 脳血管障害

**One Point Advice** 脳血管障害には，**脳出血**という出血性脳血管障害と**脳梗塞**という虚血性脳血管障害の相反する病態が生じうる．しかし，その多くは脳動脈硬化症を基礎に発症する．動脈硬化の危険因子としては，高血圧，糖尿病，高脂血症，喫煙などがあげられる．これらの危険因子の確認や，血液の出血・凝固異常の有無といった脳血管障害の病態把握のために，血液検査が有用である．

## 28・1 脳血管障害に有用な検査

一般に脳血管障害の確定診断にはCT，MRI，頸動脈エコーといった**画像診断**が有用であるが，ここでは詳細は省く．**血液検査**は病態を把握するために有用であり，次節で詳しく紹介する．意義としては，① 前述した危険因子の評価，② 血栓形成，凝固・出血異常の有無，③ 治療効果判定，に大きく分類される．③ ではワルファリンを用いた抗凝固療法によるプロトロンビン時間（PT）のコントロールが代表的である．近年使用される直接作用型経口抗凝固薬（DOAC）は，凝固検査のモニタリングが必要ないことが特徴である．

脳出血をきたしやすい血液凝固能低下については，PTおよび活性化部分トロンボプラスチン時間（APTT）でモニターする．脳梗塞では，血小板凝集と凝固因子による血液凝固が単独または複合的に生じることで血管閉塞にいたる．血液成分である血小板が活性化されると凝集塊が形成され止血へ進む．また，凝固異常をきたし脳梗塞の発症要因となる病態として抗リン脂質抗体症候群や，先天性にも生じる病態としてアンチトロンビン(AT)欠乏症，プロテインC欠乏症，プロテインS欠乏症があげられる．

## 28・2 簡易血液検査を用いた脳血管障害の原因スクリーニング

脳血管障害患者をみた場合，まずは高血圧，糖尿病，高脂血症，喫煙などの危険因子の有無を確認することが重要である．さらに，以下に述べる血液凝固能などの検査を実施し，血液の出血・凝固異常が原因であった場合は再発する可能性があるため，見逃してはならない（表28・1）．

表28・1 出血・凝固異常の病態と脳血管障害発症の関連

| 疾 患 | 血液異常所見 | 病 態 |
|---|---|---|
| **虚血性脳血管障害**（脳梗塞，一過性脳虚血発作） | 全血液成分の増加 | 多血症 |
| | 血小板数の増加 | 血小板増多症 |
| | フィブリノーゲン増加 | 血液粘度増加凝固亢進 |
| **出血性脳血管障害**（脳出血，くも膜下出血，慢性硬膜下血腫） | 血小板数の低下（通常 50,000/mL 以下） | 血小板減少症 |
| | 出血時間延長 | 血小板機能低下 |
| | PT, APTT 延長 | 凝固能低下 |

## 28・2・1 血液凝固・出血異常，血栓形成を検出する検査

### 1 血小板凝集能

**基準値** 基準値はないが，ADP，コラーゲン，アドレナリン（エピネフリン），リストセチンなどの血小板活性化物質添加による凝集能の低下や亢進を評価する．

**測定法・測定原理** 通常，透過法が用いられ，多血小板血漿（platelet-rich plasma, PRP）の光透過率を0％，乏血小板血漿（platelet-poor plasma, PPP）の光透過率を100％として，37℃撹拌条件下に血小板活性化物

質をPRPに加えたとき，凝集による光透過度亢進を経時的に記録する．

**測定値の意義** 血小板無力症，無フィブリノゲン血症でADPやコラーゲン凝集がみられない．フォンヴィレブランド(von Willebrand)病でリストセチン凝集が欠如．アスピリン内服時にADP二次凝集能が低下することより，ADPはアスピリンの薬効評価に用いられる．

**高値になるとき** 血栓形成疾患（脳梗塞，狭心症，糖尿病，川崎病など）．

**低値になるとき** 血小板無力症，ベルナール・スーリエ(Bernard-Soulier)症候群，フォンヴィレブランド病，抗血小板剤投与時，後天性血小板機能低下症．

## 2 抗リン脂質抗体

リン脂質に対する自己抗体で，おもに抗カルジオリピン抗体，抗$\beta_2$-グリコプロテインⅠ($\beta_2$GPI)抗体，ループスアンチコアグラントがある．

**基準値** 各測定会社によって異なるが高値が異常である．

**測定値の意義** これらの抗体は，凝固制御因子を阻害することで全身に血栓傾向を生じる．若年性脳梗塞，動静脈血栓症，習慣性流産などをきたす．全身性エリテマトーデス患者で高率に陽性を示す．APTTが延長することがあるため，本症を疑った場合は測定する．急性期治療は，点滴による血栓溶解療法や抗凝固療法（ヘパリン類）を，慢性期治療はワルファリン内服による抗凝固療法やアスピリンによる血栓予防である．

**高値になるとき** 抗リン脂質抗体症候群

## 3 抗凝固因子欠乏

欠乏により血栓形成を生じ，虚血性脳血管障害を呈しうる抗凝固因子を表28・2に示す．

**表28・2 欠乏を考慮する抗凝固因子**

| 抗凝固因子 | 作　用 |
|---|---|
| アンチトロンビン | トロンビン阻害 |
| プロテインC | 活性化凝固因子Ⅴa，Ⅷaの不活化 |
| プロテインS | 活性化プロテインCの補酵素 |

**基準値** 第27章を参照．

**測定値の意義** これらの因子の欠乏症は，多くは部分欠損となる．通常は症状がみられず，外傷，タンパク同化ステロイド薬などがきっかけとなったり，成人以降に発症することがある．抗凝固因子が欠乏するため，血栓形成傾向がみられる．脳動脈・静脈血栓症が初発の場合もあり，50歳以下の発症や家族歴，静脈血栓の既往などがあれば，測定する必要がある．ワルファリンによる抗凝固療法で血栓予防をする．

**低値になるとき** 常染色体優性遺伝で大部分はヘテロ接合体の場合．二次性の場合では，播種性血管内凝固症候群，肝機能障害，ビタミンK欠乏症で，低下する．

## 4 脳梗塞の凝血学的分子マーカー

脳梗塞における過凝血状態のマーカーと評価法の概略を表28・3（次ページ）に示す．

**測定値の意義** 若年性脳梗塞，再発性脳梗塞などで原因が不明な場合，分子マーカーを評価し，過凝固状態の原因を判定する．太い主幹動脈が閉塞するアテローム血栓性脳梗塞では動脈内での血小板血栓形成を反映して血小板活性化因子が増加する．心臓内で形成された血栓が脳へ詰まる心原性脳塞栓では，フィブリン血栓形成を反映して凝固が亢進し，さらに線溶系も二次的に亢進する．細動脈閉塞によるラクナ梗塞では，いずれのマーカーも大きく変動しない．

表 28・3 脳梗塞病型別の凝血分子マーカー変化

| 検査名 | | 血小板活性化 | 凝固亢進 | 線溶亢進 |
|---|---|---|---|---|
| | | βトロンボグロブリン,血小板第4因子 | TAT(トロンビン・アンチトロンビンⅢ複合体),フィブリンモノマー | Dダイマー |
| 病型 | アテローム血栓症 | ↑↑ | ↑ | ↑ |
| | ラクナ梗塞 | → | → | → |
| | 心原性脳塞栓症 | ↑ | ↑↑ | ↑↑ |

↑↑: 著明に上昇, ↑: 上昇, →: 変化なし

## 28・2・2 抗凝固療法の治療効果判定のための検査

### 1 抗凝固療法

直接作用型経口抗凝固薬(direct oral anticoagulants, DOAC)にはトロンビン阻害薬とXa阻害薬があり,抗凝固の薬効評価が必要ない.ワルファリンによる抗凝固療法では,以下のようにINR-PT値を基準に薬効評価を行い,内服量を調整し,凝固時間をコントロール(延長)する.ワルファリン内服時には,作用を減弱させるビタミンKが豊富な食事(納豆,クロレラなど)を避ける指導を行う.

**基準値**
・内服なしでの基準値: 0.90〜1.10[1]
・弁膜症のない心房細動[1]
 (70歳未満): 2.0〜3.0
 (70歳以上): 1.6〜2.6
・弁膜症,人工弁置換: 2.0〜3.0[1]

**測定値の意義** 心房細動,左室内血栓,心筋梗塞後などの状態では,心臓の左房,左室内に生じた血栓が流れて脳血管に閉塞する心原性脳塞栓を生じる可能性がある.これらの原因による脳塞栓を予防するため,内服調整を行い,抗凝固療法による血栓形成予防が必要である.INR 3〜4以上になると,副作用として出血が多くなるので注意する.

---

[1] 2002-2003年度合同研究班,"循環器疾患における抗凝固・抗血小板療法に関するガイドライン" *Circulation J.*, 68, 1153〜1219 (2004).

# 29　神経・筋疾患

**One Point Advice**　筋疾患の診断や骨格筋の傷害程度を評価するには，骨格筋の逸脱酵素であるクレアチンキナーゼやミオグロビンの血中濃度測定が有用である．

　自己免疫神経・筋疾患の診断に自己抗体の測定が有用であるが，本稿では保険適応になっている項目を中心に記載する．

　髄液検査で，中枢神経や末梢神経の病態（炎症や感染症など）を評価する場合がある．

## 29・1　筋疾患の診断，骨格筋の傷害評価のための検査

### 1　血清クレアチンキナーゼ（CK）
serum creatine kinase

**基準値**　男 59～248 U/L，女 41～153 U/L
**測定値の意義**　クレアチンキナーゼ（CK）は骨格筋，平滑筋，心筋などの細胞質に含まれる酵素であり，筋疾患や心疾患などで，これらの細胞が障害されたときに細胞外へ逸脱する酵素である．
**高値になるとき**　筋炎など各種筋疾患や心筋梗塞，悪性症候群などで血中濃度が上昇する．激しい運動後にも一過性に上昇する．CKアイソザイムを測定することで，骨格筋由来のCK上昇か心筋由来のCK上昇か鑑別することができる．
**薬物による影響**　脂質異常症治療薬であるスタチンなどの副作用による横紋筋融解症や悪性症候群で血中濃度が上昇する．

### 2　血清ミオグロビン　serum myoglobin

**基準値**　60 ng/mL 以下
**測定値の意義**　ミオグロビンは骨格筋，平滑筋，心筋などの細胞質に含まれるヘムタンパク質であり，これらの細胞が障害されたときに細胞外へ逸脱する酵素である．
**高値になるとき**　CKと同様に骨格筋障害や心筋障害時に血中濃度が上昇する．分子量が小さいため，CKより早期に血中に逸脱する．

## 29・2　自己免疫性神経・筋疾患の診断のための検査

### 1　血清抗アセチルコリン受容体抗体（抗 AchR 抗体）

**基準値**　0.2 nmol/L 以下
**測定値の意義**　重症筋無力症患者で認められるアセチルコリン受容体に対する自己抗体の評価を診断時や治療経過に行う．
**高値になるとき**　重症筋無力症（約 80% の症例）

### 2　血清抗筋特異的チロシンキナーゼ抗体（抗 MuSK 抗体）

**基準値**　0.02 nmol/L 未満
**測定値の意義**　抗 AchR 抗体陰性の重症筋無力症患者で認められる筋特異的チロシンキナーゼに対する自己抗体の評価を行う．
**高値になるとき**　重症筋無力症（5～10% の症例）

### 3　血清抗アミノアシル tRNA 合成酵素抗体（抗 ARS 抗体）

**基準値**　25 未満
**測定値の意義**　多発性筋炎，皮膚筋炎患者の血清中から，特定のアミノ酸に対応する tRNA からアミノアシル tRNA を合成するアミノアシル tRNA 合成酵素に対する 5 種類の自己抗体（抗 Jo-1 抗体，抗 PL-7 抗体，抗 PL-12 抗体，抗 EJ 抗体，抗 KS 抗体）を一括して解析する．
**高値になるとき**　多発性筋炎，皮膚筋炎

### 4　血清抗 Jo-1 抗体

**基準値**　10.0 U/mL 未満

**測定値の意義** 多発性筋炎,皮膚筋炎患者の血清中で検出されるヒスチジル tRNA 合成酵素に対する自己抗体を測定する.

**高値になるとき** 多発性筋炎,皮膚筋炎

### 5　血清抗 MDA5 抗体

**基準値** 32 未満

**測定値の意義** 皮膚筋炎患者の血清中で検出される MDA5 に対する自己抗体を測定する.本抗体が陽性の皮膚筋炎患者は,本症に典型的な皮膚症状を認めるが,筋症状の乏しく,高率に急速進行性間質性肺炎を併発し,生命予後が不良とされる.

**高値になるとき** 皮膚筋炎

### 6　血清抗 Mi-2 抗体

**基準値** 53 未満

**測定値の意義** 皮膚筋炎患者の血清中で特異的に検出される自己抗体である抗 Mi-2 抗体を測定する.本抗体が陽性の皮膚筋炎患者は本疾患に典型的な皮膚症状や筋症状を認め,ステロイド治療に対する反応性がよく,間質性肺炎や悪性腫瘍の併発が少ないとされている.

**高値になるとき** 皮膚筋炎(5〜10%の症例)

### 7　血清抗 TIF1-γ 抗体

**基準値** 32 未満

**測定値の意義** 皮膚筋炎患者の血清中で特異的に検出される自己抗体である抗 TIF1-γ 抗体を測定する.本抗体が陽性の皮膚筋炎患者は本疾患に典型的な皮膚症状や筋症状を認め,ステロイド治療に対する反応性がよく,間質性肺炎や悪性腫瘍の併発が少ないとされている.

**高値になるとき** 皮膚筋炎(15〜20%の症例)

### 8　血清抗 GM1 IgG 抗体

**基準値** 陰性

**測定値の意義** 神経細胞膜の主要な構成成分であるガングリオシドに対する自己抗体のうちギランバレー(Guillain-Barre)症候群で陽性となる頻度の高い GM1 に対する抗体(IgG)を測定する.

**陽性になるとき** ギランバレー症候群(約50%の症例)

### 9　血清抗 GQ1b IgG 抗体

**基準値** 陰性

**測定値の意義** 神経細胞膜の主要な構成成分であるガングリオシドに対する自己抗体のうちフィッシャー(Fisher)症候群で陽性となる頻度の高い GQ1b に対する抗体(IgG)を測定する.

**陽性になるとき** フィッシャー症候群(約85%の症例)

### 10　血清抗アクアポリン 4(AQP4)抗体

**基準値** 3.0 U/mL 未満

**測定値の意義** 視神経脊髄炎(NMO)に特異的な自己抗体であり,本疾患の診断に有用である.臨床症候が類似している多発性硬化症との鑑別に有用である.本抗体が陽性の場合は,多発性硬化症に対する疾患修飾薬の使用は推奨されない.

**高値になるとき** 視神経脊髄炎,NMO 関連疾患.

## 29・3　中枢神経や末梢神経の病態評価のための検査

### 1　髄液細胞数
cerebrospinal fluid (CSF) cell count

**基準値** 5 個/μL

**測定値の意義** 髄膜炎や脳炎など各種神経疾患の診断に有用である.

**高値になるとき** 主として多形核白血球が増加する場合は細菌性髄膜炎など,リンパ球主体の増加は,ウイルス性,結核性,真菌性,梅毒性髄膜炎などで認められる.

## 2 髄液糖　CSF glucose

**基準値** 50～75 mg/dL（血糖値の2/3以上．）

**測定値の意義** 細菌，真菌，結核菌，腫瘍細胞などにより髄液糖は消費され低値となる．細菌性髄膜炎で髄液糖の高度低下は予後不良因子と考えられている．

**低値になるとき** 細菌性，真菌性，結核性髄膜炎，髄膜癌腫症など．

## 3 髄液総タンパク質　CSF protein

**基準値** 10～40 mg/dL

**測定値の意義** 各種の感染症や炎症による血液脳関門の破綻による血中タンパク質の流入や中枢神経内での免疫グロブリン産生亢進，腫瘍，通過障害など髄液のターンオーバーが障害されたときなど多様な病態で上昇する．髄液細胞数は正常であるが，髄液タンパク質が上昇している状態は，タンパク細胞解離とよばれる．

**高値になるとき** 髄膜炎，脳炎，脊髄炎，多発性硬化症，視神経脊髄炎，ギランバレー症候群，慢性炎症性脱髄性多発神経炎 (CIDP)，脊柱管狭窄症など．

## 4 IgG インデックス　CSF IgG index

**基準値** 0.73以下

**測定値の意義** 中枢神経内で産生された免疫グロブリン(Ig)を血液中から透過してきたIgと鑑別するため，IgGインデックスを評価する．

**高値になるとき** 多発性硬化症，中枢神経感染症など．

**測定法・測定原理** 下式で算出する．

$$\text{IgG インデックス} = \frac{\text{髄液 Ig} \times \text{血清アルブミン}}{\text{血清 Ig} \times \text{髄液アルブミン}}$$

## 5 オリゴクローナルバンド　oligoclonal band

**基準値** 陰性

**測定値の意義** 中枢神経内でのIgG産生亢進を評価する．

**陽性になるとき** 多発性硬化症，中枢神経感染症など．

**測定法・測定原理** 中枢神経内で産生された髄液IgGによる複数のバンドを検出する．血清を用いて同様の解析を行い，血清IgGバンドと髄液IgGバンドを比較する．中枢神経内でIgG産生亢進がある場合は，血清では検出されないパターンが髄液で検出される．等電点電気泳動法が，アガロース電気泳動法より高感度である．

## 6 髄液ミエリンベーシックタンパク質（MBP）　CSF myelin basic protein

**基準値** 102 pg/mL以下

**測定値の意義** 中枢神経での髄鞘破壊の活動性を評価する．

**高値になるとき** 多発性硬化症の急性期，脳血管障害，脳脊髄炎など．

## 7 髄液リン酸化タウタンパク質　CSF phosphorylated tau protein

**基準値** 50 pg/mL未満

**測定値の意義** アルツハイマー病でリン酸化タウタンパク質は沈着し神経原線維変化を生じる．これに伴いタウタンパク質は髄液中で増加する．他のタウオパチーでも増加する．保険適応ではないが，髄液Aβ42はアルツハイマー病で減少し，本症の診断時に参考となる．

**高値になるとき** アルツハイマー病，神経原線維変化型老年期認知症，大脳皮質基底核変性症，進行性核上性麻痺など．

# 30 炎症の評価

**One Point Advice** 感染症（病原微生物の侵入）や血管障害などによる組織壊死に対する生体の反応を広く**炎症**とよぶ．全身的な規模の炎症があるか否か，あるとすればどの程度かを判断する臨床検査の指標がある．炎症刺激の開始からの経時的な変化としては，炎症刺激に活性化されたマクロファージから炎症性サイトカインの放出がまず起こり，**白血球**の増加，C反応性タンパク質（CRP）に代表される急性期タンパク質（APP）の上昇，**赤血球沈降速度**の亢進がみられる（図30・1）．最も炎症に特異性が高いのは CRP などの APP の上昇である．

急性期タンパク質である CRP の問題点は炎症刺激発生後，明確に血清濃度が上昇するまでに約半日を要することである．炎症刺激に最も早く反応するのは白血球数の増加である．

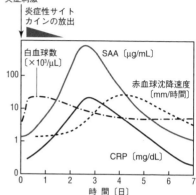

図30・1 炎症における各指標の経時変化

## 30・1 急性期タンパク質ならびに血清タンパク質関連検査

**急性期タンパク質**（**APP**, acute phase protein）はその上昇の早さや濃度変化の程度から二つのクラスに大別される．first class である **CRP**，**SAA**（血清アミロイドAタンパク質）は炎症刺激の起った6時間後くらいから血中濃度上昇が明らかになり2～3日目にピークとなる（図30・1）．この二つは非炎症状態においては検査の検出限界付近の濃度であるが，炎症時には重症度に応じ，血中濃度が100～1000倍にも増加し，変化率が大であるという特徴をもつ．加えて炎症に特異性が高い．second class の APP（$\alpha_1$抗トリプシンなど）はピークに達する時間が，first APP に比べ半日から1日遅れ，もともと生理的濃度が数10～100 mg/dL ほどあるものが2～4倍ほどに増加するものである．これらの second class APP を単独に測定することはない．ただし，second class APP は血清タンパク質分画検査の $\alpha_1$，$\alpha_2$ 分画の主要成分であり（第8章参照），炎症時にこの二つの分画の増加をもたらす．また血漿フィブリノーゲンも APP の一つであり，赤血球沈降速度亢進をもたらす．

### 1 C反応性タンパク質（CRP）
C-reactive protein

**基準値** 0.14 mg/dL 以下 [1]

**測定値の意義** 上述したように最も信頼性の高い炎症活動性指標である．ただし，その評価にあたっては，炎症刺激が起こってから上昇までに時間がかかること，炎症が鎮静化しても異常値にとどまることに注意したい．

**高値になるとき** 細菌・ウイルス・真菌感染症，リウマチ熱，関節リウマチ，膠原病，悪性腫瘍，急性心筋梗塞，熱傷，外傷，外科手術後．

## 2 血清アミロイドAタンパク質 (SAA)　　serum amyloid A protein

**基準値** 8.1 μg/mL 以下[2)]

**測定値の意義** CRP とほぼ同じ意義をもつが，CRP が不得手とするウイルス感染症や全身性エリテマトーデス(SLE)などで，より感度よく病態を反映する．また副腎皮質ホルモン投与時では CRP ほど過度に抑制されない．二次性アミロイドーシスの沈着タンパク質であるため原疾患の関節リウマチなどで測定の意義がある．

**高値になるとき** CRP にほぼ同じ．

## 3 赤血球沈降速度(ESR)　　erythrocyte sedimentation rate

**基準値** 男 10 mm/hr 以下，女 15 mm/hr 以下

**測定値の意義** 炎症で，フィブリノゲンの上昇，アルブミンの低下による血液の環境変化を受けて亢進する．炎症があっても DIC などでフィブリノゲンが低下している場合は亢進しない．ほかに亢進させる因子に，免疫グロブリン増加，貧血がある．上述したように最も信頼性の高い炎症活動性指標である．

**高値になるとき** CRP にほぼ同じ．多発性骨髄腫，ネフローゼ症候群，貧血．

### Note　高感度 CRP（hsCRP）

本章で述べた炎症は CRP の値にして 1 mg/dL 以上であり，実際の健常者の CRP は 0.05～0.14 mg/dL の間に分布しており，近年，CRP を高感度測定する方法が普及し，0.5 mg/dL 以下（low grade inflammation とよぶ）といえども，より高い CRP 値をもつ場合は将来心筋梗塞などの動脈硬化性疾患を発症する確率が高いこと，それは脂質異常とは独立した危険因子であることが示された．また糖尿病や，肥満，喫煙など血管障害のリスク状態でも CRP が高値傾向となる．

---

1) 日本臨床検査標準協議会 (JCCLS)，"共用基準範囲".
2) 香坂ほか著，医学と薬学，31, 1191 (1994).

# 31 感染症

**One Point Advice** 感染症診断における検査として微生物検査がある。微生物検査とは、患者から採取された検体（喀痰、尿、便、血液、髄液、膿・分泌物など）からその感染症の原因となる微生物（原因微生物）を検出する検査で、大きく**顕微鏡検査**（**塗抹検査**ともいう）、**培養検査**、**同定検査**、**薬剤感受性検査**に分けられる。また、イムノクロマト法などを用いた抗原検査、近年では遺伝子を用いた検査も導入されている。

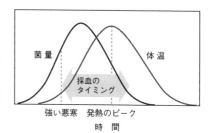

図 31・1 菌量と体温の関係と血液採取のタイミング

## 31・1 検体採取

微生物検査を行うためには、適切な検体採取が重要であり、提出された検体により検査結果が大きく左右される。たとえば、呼吸器感染症の診断に用いられる喀痰は、一般的に病原微生物および炎症細胞が含まれ膿性となる。この膿性を多く含んだ喀痰が"良質な喀痰"であり、この良質な喀痰を用いて検査を実施することが望まれる。提出された喀痰が検査に適しているかの肉眼的な判断法として **Miller & Jones の分類**（表 31・1）がある。これは、喀痰に含まれる膿性部分がどの程度含まれているかを評価する方法で、唾液や粘液成分を多く含んだ痰（M1 や M2）は、通常、微生物検査には"不適"と判断され、膿性部分を含んだ痰（P2 や P3）は"適"となる。

また、血流感染症の診断に用いる血液培養検査では、血液を採取する時期が重要である。最も適した血液採取の時期は、発熱や悪寒が出現し始め、発熱がピークになるまでといわれている（図 31・1）。そのタイミングで血液を採取し、かつ近年では原因微生物の検出率の向上とコンタミネーションの判断に有用なため複数セット採取する（好気培養用と嫌気培養用の2本を1セットと考える）ことが推奨されている。また、その他の検体（尿、髄液、膿、分泌物など）に関してもコンタミネーションを避けて採取することが重要である。そして、原因微生物の検出を目的とした検査では、これらの検体採取を行う場合、抗菌薬投与前に採取することが望まれる。

## 31・2 顕微鏡検査

顕微鏡検査は、検体をスライドグラスに塗抹乾燥させて各種の染色液で染色後、一般的に光学顕微鏡で観察することにより病原微生物の推定を行う検査である（表 31・2）。

**a. グラム染色** グラム染色は、微生物検査の最も基本的な染色法であり、10分程度で結果を得ることができる。このグラム染色は、細菌の細胞壁の構造の違いを利用してグラム陽性菌とグラム陰性菌に染め分ける方法である。

表 31・1 喀痰の肉眼的評価（Miller & Jones の分類）

| 分類 | 喀痰の性状 |
|---|---|
| M1 | 唾液・完全な粘性痰 |
| M2 | 粘性痰の中に膿性痰が少量含まれる |
| P1 | 膿性痰で膿性部分が全体の 1/3 以下 |
| P2 | 膿性痰で膿性部分が全体の 1/3〜2/3 |
| P3 | 膿性痰で膿性部分が全体の 2/3 以上 |

## 31. 感染症

### 表 31・2 おもな顕微鏡検査の染色法

| 方　法 | 目的とする微生物 | 材　料 | 染色性 |
|---|---|---|---|
| グラム染色 | 一般細菌 | 各種材料 | ・グラム陰性菌は淡赤色<br>・グラム陽性菌は濃紫色 |
| 抗酸菌染色<br>(チール・ネルゼン染色法) | 結核菌, 非結核性抗酸菌の検出 | 各種材料 | ・抗酸菌は赤色<br>・その他のものは青色 |
| 墨汁染色 | クリプトコッカス属の莢膜 | 髄液, 喀痰など | 視野を染色し, 菌体と莢膜を鮮明にする |
| 真菌の蛍光染色<br>(ファンギフローラ Y 染色) | アスペルギルス属などの菌糸, 胞子, 酵母様真菌 | 各種材料 | 真菌のみ黄緑色の蛍光を発する |
| 莢膜染色<br>(Hiss の方法) | 肺炎球菌などの有莢膜菌 | 喀痰, 髄液など | ・菌体は濃い紫色<br>・莢膜は淡い紫色 |
| 芽胞染色<br>(Moller の方法) | クロストリジウム, バチルス属などの有芽胞菌 | 膿・分泌物など | ・芽胞は赤色<br>・その他は青色 |
| アクリジン・オレンジ染色 | レジオネラ菌など難染性の菌 | 血液培養, 髄液など | 細菌は赤〜オレンジの蛍光を発する |

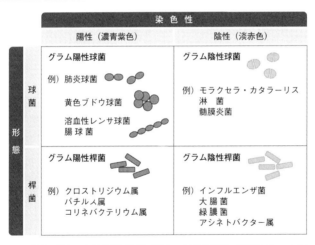

**図 31・2　グラム染色における分類と例**［出典: 柳原克紀編, "医療スタッフのための微生物検査のススメ", ヴァンメディカル (2017) より.］

**検査方法**　染色方法としては, 1％シュウ酸アンモニウム・クリスタル紫液で前染色, ヨウ素・ヨウ化カリウム液で媒染, 95％エタノールで脱色・分別し, サフラニン液で後染色する. グラム陽性菌では, 細胞壁が一層の厚いペプチドグリカン層で構成されているため濃青紫色となる. グラム陰性菌は, 何層かの薄いペプチドグリカン層と外膜とよばれるリポ多糖(LPS)を含んだ脂質二重膜で覆われている. よって, アルコールで処理すると外膜は壊れ, 細胞質内部のクリスタル紫液が容易に漏出して脱

色されることにより淡い赤色となる．また，白血球なども淡い赤色に染まり観察可能である．

**結果の解釈** グラム陽性球菌として観察されるものとしては，黄色ブドウ球菌，表皮ブドウ球菌などのブドウ球菌群や肺炎球菌，A群溶連菌などのレンサ球菌群，グラム陽性桿菌にはジフテリア菌，芽胞をもつクロストリジウム属，バチルス属などがあり，グラム陰性桿菌は大腸菌をはじめとする腸内細菌や緑膿菌，インフルエンザ菌などがある（図31・2）．よって，グラム染色を行うことにより原因微生物の推定や感染の有無，治療効果の判定などが可能となる．ただし，菌数が少ない（1 mL中に$10^5$個以上）と観察できないこと，染色されにくい細菌（結核菌，放線菌，レジオネラ菌など）がいることなどを考慮しなければならない．

**補足** また，グラム染色においても提出された喀痰が感染症診断に適しているかを評価する**Geckler分類**（表31・3）がある．これは，顕微鏡的評価法で1視野あたりに細胞がどの程度含まれているかで評価を行う．白血球が多く観察されれば感染症が強く疑われ，検出された菌は原因微生物の可能性が高い．そして，扁平上皮細胞が多く観察されると口腔内常在菌の混入（コンタミネーション）が考えられ，有意な検査結果を得られる可能性は低くなる．

**b. 抗酸菌染色** 前述したように結核菌や非結核性抗酸菌，一部の放線菌などの抗酸菌群はグラム染色では染まりにくい．これらの抗酸菌群の細胞壁には，ミコール酸などの脂質を多量に含んでいるためであり，これらの抗酸菌群を染色する方法として抗酸菌染色が有用である．

**検査方法** 代表的な染色法とされるチール・ネルゼン染色法は，チールの石炭酸フクシンで加温染色，3％塩酸アルコールで脱色後（抗酸菌は脱色されにくい），メチレン青液で後染色する．抗酸菌群は濃赤色に染まる．また，蛍光顕微鏡下で観察するオーラミン・ローダミン溶液を用いた蛍光染色法もある．この染色法では，抗酸菌群は黄緑色または赤〜橙色（蛍光顕微鏡に使用するフィルターの組合わせにより異なる）に観察することができる．

**判定** これらの結果の記載法に関しては表31・4に示す．

## 31・3 一般細菌検査

一般細菌検査は，患者より提出された検体を培養し，発育した集落について菌種を同定して薬剤感受性試験を実施するものである．一般細菌検査の流れを図31・3に示す．

**a. 培養検査** 培養検査は検体の種類や依頼内容に応じ，培養法や培地を選択して実施される（表31・5，表31・6）．これは，原因微生物により使用する培地の種

表31・3 顕微鏡的評価法（Geckler分類）

| 分類（群） | 細胞数/1視野（100倍鏡検） | |
|---|---|---|
| | 白血球 | 扁平上皮細胞 |
| 1 | <10 | >25 |
| 2 | 10〜25 | >25 |
| 3 | >25 | >25 |
| 4 | >25 | 10〜25 |
| 5 | >25 | <10 |
| 6 | <25 | <25 |

表31・4 抗酸菌染色での結果記載法

| 記載法 | 蛍光法（200倍） | チール・ネールゼン染色法（1000倍） | 相当するガフキー号数 |
|---|---|---|---|
| − | 0/30視野 | 0/300視野 | G0 |
| ± | 1〜2/30視野 | 1〜2/300視野 | G1 |
| 1+ | 2〜20/10視野 | 1〜9/100視野 | G2 |
| 2+ | ≧20/10視野 | ≧10/100視野 | G5 |
| 3+ | ≧100/1視野 | ≧10/1視野 | G9 |

31. 感　染　症　141

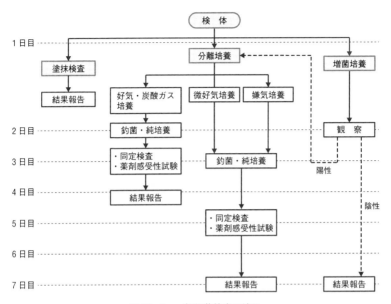

図31・3　一般細菌検査の流れ

表31・5　検体別培養方法

| 区　分 | 材　　料 | 好気・炭酸ガス培養 | 嫌気培養 | 微好気培養 | 増菌培養 |
|---|---|---|---|---|---|
| 呼吸器系 | 喀痰・咽頭粘液 | ◎ | | | |
| | 気管支肺胞洗浄液 | ◎ | ◎ | | |
| 消化器系 | 便 | ◎ | ○ | ○ | |
| | 胃液・胃壁組織 | ◎ | ○ | ○ | |
| | 胆　汁 | ◎ | ◎ | | ◎ |
| 泌尿・生殖器系 | 尿 | ◎ | | | |
| | 前立腺・膣分泌物 | ◎ | ◎ | | ○ |
| 穿刺液 | 血　液 | | | | ◎ |
| | 髄　液 | ◎ | | | ◎ |
| | 胸水・腹水 | ◎ | ◎ | | ◎ |
| 膿・分泌物 | 耳・眼分泌物 | ◎ | ◎ | | ◎ |
| | 膿瘍, 褥瘡, 創傷, 皮膚, 臓器 | ◎ | ◎ | | ◎ |
| カテーテル | IVH・CVP カテーテル | ◎ | ○ | | ◎ |

◎：通常培養　　○：追加培養

表31・6 検体別使用培地

| 培地 | 材料 | | | | | | |
|---|---|---|---|---|---|---|---|
| | 尿路系 | 呼吸器系 | 便 | 分泌物 | 膿・臓器 | 穿刺液 | 血液 |
| 血液寒天培地 | ◎ | ◎ | ◎ | ◎ | ◎ | ◎ | |
| チョコレート寒天培地 | ◎ | ◎ | | ◎ | ◎ | ◎ | |
| 陰性桿菌用寒天培地 | ◎ | ◎ | ◎ | ◎ | ◎ | ◎ | |
| 真菌用培地 | ◎ | ◎ | | ◎ | ◎ | ◎ | |
| 嫌気性菌用培地 | | ○ | | ◎ | ◎ | ◎ | |
| 増菌培地 | | | | | ◎ | ◎ | ◎ |
| 選択培地 | | ○ | ○ | | | | |

◎:通常使用 　○:追加使用

類や培養条件(温度や好気培養,嫌気培養,炭酸ガス培養などの環境),培養時間が異なるためであり,どのような原因微生物を考えているかの情報を検査室へ伝えることはとても重要である.

(検査方法) 原因微生物を考慮し,検体をヒツジ血液寒天培地やチョコレート寒天培地,真菌用培地,嫌気性菌用培地などの適切な培地に塗布し(図31・4),25℃〜37℃で培養する.通常,好気培養は16〜20時間,真菌培養は2日〜7日,嫌気培養や微好気培養は2日以上の培養が必要である.また,血液培養については7日程度の観察が必要である.

**b. 同定検査** 前述の培養検査にて発育した集落を観察し,原因微生物を推定する.そして,原因微生物と思われる集落の菌種を決定する検査が同定検査である.

(検査方法) 同定検査は,微生物の形態とグラム染色性やカタラーゼ試験,オキシダーゼ試験,糖やアミノ酸の分解などの生化学的性状を用いて行われる.現在,この生化学的性状による同定検査は,おもに自動機器を用いて測定するのが一般的である.おおよそ4時間〜8時間程度で菌種同定が完了する.また近年,質量分析法を用いた菌種同定を導入している施設もあり,この方法だと10分程度で菌種同定が可能である.

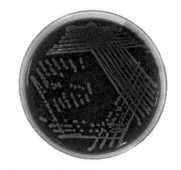

図31・4　培地上の集落(ヒツジ血液寒天培地)

**c. 薬剤感受性検査** 薬剤感受性検査は,顕微鏡検査および培養,同定検査において原因微生物と判断された菌に対してどのような抗菌薬が効くか,つまりそれぞれの抗菌薬に感受性があるかどうかを調べる検査であり,治療を行う抗菌薬を選択する際に欠かせない.

(検査方法) 微量液体希釈法とディスク拡散法がある.現在,ほとんどの施設にて微量液体希釈法による薬剤感受性検査が実施されている.微量液体希釈法は,希釈系列を作製した液体培地に調整した菌液を接種し,37℃で18〜24時間培養後,菌の濁度(増殖)により判定する.発育を認めない(菌の発育を阻止できた)最小の抗菌薬濃

度，つまり**最小発育阻止濃度**（minimum inhibitory concentration, MIC）を求める検査である．同定検査と同様，自動機器での測定が一般的である．もう一つの方法であるディスク拡散法は，McFarland 0.5 に調整した菌液を Mueller-Hinton 寒天培地に塗布し，薬剤含有ディスクを置き 35 ℃で 18～20 時間培養する．ディスクから拡散した薬剤によって原因菌の発育をどの程度阻止（発育阻止円の直径）したかを測定することにより，薬剤の感受性を判定する方法である．そして，求められた MIC が効くのか効かないのかを判定するための基準が設定されている．その判定基準として，Clinical and Laboratory Standards Institute（CLSI），European Committee on Antimicrobial Susceptibility Testing（EUCAST），日本化学療法学会の基準がある．現在，日本の多くの施設では，CLSI のブレイクポイントによる判定基準が採用されている．この方法でも CLSI の判定基準が用いられる．

**結果の解釈** 判定基準により感性 "S"，中間 "I"，耐性 "R" と判断する（表 31・7）．つまり感性 "S" は，その抗菌薬が原因菌に対して有効であると考えられる．薬剤感受性検査の判定には，先述したように CLSI，EUCAST，日本化学療法学会においてブレイクポイントがそれぞれ設定されている．CLSI や EUCAST は菌種ごとに，日本化学療法学会では，呼吸器感染症や尿路感染症，敗血症など病態ごとに基準が設定されている．よって，どの判定基準を採用しているかを認識すべきである．また，MIC の値が低い抗菌薬のほうが有効とは限らず，抗菌薬の 1 回投与量や感染部位への移行なども考慮して結果を解釈すべきである．

**補足** このように適正な抗菌薬を選択し，適切な投与量・方法（回数）で投与することが重要であり，近年，**PK/PD 理論**（PK: Pharmacokinetics 薬物動態学，

**表 31・7 薬剤感受性検査の結果の解釈**[a]

**結果** 感性：**S**（Susceptibile）
**解釈** その感染部位に推奨される投薬量を投与した場合，抗菌薬が通常到達しうる濃度でその菌株の増殖が抑制される．

**結果** 中間：**I**（Intermediate）
**解釈** 抗菌薬により，以下の二つの解釈がある．①は毒性の低い β-ラクタム系抗菌薬が，②はアミノグリコシド系抗菌薬などが対象となる．
 ① 抗菌薬が生理的に濃縮される部位（尿中のキノロンや β-ラクタム系など）や，通常投与よりも増量した場合臨床的に使用できる．
 ② 緩衝ゾーン：薬理効果と副作用間との範囲が狭い抗菌薬に関して，小さな技術的要因により，解釈に重大な相違が生じることを防ぐことができる．

**結果** 耐 性：**R**（Resistant）
**解釈** その菌株は通常の投与計画で達成できる薬剤濃度により，増殖が抑制されない．これらの菌株は特異的な微生物学的耐性機構を有していると考えられる．

a) 出典：小栗豊子, "臨床微生物検査ハンドブック（第 5 版）", p.268, 三輪書店（2011）．

PD: Pharmacodynamics 薬力学）を用いた薬理的な知識による投与方法が推奨されている．抗菌薬でおもに使用されている PK/PD パラメータとして，最高血中濃度（$C_{max}$），Time Above MIC（TAM），血中濃度曲線下面積（AUC）があり，抗菌薬によってどのパラメータを使用するか判断する必要がある（表 31・8）．

この薬剤感受性検査でもう一つ重要なことは，**薬剤耐性菌**が検出されたか否かの判断を行うことである．日常検査で遭遇しやすい薬剤耐性菌としてはメチシリン耐性黄色ブドウ球菌（MRSA），基質拡張型 β-ラクタマーゼ産生菌（ESBL），多剤耐性緑膿菌（MDRP），カルバペネム耐性腸内細菌科細菌（CRE）などがあげられる．判定方法としては，オキサシリン（MPIPC）の MIC が 4 μg/mL 以上の黄色ブドウ球菌を MRSA と判定，ESBL は，大腸菌やクレブシエラ属などが β-ラクタマーゼという酵素を産生することにより本来感性であるは

ずの第3世代のセファロスポリン系薬まで耐性を示す耐性菌のことである（表31・9）。また、感染症法において5類感染症に分類されているMDRPについては、イミペネムのMICが16 µg/mL以上、アミカシン（AMK）のMICが32 µg/mL以上、シプロフロキサシンのMICが4 µg/mL以上すべてを満たす緑膿菌と定義、CREについては、メロペネムのMICが2 µg/mL以上またはイミペネムのMICが2 µg/mL以

表31・8 抗菌薬とPK/PDパラメータ

| 抗菌薬 | PK/PDパラメータ | 推奨される投与方法 |
|---|---|---|
| β-ラクタム系薬 | TAM | 十分な投与量を頻回投与 |
| ニューキノロン系薬 | $C_{max}$/MIC | 投与量をできるだけ多く、かつ短時間で投与 |
|  | AUC/MIC | 1日の投与量が重要 |
| アミノグリコシド系薬 | $C_{max}$/MIC | 投与量をできるだけ多く、かつ短時間で投与 |
|  | AUC/MIC | 1日の投与量が重要 |
| グリコペプチド系薬 | AUC/MIC | 1日の投与量が重要 |

表31・9 基質拡張型β-ラクタマーゼ産生菌（ESBL）の特徴

| 耐性菌名 | | ESBL |
|---|---|---|
| 抗菌薬 | 耐性（R） | ・ペニシリン系薬<br>・第1世代セフェム系薬<br>・第2世代セフェム系薬<br>・第3世代、第4世代セフェム系薬、モノバクタム系薬のなかのどれか一つ以上 |
|  | 感性（S） | ・セファマイシン系薬<br>・オキサセフェム系薬<br>・カルバペネム系薬 |

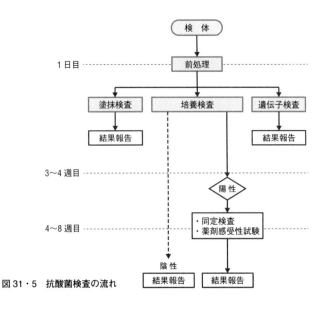

図31・5 抗酸菌検査の流れ

上かつセフメタゾールの MIC が 64 μg/mL 以上と定義されている[*1].

## 31・4 抗酸菌検査

**抗酸菌検査**は，**結核菌**と**非結核性抗酸菌**を検出する検査であり，その結果により治療方針や感染対策など対応が大きく異なることになる．抗酸菌検査も一般細菌検査と同様に，培養検査・同定検査，薬剤感受性検査が行われるが結果の判定までに長い期間（約4週間〜8週間）を要する（図31・5）．よって，より迅速に結核か否かを判断できる検査法である**核酸増幅検査**が導入されている．これは，検体中存在する結核菌や非結核性抗酸菌を PCR 法[*2] や LAMP 法[*3] などにて検出する方法である．ただし，これらの核酸増幅検査はコスト面などの問題もあり，自施設で行っていない施設も多いのが現状である．また，結核菌群はバイオセーフティレベル(BSL)3 の病原体であるため，取扱いは原則 P3 の施設をもつ検査室に限られる（図31・6）．そして，検査に使用する安全キャビネットはクラスⅡB の全排気型（図31・7a）が望ましく，検体採取時にもできれば採痰ブース（図31・7b）内で行うなど感染対策に十分な注意を払う必要がある．

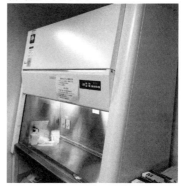

(a) 安全キャビネット

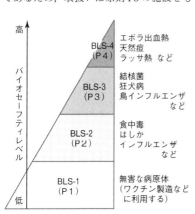

**図 31・6 バイオセーフティレベル(BLS)の分類** BLS-1〜BLS-4 のレベルごとに扱える病原体が定義されている．

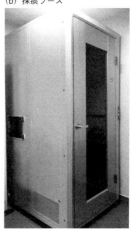

(b) 採痰ブース

**図 31・7 感染対策の設備**

---

*1 厚生労働省ホームページ，"感染症法に基づく医師の届出について"(2018 年 11 月現在).
*2 PCR: polymerase chain reaction
*3 LAMP: loop-mediated isothermal amplification

**a. 培養検査** 抗酸菌の培養検査では，抗酸菌を選択的に発育させるために検体中に混在する抗酸菌以外の細菌を死滅させる処理を行う．この工程を前処理という．一般的な前処理の方法として，N-アセチル-L-システイン・水酸化ナトリウム(NALC-NaOH)法が推奨されている．また，喀痰などの粘性が強い検体などはタンパク質分解酵素セミアルカリプロテアーゼ(SAP)を用いて検体を溶解・均質化したのちに，NALC-NaOH法を行う．そして，前処理を行った検体を使用し，培地に接種する．培養に用いる代表的な培地としては，小川固形培地とMiddlebrook7H9液体培地があり，近年，この液体培地を用いた抗酸菌自動培養測定装置が開発され，日常検査に導入されている．

**b. 同定検査** 抗酸菌の同定においては遺伝子による方法が主流である．前述したように結核菌群（*Mycobacterium tuberculosis* complex）や非結核性抗酸菌のうちの分離頻度の高い *M. avium* と *M. intracellulare* においては検体からと同様，培養にて検出したコロニーからも PCR 法や LAMP 法を用い同定できる．また，結核菌群および非結核性抗酸菌合わせて17菌種のみの同定可能な DNA-DNA ハイブリダイゼーション法を用いた同定キットもある．しかし，多くの非結核性抗酸菌の同定は日常検査で行うことは難しく，特殊な遺伝子検査が必要であり専門施設にて行われているが，一般細菌の同定検査と同様，近年，質量分析法による同定が普及し始めている．

**c. 薬剤感受性検査** 抗酸菌の薬剤感受性検査としては，1％小川培地を用いた一濃度比率法が標準法であるが，迅速で簡便な液体培地希釈法を用いた方法も"結核菌検査指針2007"では推奨されている．この液体培地希釈法での結核菌に対する検査薬剤は，ストレプトマイシン(SM)，エタンブトール(EB)，カナマイシン(KM)，イソニアジド(INH)，リファンピシン(RFP)，リファブチン(RBT)，レボフロキサシン(LVFX)，シプロフロキサシン(CPFX)であり，非結核性抗酸菌（迅速発育菌を除く）では，ストレプトマイシン，エタンブトール，カナマイシン，リファンピシン，リファブチン，レボフロキサシン，クラリスロマイシン(CAM)，エチオナミド(TH)，アミカシン(AMK)の薬剤が検査可能である．ピラジナミド(PZA)に関しては，液体培地のpH調整の違いにより単独で検査を実施する．また，近年では薬剤耐性に関与する遺伝子を検出する方法が臨床応用され始めており，早期の薬剤耐性結核菌か否かの判断が可能となってきている．

## 31・5 抗原検査

検体中に含まれるウイルスや細菌の**抗原**

表31・10 イムノクロマト法による抗原検査項目と検査材料

| 検査項目 | 関連疾患 | 検査材料 | | |
|---|---|---|---|---|
| | | 鼻咽頭拭い液 | 尿 | 便 |
| ヒトメタニューモウイルス | 呼吸器感染症 | ○ | | |
| RSウイルス | | ○ | | |
| マイコプラズマ | | ○ | | |
| 肺炎球菌 | | ○ | ○ | |
| レジオネラ | | | ○ | |
| A群β溶血性レンサ球菌 | 咽頭炎・扁桃炎 | ○ | | |
| アデノウイルス | 咽頭結膜炎，胃腸炎 | ○ | | ○ |
| ロタウイルス | 消化管感染症 | | | ○ |
| ノロウイルス | | | | ○ |
| ベロ毒素/O-157 | | | | ○ |
| CDトキシン | | | | ○ |

を対象とし，それぞれの特徴や特異性を利用した検査である．

**検査方法** おもに抗原抗体反応を原理としたイムノクロマト法が用いられている．イムノクロマト法による検査のために，感染症をひき起こす頻度の高いウイルスや細菌を標的としたキットが販売され（表31・10），どれも迅速性に優れている．ただし検出感度は低いため，結果が陰性であったからといって感染を否定できるものではないことを念頭に置くべきである．

## 31・6 遺伝子検査

近年，感染症診断において迅速性・感度・特異性に優れた核酸増幅法を用いた遺伝子検査が実施されている．たとえば，前述したように結核菌や非結核性抗酸菌などの同定に用いる迅速診断，淋菌，クラミジア，リケッチア，マイコプラズマ，ウイルスなど培養不能または培養困難な病原体の検出，ベロ毒素や白血球破壊毒素（PVL）など病原因子や毒素の検出，メチシリン耐性黄色ブドウ球菌などの薬剤耐性遺伝子の検出，院内感染対策などの疫学的解析で用いられる分子疫学的タイピングなど感染症の診断目的にあったさまざまな方法がある．最近では，複数の病原体や耐性遺伝子を同時に検出できる技術も登場し，これまで煩雑であった検体処理においても遺伝子の抽出，増幅，検出がすべて自動化され，約1時間～2時間程度で検査可能な自動機器も開発され，臨床の現場での実用化が進んでいる．このように遺伝子検査を導入することにより，正確な検査結果を迅速に臨床側へ提供することが可能となる．よって，不必要な抗菌薬投与の防止，それに伴う薬剤耐性菌出現の抑制にもつながると考えられる．

# 32 膠原病・自己免疫疾患

**One Point Advice** 膠原病・自己免疫疾患は,自己寛容の破綻により自己の生体構成成分に対して異常な免疫反応が起こり,産生された自己抗体や自己反応性T細胞が関与して発症する疾患である.自己免疫疾患は**臓器特異的自己免疫疾患**と**全身性自己免疫疾患**に大別され,**膠原病**は後者と同義である.

## 32・1 全身性自己免疫疾患（膠原病）に有用な検査

臓器特異的自己免疫疾患は,特定の臓器にだけ発現している抗原に対して免疫応答が惹起されて起こるもので,自己抗体が直接細胞（臓器）に結合して障害をもたらしている場合が多い.一方,**全身性自己免疫疾患（膠原病）**は,体中に広く分布する核内構成成分や細胞内成分に対して免疫応答が惹起されて発症するもので,臨床検査で測定される自己抗体（表32・1）がどのように臓器障害に結びついているかはまだよくわかっていない.それでも,自己抗体の検出は膠原病・自己免疫疾患の診断,治療方針の決定,予後の予測,治療反応性のモニタリングなどにきわめて有用であり,多

表32・1 おもな自己抗体の関連疾患と臨床像

| 検査項目 | 陽性となる代表疾患 | 関連する臨床像 |
| --- | --- | --- |
| リウマトイド因子（RF） | 関節リウマチ | 進行性の関節破壊 |
| 抗CCP抗体 | 関節リウマチ | 進行性の関節破壊 |
| 抗二本鎖DNA抗体 | 全身性エリテマトーデス | ループス腎炎 |
| 抗Sm抗体 | 全身性エリテマトーデス | ループス腎炎,中枢神経症状 |
| 抗U1-RNP抗体 | 混合性結合組織病 | 肺動脈性肺高血圧症 |
| 抗ARS抗体(抗Jo-1抗体を含む) | 多発性筋炎・皮膚筋炎 | 間質性肺疾患,関節炎,機械工の手,Raynaud現象 |
| 抗MDA5抗体 | 無筋病性皮膚筋炎 | 急速進行性間質性肺炎 |
| 抗TIF1-γ抗体 | 皮膚筋炎 | 悪性腫瘍 |
| 抗Mi-2抗体 | 皮膚筋炎 | |
| 抗Scl-70抗体 | びまん皮膚硬化型全身性強皮症 | 間質性肺疾患 |
| 抗RNAポリメラーゼⅢ抗体 | びまん皮膚硬化型全身性強皮症 | 腎クリーゼ |
| 抗セントロメア抗体 | 限局皮膚硬化型全身性強皮症 | 臓器病変は少ない（まれに肺動脈性肺高血圧症） |
| 抗SS-A抗体 | シェーグレン症候群,全身性エリテマトーデス | 新生児ループス,新生児房室ブロック |
| 抗SS-B抗体 | シェーグレン症候群 | 外分泌腺機能低下 |
| PR3-ANCA | 多発血管炎性肉芽腫症 | |
| MPO-ANCA | 顕微鏡的多発血管炎,好酸球性肉芽腫性血管炎 | |
| 抗リン脂質抗体 | 抗リン脂質抗体症候群 | 動静脈血栓症,妊娠合併症 |

くの疾患の診断(分類)基準にも含まれている.

臓器特異的自己免疫疾患については他章で述べられるため,ここでは全身性自己免疫疾患(膠原病)における臨床検査について述べる.

## 1 抗核抗体(ANA)
anti-nuclear antibody

**基準値** 間接蛍光抗体法:40倍未満は陰性.膠原病のスクリーニングとして用いる場合には,160倍以上を陽性とするのがよい.

**測定値の意義** 抗核抗体(ANA)は,真核細胞の核内にある抗原に対する自己抗体の総称である.この定義のとおり,狭義の(真の)抗核抗体は核成分に対する自己抗体であるが,細胞質成分に対する自己抗体も抗核抗体に含めることが一般的である.

抗核抗体陽性は自己免疫現象の証明であり,全身性自己免疫疾患のスクリーニングには必須の検査である.抗核抗体陽性のみでは疾患と特定することはできないが,間接蛍光抗体法における染色型と疾患には一定の関連があり,染色型により存在する自己抗体の推定が可能である.なお抗核抗体検査には,既知の核抗原を混合したものを固相化したEIA法もあるが,間接蛍光抗体法が標準法として定められている.

**高値になるとき** 全身性自己免疫疾患(膠原病)の多くで陽性となるが,なかでも全身性エリテマトーデス(SLE),混合性結合組織病,全身性強皮症,シェーグレン症候群の抗体価が高く,陽性率も高い.一方,関節リウマチ(RA)や多発性筋炎・皮膚筋炎では陽性率は低く,陽性でも抗体価が低い例が多い.

**測定法・測定原理** スライドガラス上に固定,乾燥されたヒト喉頭がん由来培養細胞(HEp-2細胞)に,希釈した被検血清を反応させ(一次反応),洗浄後にFITC標識抗ヒトIgG抗体を反応させる(二次反応).洗浄後に封入した標本を蛍光顕微鏡で観察し,陽性であれば染色型と最終希釈抗体価を報告する.

## 2 リウマトイド因子(RF)
rheumatoid factor

**基準値** RF定量:15 IU/mL以下〔免疫比濁法,ラテックス凝集免疫比濁法〕

**測定値の意義** リウマトイド因子(RF)とはIgGのFc部分と反応する自己抗体のことである.通常IgMクラスの抗体のことをさす.関節リウマチ(RA)の分類(診断)基準の1項目にも採用されており,関節疾患のスクリーニングとして測定される.

RFの力価が関節リウマチの疾患活動性と相関する症例は多くはないが,RF陽性の関節リウマチ患者のほうが関節破壊の進行が早いといわれている.また,血管炎などの関節外症状を伴う関節リウマチ患者(リウマトイド血管炎,悪性関節リウマチ)で高値を示すことが知られている.

その他,IgGクラスのRF(IgG-RF)や,糖鎖にガラクトースを欠損したIgGに反応する自己抗体(抗ガラクトース欠損IgG抗体;CARF)も測定されるが,IgMクラスのRFを上回る有用性があるとはいえない.

**高値になるとき** 関節リウマチ.シェーグレン症候群,全身性エリテマトーデスなどの膠原病.悪性腫瘍,慢性肝炎などの慢性炎症性疾患.

**測定法・測定原理** 古くから,感作赤血球凝集法,粒子凝集反応を利用した半定量法(RAHA),RA粒子凝集反応(RAPA)や感作ラテックス粒子凝集を判定する定性法(RAテスト)などさまざまな方法で測定されてきた.最近は,対応抗原として変性ヒトγグロブリンを用いた免疫比濁法やラテックス凝集免疫比濁法による定量法(RF定量)が主流である.

### 3 抗CCP抗体 anti-cyclic citrullinated peptide antibody

**基準値** 4.5 U/mL 未満〔CLIA法, CLEIA法など〕

**測定値の意義** 関節リウマチの診断(分類)基準の1項目であり, RFよりも特異度が高い. 関節破壊予測因子の一つで, 高力価陽性の患者は関節破壊の進行が早いといわれている. また, 関節炎発症の前から陽性となることが知られており, 病態への直接関与が示唆されている.

なお, 関節リウマチにおける抗CCP抗体は, フィラグリン, フィブリノーゲン, ビメンチンなどさまざまなタンパク質のシトルリン化タンパク質に反応するため, ACPA (anti-citrullinated peptide antibody) と総称される.

**高値になるとき** 関節リウマチ

**測定法・測定原理** シトルリン化フィラグリンユニットにシスチン残基を導入し, ヨウ素酸化で人工的に環状化する. その環状化シトルリン化フィラグリンを固相化し, そこに被検血清を加えてCLIA法やCLEIA法で測定される.

### 4 抗二本鎖DNA抗体 anti-dsDNA antibody

**基準値** 6 IU/mL 以下〔RIA法〕

**測定値の意義** 二本鎖DNAに対する自己抗体で, **全身性エリテマトーデス(SLE)** の診断および疾患活動性の把握に有用である. 特に, 放射性免疫測定法(RIA法, Farr法)は疾患活動性をよく反映するため好んで用いられ, フォローアップ中も定期的に測定されることが多い.

なお, 一本鎖DNAに反応する抗ssDNA抗体は, 疾患特異性が低く, 測定の意義も少ない.

**高値になるとき** SLE

**測定法・測定原理** RIA法は, 反応液に最終濃度が50%となるように飽和硫安を加え, 放射性標識二本鎖DNAと結合する抗体を塩析沈殿させて抗体価を測定する. このような高塩下では結合力の弱い抗体は解離するため, 高親和性の抗体のみが検出できる.

### 5 抗Sm抗体

**基準値** 10 U/mL 未満〔CLEIA法〕

**測定値の意義** SLEの診断(分類)基準の1項目である. SLEにおける感度は高くはないが特異度が高く, 陽性であればSLEである可能性が高い. 抗二本鎖DNA抗体とは異なり, 抗体価は疾患活動性とは相関しない.

**高値になるとき** SLE

**補足** 抗Sm抗体が陽性であれば, ほぼすべての場合に次に述べる抗U1-RNP抗体も陽性である. 一方で, 抗U1-RNP抗体単独陽性はありうる.

### 6 抗U1-RNP抗体

**基準値** 10 U/mL 未満〔CLEIA法〕

**測定値の意義** 混合性結合組織病(MCTD)の診断基準の1項目であり, MCTD患者では100%陽性であり, 高力価であることが多い. その他, SLEや強皮症でも認めることがある. いずれの疾患においても, 陽性の場合には肺動脈性肺高血圧症の合併に注意が必要である.

**高値になるとき** MCTD(100%陽性), SLE, 全身性強皮症.

### 7 多発性筋炎・皮膚筋炎関連自己抗体:抗Jo-1抗体, 抗アミノアシルtRNA合成酵素(ARS)抗体, 抗MDA5抗体, 抗TIF1-γ抗体, 抗Mi-2抗体

**基準値** 表32・2を参照.

表32・2　多発性筋炎・皮膚筋炎関連自己抗体

|  | 基準値 | 高値になるとき |
|---|---|---|
| 抗Jo-1抗体 | 10 U/mL 未満〔CLEIA法〕 | 多発性筋炎・皮膚筋炎 |
| 抗ARS抗体 | 25 Index 未満〔ELISA法〕 |  |
| 抗MDA5抗体 | 32 Index 未満〔ELISA法〕 | 無筋病性皮膚筋炎(特に急速進行性間質性肺炎合併) |
| 抗TIF1-γ抗体 | 32 Index 未満〔ELISA法〕 | 皮膚筋炎(特に悪性腫瘍合併) |
| 抗Mi-2抗体 | 53 Index 未満〔ELISA法〕 | 皮膚筋炎 |

**測定値の意義**　多発性筋炎・皮膚筋炎(PM/DM)の診断および病態把握に有用である.

抗ARS抗体は, tRNAにアミノ酸を結合させ, アミノアシルtRNAを合成する反応を触媒する酵素を対応抗原とする自己抗体である. 以前はARSのなかの一つであるヒスチジルtRNA合成酵素を対応抗原とする抗Jo-1抗体のみが測定可能であったが, 現在は5種類の抗ARS抗体を単一のキットで測定することが可能である. 抗ARS抗体を有するPM/DM患者は, 間質性肺疾患, 多関節炎, 機械工の手, Raynaud現象を高頻度に認めることが知られている.

抗MDA5抗体は, 筋病変は認めないがDMに特徴的な皮疹を呈する無筋病性皮膚筋炎(clinically amyopathic DM, CADM)において認められる自己抗体である. そして, 抗MDA5抗体陽性例は高頻度に急速進行性の重篤な間質性肺炎の合併を認める. したがって, 患者に抗MDA5抗体陽性が判明した場合には, 強力な免疫抑制療法を早期に開始することが救命の決め手となる.

抗TIF1-γ抗体はDM患者に認められ, 陽性の患者は悪性腫瘍を高頻度に合併する. 一方で, 陽性例には間質性肺疾患の合併は少ない.

抗Mi-2抗体は, 血清CK高値を伴う筋症状と典型的な皮疹を有するDM患者に認められる. 陽性例は悪性腫瘍や間質性肺炎を伴うことは少なく, 治療反応性はよく予後は良好である. ただし, ステロイド減量に伴い再燃をしばしば認める.

**高値になるとき**　表32・2を参照.

### 8　全身性強皮症関連自己抗体:
抗Scl-70(トポイソメラーゼⅠ)抗体, 抗RNAポリメラーゼⅢ抗体, 抗セントロメア抗体

**基準値**　表32・3を参照.

**測定値の意義**　抗Scl-70(トポイソメラーゼⅠ)抗体と抗RNAポリメラーゼⅢ抗体は**全身性強皮症**に特異度が高く, 陽性であれば特に皮膚硬化範囲の広い**びまん皮膚硬化型**(diffuse cutaneous)の全身性強皮症である可能性が高い. ただし, 両抗体ともに感度(陽性頻度)は高くはなく, また両抗体が併存することはきわめてまれである.

抗Scl-70(トポイソメラーゼⅠ)抗体陽

表32・3　全身性強皮症関連自己抗体

|  | 基準値 | 高値になるとき |
|---|---|---|
| 抗Scl-70(トポイソメラーゼⅠ)抗体 | 10 U/mL 未満〔ELISA法〕<br>16 index 未満〔ELISA法〕 | びまん皮膚硬化型(diffuse cutaneous)全身性強皮症 |
| 抗RNAポリメラーゼⅢ抗体 | 28 index 未満〔ELISA法〕 |  |
| 抗セントロメア抗体 | 10 U/mL 未満〔ELISA法〕<br>10 index 未満〔ELISA法〕 | 限局皮膚硬化型(limited cutaneous)全身性強皮症 |

性例では，間質性肺炎を高率に合併する．また，抗RNAポリメラーゼⅢ抗体陽性例では，全身性強皮症に伴う重篤な腎障害（腎クリーゼ）を合併する頻度が高い．

抗セントロメア抗体は，皮膚硬化が四肢末梢に限局する**限局皮膚硬化型**（limited cutaneous）の全身性強皮症で検出されることが多い．原発性胆汁性肝硬変（PBC）でも抗セントロメア抗体が陽性となることがあるが，PBCに特徴的な自己抗体は抗ミトコンドリア抗体である．

**高値になるとき** 表32・3を参照．

### 9 抗好中球細胞質抗体（ANCA）
anti neutrophil cytoplasmic antibody

**基準値** 間接蛍光抗体法：陰性
MPO-ANCA：3.5 U/mL 未満〔CLEIA法〕
PR3-ANCA：3.5 U/mL 未満〔CLEIA法〕

**測定値の意義** **抗好中球細胞質抗体（ANCA）**は好中球の細胞質に対する自己抗体の総称である．間接蛍光抗体法により，好中球細胞質がびまん性，顆粒状に染色されるC(cytoplasmic)-ANCAと，核周辺が強く染色されるP(perinuclear)-ANCAがある．

C-ANCAのおもな対応抗原は，セリンプロテアーゼの一種であるプロテイナーゼ3（PR3）であるため，通常PR3-ANCAをCLEIA法などにて測定する．多発血管炎性肉芽腫症〔旧名：ウェゲナー（Wegener）肉芽腫症〕で陽性となる．

P-ANCAのおもな対応抗原はミエロペルオキシダーゼ（MPO）であるため，通常MPO-ANCAをCLEIA法などにて測定する．顕微鏡的多発血管炎，好酸球性肉芽腫性血管炎〔旧名：チャーグ・ストラウス（Churg-Strauss）症候群あるいはアレルギー性肉芽腫性血管炎〕で陽性となる．

ANCAが高頻度で陽性となる顕微鏡的多発血管炎，好酸球性肉芽腫性血管炎，多発血管炎性肉芽腫症をまとめてANCA関連血管炎とよぶ．これらの疾患において，ANCAの力価はしばしば疾患活動性と相関する．

**高値になるとき** ANCA関連血管炎（ANCA）．多発血管炎性肉芽腫症（PR3-ANCA）．顕微鏡的多発血管炎，好酸球性肉芽腫性血管炎（MPO-ANCA）．

### 10 抗SS-A/Ro抗体，抗SS-B/La抗体

**基準値**
抗SS-A/Ro抗体：10 U/mL 未満〔CLEIA法〕
抗SS-B/La抗体：10 U/mL 未満〔CLEIA法〕

**測定値の意義** 抗SS-A/Ro抗体はシェーグレン症候群，SLEで認められる自己抗体である．本抗体陽性の母親から生まれた児には新生児ループスとよばれる皮疹や先天性房室ブロックをきたすことがあるため，病態に直接関与する自己抗体として注目されている．

抗SS-B/La抗体は，シェーグレン症候群で認められる自己抗体で，感度（陽性頻度）は低いが，特異度が高い．通常，抗SS-B/La抗体は抗SS-A/Ro抗体と併存し，抗SS-B/La抗体のみが単独で検出されることは少ない．

**高値になるとき** シェーグレン症候群（抗SS-A/Ro抗体，抗SS-B/La抗体）．SLE（抗SS-A/Ro抗体）．

### 11 抗リン脂質抗体：抗カルジオリピン抗体，抗カルジオリピン$\beta_2$グリコプロテインⅠ複合体抗体（抗CL $\beta_2$GPI抗体），ループスアンチコアグラント

**基準値** 表32・4を参照．

**測定値の意義** **抗リン脂質抗体**は，カルジオリピン，ホスファチジルセリン，ホスファチジン酸などの陰性電荷をもったリン脂質に対する自己抗体の総称である．抗リ

表32・4　抗リン脂質抗体

|  | 基準値 | 高値になるとき |
|---|---|---|
| 抗カルジオリピン抗体 | 10 U/mL 未満〔ELISA法〕 | 抗リン脂質抗体症候群，SLE |
| 抗CL$\beta_2$GPI抗体 | 3.5 U/mL 未満〔ELISA法〕 | |
| ループスアンチコアグラント | 1.1 未満〔希釈ラッセル蛇毒試験法〕<br>8秒未満〔リン脂質中和法〕 | |

ン脂質抗体の存在は，動脈・静脈の血栓症，反復性流産・死産・子宮内胎児死亡といった妊娠合併症をきたす抗リン脂質抗体症候群の診断に不可欠である．抗リン脂質抗体症候群はSLEにしばしば合併するため，抗リン脂質抗体はSLEの分類(診断)基準の1項目としても採用されている．

抗カルジオリピン抗体とループスアンチコアグラントの検査は，同じ性質をもつ自己抗体を異なる手法で検出するものである．ループスアンチコアグラントは，リン脂質依存性凝固反応を阻害する免疫グロブリンと定義され，*in vitro* では凝固時間の延長をもたらす．抗リン脂質抗体のうち，凝固時間法により検出されるものをループスアンチコアグラントとよぶ．

抗リン脂質抗体症候群でみられる抗カルジオリピン抗体は，感染症などで検出される（非特異的）抗カルジオリピン抗体とは異なり，カルジオリピンと$\beta_2$GPIの複合体に結合する抗体である．したがって，抗リン脂質抗体症候群に特異性が高いのは抗CL$\beta_2$GPI抗体である．

**高値になるとき**　表32・4を参照．

**測定法・測定原理**　ループスアンチコアグラントの測定は，まず希釈ラッセル蛇毒時間(dRVVT)または活性化部分トロンボプラスチン時間(APTT)で凝固時間の延長を確認し（スクリーニング），続いて健常人血漿との混合試験を行い（クロスミキシングテスト），さらにリン脂質の過剰な添加による凝固時間の短縮を確認する（中和試験），という方法が推奨されている．

抗CL$\beta_2$GPI抗体は，$\beta_2$GPIの存在下および非存在下で同時にELISA法で抗カルジオリピン抗体を測定することにより，$\beta_2$GPI依存性の抗カルジオリピン抗体として測定される．

**補足**　抗リン脂質抗体は *in vitro* では凝固延長傾向を示すのに対し，*in vivo* では血栓傾向を示す．

# 33 免疫血清検査

**One Point Advice** 自己を識別し，移植時の拒絶反応を支配する遺伝子産物が**主要組織適合性複合体**（**MHC**, major histocompatibility complex）である．MHCはヒトでは**ヒト白血球抗原**（**HLA**, human leukocyte antigen）とよばれる．HLAは第6染色体短腕上に存在する遺伝子産物であるが，ほとんどすべての有核細胞および血小板上に発現しているクラスI（HLA-A, B, C），およびマクロファージ，B細胞，活性化T細胞など一部の細胞上に発現するクラスII（HLA-DR, DQ, DP）に大別される．

HLA検査の臨床的意義として臓器移植時の組織適合性，疾患関連性（疾患感受性）を利用した診断や重症度判定，血小板の頻回輸血時の不応性回避，輸血後移植片対宿主病の証明などがある．

## 33・1 HLA検査

HLA-A抗原には28種類，B抗原には58種類，C抗原には10種類，D抗原には26種類，DR抗原には24種類，DQ抗原には9種類，DP抗原は6種類あることが確認されている（表33・1）．

DNAタイピングは，HLA抗原性を示すアミノ酸変異部位を塩基レベルでの変異としてとらえて，対立遺伝子（HLAアレル）の型を決定する．HLAアレルの表記はHLA-A*0101，HLA-A*2402，HLA-DRB1*0405などのように遺伝子座名とアレル番号の間に上付星印（*）を付ける．アレル番号は通常4桁の数字で示され，上2桁は原則としてこれまでの血清学的特異性に対応し，下2桁は細分化されたアレル番号を示す．クラスIHLA抗原の多型はα鎖上にしか発現していないため遺伝子座名A, B, Cwのすぐあとに*が付く．一方クラスIIではα鎖に加えてβ鎖上にも多型性が認められ，HLA-DRB1, HLA-DQB1, HLA-DPB1などの遺伝子がある．Bのあとの数字はB遺伝子が二つ以上存在するときに区別するため付いたものである．近年HLAアレルの数はクラスIのHLA-A, HLA-B, HLA-Cだけで900以上にも及ぶとされ，クラスII遺伝子も500を超えるアレルが示されている．機能的なクラスII抗原分子を支配する遺伝子はDRA, DRB1, DRB3, DRB4, DRB5, DQA1, DQB1, DPA1およびDPB1の9種類であり，血清学的検査で検出されるDR1～DR18抗原（表33・1）は，DRAとDRB1遺伝子産物であるα鎖とβ鎖の会合により形成されると考えられている．DR52抗原のβ鎖はDRB3遺伝子産物が，DR53のβ鎖はDRB4遺伝子産物がそれぞれDRA遺伝子産物であるα鎖との会合によって抗原性を形成する．

HLA遺伝子型の検査法には，スクリーニング的方法であるLuminex法と詳細な解析を行うNGS[*1]法がある．

## 33・2 測定の意義

**a. 臓器移植** 臓器移植においてドナーとレシピエントの間のHLA適合度が高いほど生着率も高いことが知られている．特に骨髄移植の際には正確性と高い精度が必要とされている．HLA-A, HLA-B, HLA-DR座の一致率が高いほど移植成績がよく，低いほど拒絶反応や移植片対宿主病（GVHD）の頻度が高い．成績はHLAの一致した兄弟間の移植が最も成績がよいとされるが，少子高齢化の時代にあって今後は非血縁者間の骨髄移植が重要とされ，骨髄バンクによるドナー登録が推進されて

---

[*1] next generation sequencing，次世代シーケンシング

表 33・1　血清学的または細胞学的検査による HLA 特異性[a]

| クラス I 抗原 | | | | クラス II 抗原 | | | |
|---|---|---|---|---|---|---|---|
| A | B | | C | D | DR | DQ | DP |
| A1 | B5 | B51(5) | Cw1 | Dw1 | DR1 | DQ1 | DPw1 |
| A2 | B7 | B5102 | Cw2 | Dw2 | DR103 | DQ2 | DPw2 |
| A203 | B703(7) | B5103 | Cw3 | Dw3 | DR2 | DQ3 | DPw3 |
| A210 | B8 | B52(5) | Cw4 | Dw4 | DR3 | DQ4 | DPw4 |
| A3 | B12 | B53 | Cw5 | Dw5 | DR4 | DQ5(1) | DPw5 |
| A9 | B13 | B54(22) | Cw6 | Dw6 | DR5 | DQ6(1) | DPw6 |
| A10 | B14 | B55(22) | Cw7 | Dw7 | DR6 | DQ7(3) | |
| A11 | B15 | B56(22) | Cw8 | Dw8 | DR7 | DQ8(3) | |
| A19 | B16 | B57(17) | Cw9(w3) | Dw9 | DR8 | DQ9(3) | |
| A23(9) | B17 | B58(17) | Cw10(w3) | Dw10 | DR9 | | |
| A24(9) | B18 | B59 | | Dw11(w7) | DR10 | | |
| A2403(9) | B21 | B60(40) | | Dw12 | DR11(5) | | |
| A25(10) | B22 | B61(40) | | Dw13 | DR12(5) | | |
| A26(10) | B27 | B62(15) | | Dw14 | DR13(6) | | |
| A28 | B35 | B63(15) | | Dw15 | DR14(6) | | |
| A29(19) | B37 | B64(14) | | Dw16 | DR1403 | | |
| A30(19) | B38(16) | B65(14) | | Dw17(w7) | DR1404 | | |
| A31(19) | B39(16) | B67 | | Dw18(w6) | DR15(2) | | |
| A32(19) | B40 | B70 | | Dw19(w6) | DR16(2) | | |
| A33(19) | B4005(21) | B71(70) | | Dw20 | DR17(3) | | |
| A34(19) | B41 | B72(70) | | Dw21 | DR18(3) | | |
| A36 | B42 | B73 | | Dw22 | DR51 | | |
| A43 | B44(12) | B75(15) | | Dw23 | DR52 | | |
| A66(10) | B45(12) | B76(15) | | Dw24 | DR53 | | |
| A68(28) | B46 | B77(15) | | Dw25 | | | |
| A69(28) | B47 | B78 | | Dw26 | | | |
| A74(19) | B48 | B81 | | | | | |
| A80 | B49 | Bw4 | | | | | |
| | B50 | Bw6 | | | | | |

a) 出典: J. G. Bodmer *et al.*, *Tissue Antigens*, 49, 297〜321(1997).

いる.

**b. 疾患関連性**　強直性脊椎炎と HLA-B27 との相関が高い (日本人での相対危険率: 208) ことが知られて以来, 多くの疾患で HLA との相関性が検討されてきた. 特に近年 DNA タイピングが導入され, HLA の高次構造の解明と相まって新たな展開をみせている. たとえば過度の日中の眠気を特徴とするナルコレプシーは DRB1*1510 と強い関連性 (相対危険率 358) があるとされる. そのほか DRB1*0406 とインスリン自己免疫症候群, DRB1*0405 と関節リウマチの相対危険率はそれぞれ 56.6, 3.4 と関連性を認めている. しかし, これらの疾患は多因子疾患であり, HLA 以外の遺伝子や環境因子が発症や重症度に関与していると考えられている.

**c. 輸　血**　頻回に血小板輸血を受けている患者には抗 HLA 抗体が産生される

ため，輸血後であっても血小板数の上昇がみられない．そこでクラスIのHLAが適合したドナーからの血小板を用いる必要がある．一方，きわめて致死率の高い輸血後GVHDもHLAハプロタイプの一致しない場合の全血輸血（リンパ球が関与）で発症することがある．たとえばレシピエントがヘテロ接合体であり，ドナーがそのハプロタイプをホモ接合体でもっていた場合に発症しやすいとされる．日本人はほぼ同一の民族であるので，500回に1回の割合で輸血後GVHDが発生するとされている．現在は放射線照射によりリンパ球を不活化させることで予防可能である．

# 34 アレルギー疾患

**One Point Advice** アレルギーとは外来の抗原に対して過剰な免疫反応が起こった結果,生体に好ましくない臨床症状が発現する現象をさす.その現象に関与する抗体と細胞の種類,補体の関与の有無,そして抗原刺激から症状発現までの時間という観点からGellとCoombsはⅠ~Ⅳ型の基本型から成るアレルギー(過敏反応)分類を提唱し,今日まで広く使われている.抗原暴露後15~20分後の短時間でIgE抗体によって惹起される**Ⅰ型過敏反応**(即時型,アナフィラキシー型)を狭義の**アレルギー反応**(allergic reaction).Ⅰ型過敏反応をひき起こす抗原を**アレルゲン**とよぶ.Tリンパ球によって惹起される**Ⅳ型過敏反応**は抗原暴露後24~72時間後に症状が発現するため**遅延型過敏反応**とよばれる.

## 34・1 アレルギー疾患の原因抗原を同定するための検査

Ⅰ型過敏反応によるアレルギー疾患として気管支喘息,アレルギー性鼻炎,アレルギー性結膜炎,蕁麻疹,アナフィラキシーショックなどがあり,Ⅳ型過敏反応による疾患には接触皮膚炎やアトピー性皮膚炎がある.Ⅰ型過敏反応をひき起こす抗原(アレルゲン)は動物,植物,真菌,花粉などの環境アレルゲン,食物アレルゲン,医薬品などであり,Ⅳ型過敏反応は化粧品,金属,細菌,真菌,医薬品などにより惹起される.

アレルギー疾患の治療は原因抗原の除去が原則で,それが困難な場合は免疫学的寛容の誘導,最近ではサイトカインやIgEを標的とした分子標的治療が臨床に導入されている.アレルギー疾患の原因となっている抗原暴露を避けるためには原因抗原の同定が必要であり,そのために生体外検査(*in vitro*検査および *ex vivo* 検査)と生体内検査(*in vivo*検査)を行う.*in vitro*検査には抗原特異的IgE抗体検査,*ex vivo*検査にはヒスタミン遊離試験,好塩基球活性化試験,リンパ球刺激試験がある.*in vivo*検査には皮膚テストと誘発試験があり,病歴および *in vitro* 検査で推定された抗原の確定に用いられる.皮膚テストにはプリックテストと皮内テストがあるが,安全性の観点から通常プリックテストが選択される.誘発試験には気管支喘息や過敏性肺炎における抗原吸入試験,食物アレルギーにおける食物経口負荷試験があるが患者の安全に対するリスクがあるので慎重な適応判断と検査施行のための安全な体制の確保が重要である.

これら原因抗原検査について以下に解説する(機能的検査については次節を参照).

### 34・1・1 *in vitro* 原因抗原検査

#### 1 抗原特異的 IgE 抗体測定
measurement of antigen-specific IgE antibody

**基準値** 陰性

**測定値の意義** アレルゲンに対する特異的なIgEを定量し,Ⅰ型アレルギー反応の存在を証明する *in vitro* 検査法である.

**高値になるとき** アレルギー性鼻炎,気管支喘息,アトピー性皮膚炎,アレルギー性結膜炎,食物アレルギー,口腔アレルギー症候群などのアレルギー性疾患.

**測定法・測定原理** 化学発光酵素免疫測定法(chemiluminescent enzyme immunoassay, CLEIA)がおもに用いられている.固相化されているアレルゲンと被検血清中に存在する抗原特異的IgE抗体と抗原抗体反応を起こさせる.そののち酵素標識抗ヒトIgE抗体と反応させ,アレルゲン-特異的IgE-酵素標識抗体の免疫複合体を形成さ

せる．最終段階に発光試薬（ルミノールおよび過酸化水素）を加えて発光測定装置（ルミノメータ）を用いて発光量を測定する．現在は多種類のアレルゲンに対するIgEを同時に測定することも可能である．

**薬物による影響** 抗IgE抗体薬（オマリズマブ）は血中IgEと複合体を形成するため，IgEの半減期が延長し血清総IgE濃度が上昇する．それゆえ，抗IgE抗体薬投与中の血清IgE濃度をアレルギー性疾患の診断や治療効果の判断根拠として用いない．

**補足** 抗原特異的IgE抗体の存在とアレルギー症状とは必ずしも一致しない．特異的IgE抗体と皮膚テストとの一致率は75～90％である．

### 2 ヒスタミン遊離試験
histamine release test

**基準値** 陰性

**測定値の意義** 試験管内（*in vitro*）においてI型アレルギーによるアレルゲンの同定を目的として行う検査で，生体内で起こる抗原特異的IgE抗体の架橋によるマスト細胞の活性化を血液より分離した好塩基球を用いて試験管内で再現し，遊離されたヒスタミンを測定するものである．

**高値になるとき** アレルギー性鼻炎，気管支喘息，食物アレルギー，アトピー性皮膚炎．

**測定法・測定原理** 血液より分離した好塩基球浮遊液にアレルゲンを添加し，遊離されたヒスタミン量を競合EIA法にて測定する．

**補足** 食物アレルギーにおいてアナフィラキシーショックの既往がありアレルゲン負荷のリスクが大きい場合に，原因抗原診断の補助検査として行われる．

### 3 好塩基球活性化試験
basophil activation test

**基準値** 陰性

**測定値の意義** アレルゲンによる好塩基球のIgE依存性活性化をCD203cの発現量増加により同定する検査である．

**高値になるとき** 食物アレルギー

**測定法・測定原理** CD203cは好塩基球とマスト細胞に発現する抗原で，抗IgE抗体やアレルゲンで活性化した好塩基球において発現が増強する．

**補足** 保険適応はない．

### 4 リンパ球刺激試験
lymphocyte stimulation test

**基準値** 陰性

**測定値の意義** 薬剤アレルギーのうちⅣ型アレルギーによる肝障害において，被疑薬が関与しているかどうかを調べる *ex vivo* の検査である（薬剤リンパ球刺激試験 drug lymphocyte stimulation test, DLST）．Ⅳ型アレルギーが関与する食物アレルギーにおけるアレルゲンの同定にも用いられ，アレルゲン特異的リンパ球刺激試験（allergen-specific lymphocyte stimulation test, ALST）という．

**高値になるとき** 薬剤性肝障害，食物アレルギー．

**測定法・測定原理** 血液より分離した単核球（リンパ球と単球）にアレルゲンを添加し，4～6日間培養したのちに $^3$H-チミジンの取込みを測定する．

**薬物による影響** 副腎皮質ステロイド，抗腫瘍薬，免疫抑制薬などが投与されている患者では陰性になりやすい．

**補足** 保険適応はない．

## 34・1・2 *in vivo* 原因抗原検査

### 1 プリックテスト skin prick test

**基準値** 陰性．膨疹径が5 mm以上，またはコントロールの2倍以上を陽性と判定する．

**測定値の意義** I型アレルギー反応の原因

抗原検査法である．

**高値になるとき** 陽性と判定された場合，被検物質をアレルゲンと解釈する．

**測定法・測定原理** 前腕屈側にアレルゲン（原因抗原）をのせて細い針で刺し膨疹の有無を観察する．陰性コントロールを必ず置く．15〜30分後に膨疹・紅斑の直径を測定する．プリックテストが陰性の場合，プリックテストと同様の針を用いて出血しないように5 mmの線状の傷をつけるスクラッチテストが行われることがある．口腔アレルギー症候群においてはprick-to-prick test（原因食物をプリック針で刺してから皮膚を刺す）の有用性が高い．

**補足** 皮膚反応テストを行う前に抗ヒスタミン薬やメディエーター遊離抑制薬など中止しておくべき薬剤があるので注意が必要である．

### 2 皮内テスト　intradermal test

**基準値** 発赤径10 mm以下を陰性とする．

**測定値の意義** Ⅰ型アレルギー反応の原因抗原検査法である．

**高値になるとき** 陽性と判定された場合，被検物質をアレルゲンと解釈する．

**測定法・測定原理** アレルゲン（原因抗原）液0.02 mLを前腕屈側の皮内に注射し，15分後に膨疹・発赤の直径を測定する．陰性コントロールとして生理食塩水を注射する．

**補足** プリックテストに比べて鋭敏であるが，アナフィラキシーを誘発することがある．食物アレルギーの検査としてはショックのリスクがあることおよび偽陽性率が高いため通常行わない．

### 3 パッチテスト　patch test

**基準値** 陰性

**測定値の意義** Ⅳ型アレルギー（遅延型アレルギー）反応の原因抗原検査法であり，接触皮膚炎のアレルゲン同定に有用である．

**高値になるとき** アレルギー性接触皮膚炎

**測定法・測定原理** 原因抗原物質を付着させたパッチテスターを背部あるいは上腕外側の健常な皮膚に貼付し，48時間後にパッチテスターを剥がす．剥離後0.5〜1時間後および24時間後または48時間後に判定を行う．必要に応じてパッチテスター剥離後3〜5日後にも判定を追加する．標準アレルゲン21種類を2枚のパネルに配置したパッチテストパネル(S)が市販されている．

### 4 食物経口負荷試験
oral food challenge test

**基準値** 陰性

**測定値の意義** 食物アレルギーにおける原因食物の同定，安全に摂取可能な量の決定および耐性獲得の有無の診断のために行う．

**高値になるとき** 食物アレルギー

**測定法・測定原理** 食物摂取により誘発される症状の程度，食物の種類，特異的IgE抗体の結果，基礎疾患を総合して原因食物の負荷に伴うリスク評価を行う．少量の摂取で症状が誘発されることが予測されるハイリスクの症例では少量の負荷から始める．

**薬物による影響** 抗ヒスタミン薬やロイコトリエン受容体拮抗薬は閾値を上げる可能性がある．

**補足** アナフィラキシーなど重篤な症状が誘発される可能性があるので，文書による説明と同意のもとで緊急対応が可能な体制で実施する．

## 34・2　機能的診断法

　機能的検査として，気管支喘息における自己管理の目的で，ピークフローの測定や病態把握のための呼吸抵抗測定が行われる．最近では好酸球性気道炎症の検出を目的として呼気一酸化窒素（NO）濃度測定検査が行われるようになった．

## 1 ピークフロー peak flow

**基準値** 性別，年齢，身長により標準値が求められる．自己最高値を基準値として100％とした場合に測定日のピークフローは何％かを表記する．

**測定値の意義** 大きく息を吸い込んで力いっぱい息を吐きだしたときの呼気流速度をさし，L/minで表現される．気管支の状態を患者自身が客観的に知ることができる．

**低値になるとき** 自己最高値（基準値）の80％以下（イエローゾーン）になると気管支喘息の発作に対する注意が必要で，60％以下（レッドゾーン）になるといつ発作が起きてもおかしくない状態と判断される．

**測定法・測定原理** 市販のピークフローメーターを用いて測定する．

**補足** 気管支喘息患者における気管支の状態を自己管理する目的で測定される．ピークフローが漸減してきたときに自身で対処できるように事前に担当医と相談しておくことを勧める．

## 2 呼気一酸化窒素（NO）濃度
fractional exhaled nitric oxide

**基準値** 成人健常者の平均値15 ppb，上限値37 ppb[1]．喘息患者の平均値は47 ppb．喘息患者と健常者におけるカットオフ値を22 ppbとすると感度91％，特異度84％，37 ppbとすると感度52％，特異度99％である[2]．

**測定値の意義** 気管支喘息を疑う患者の補助診断として用いる．呼気NO濃度は閉塞性障害や喀痰中の好酸球数と優位な相関を示し，気管支喘息における好酸球性気道炎症のバイオマーカーとして用いられる．

**高値になるとき** 気管支喘息

**測定法・測定原理** 気管支喘息では気道粘膜における好酸球炎症により誘導型NO合成酵素（iNOS）の発現が亢進し，NOの産生が亢進する．NOアナライザーにマウスピースから直接呼気を吹き込んで測定するオンライン法がよく使われている．

**補足** アレルギー性鼻炎やウイルス性気道感染症で高値を取ることがある．喫煙により呼気中のNOは低下する．

## 34・3 その他

### 1 鼻汁好酸球検査 nasal cytology

**基準値** 陰性

**測定値の意義** アレルギー性鼻炎では鼻汁中に多数の好酸球を認める．

**高値になるとき** アレルギー性鼻炎

**測定法・測定原理** 綿棒で採取した鼻汁をスライドグラスに塗布・乾燥固定後，所定の染色液で好酸球を染色し顕微鏡下で観察する．

### 2 TARC thymus and activation-regulated chemokine

**基準値** 成人 450 pg/mL 未満，小児（6〜12カ月）1367 pg/mL 未満，小児（1〜2歳）998 pg/mL 未満，小児（2歳以上）763 pg/mL 未満

**測定値の意義** TARC（thymus and activation-regulated chemokine）は皮膚の表皮角化細胞で産生されるケモカインの一つで，ヘルパーT細胞（$T_h2$型細胞）の遊走にかかわる．IgE産生や好酸球産生を刺激し，アレルギー反応を助長する．血清中のTARC濃度はアトピー性皮膚炎の活動性と相関するため，治療効果のモニタリングに使われる．

**高値になるとき** アトピー性皮膚炎

**測定法・測定原理** CLEIA法で測定する．

---

1) Matsunaga K, et al., *Allergol Int.*, 59, 363〜367 (2010).
2) Matsunaga K, et al., *Allergol Int.*, 60, 331〜337 (2011).

# 35 産婦人科疾患

**One Point Advice** 思春期，性成熟期，妊娠，更年期，閉経，老年期といった女性のライフサイクルにかかわる**性腺刺激ホルモン（ゴナドトロピン**ともいう）および**性ステロイドホルモン**の異常は，先天的な要因，体重変動や精神的ストレスといった生活要因，器質的な疾患など多岐にわたる要因によって惹起される．結果として，無月経，月経周期異常，排卵障害，機能性出血，更年期障害，骨粗鬆症，性ステロイドホルモン依存性疾患・腫瘍（子宮内膜症・子宮内膜増殖症・子宮内膜癌）など，産婦人科領域のさまざまな病態を直接的もしくは間接的にもたらす．そして，最も重要な点として，これらのホルモンの臨床検査値を解釈する際に，女性のライフサイクルにより基準値が大きく変動することを知っておかなければならない．

## 35・1 ゴナドトロピン

ゴナドトロピンには，下垂体前葉から分泌される**卵胞刺激ホルモン**（follicle stimulating hormone，**FSH**）と**黄体化ホルモン**（**黄体形成ホルモン**ともいう；luteinizing hormone，**LH**）がある．これらのホルモンは視床下部から分泌される**ゴナドトロピン放出ホルモン**（gonadotropin releasing hormone，**GnRH**）によって調整される．また，妊娠時に胎盤から分泌される**ヒト絨毛性ゴナドトロピン**（human chorionic gonadotropin，**hCG**）はLHと同様の作用をもつ．FSH，LHとhCGは，下垂体前葉ホルモンである甲状腺刺激ホルモン（thyroid stimulating hormone，TSH）と同じく，いずれも$\alpha$-と$\beta$-サブユニットのヘテロダイマーを形成する糖タンパク質ホルモンである．$\alpha$-サブユニットは共通しているが，$\beta$-サブユニットの違いによりそれぞれの特異性を示す．

### 1 卵胞刺激ホルモン（FSH）
follicle stimulating hormone

**基準値** 卵胞期および黄体期：5〜15 mIU/mL，排卵期：10〜20 mIU/mL

**測定値の意義** FSHは，卵巣の卵胞発育にかかわる．原始卵胞〜二次卵胞までの発育はFSHやLHに依存しないが，胞状卵胞まで発育した卵胞はFSHによって発育が促進される．FSHの刺激を受けた卵胞の顆粒膜細胞において，LHにより莢膜細胞でコレステロールから合成されたアンドロゲンが移行し，アロマターゼによってエストロゲンの合成が高まると考えられている．

**高値・低値になるとき** 表35・1を参照．

**表35・1 FSH，LHが異常値になる例**

|  | 原因となる疾患例 |
|---|---|
| FSH，LHがともに低値 | 体重減少性無月経，神経性無食欲症，視床下部・下垂体腫瘍，汎下垂体機能低下（シーハン症候群，シモンズ病） |
| FSHのみ高値 | FSH産生下垂体腺腫 |
| LHのみ高値 | 多嚢胞性卵巣症候群 |
| FSH，LHがともに高値 | 中枢性思春期早発症，性腺形成異常（ターナー症候群など），続発性性腺機能低下症，両側卵巣摘出後，閉経後 |

LH: 黄体化ホルモン
FSH: 卵胞刺激ホルモン

### 2 黄体化ホルモン（黄体形成ホルモン）（LH） luteinizing hormone

**基準値** 卵胞期および黄体期：1〜10 mIU/mL，排卵期ピーク：10〜80 mIU/mL

(測定値の意義) LHは，FSHと共同的に作用し卵胞を発育させ，さらに急激かつ大量のLH放出（LHサージ）により排卵を誘発する．排卵はLHサージ開始から34〜36時間後，LHサージのピークから10〜12時間後に生じる．排卵後，顆粒膜細胞は黄体細胞となり，プロゲステロンを産生する．

(高値・低値になるとき) 表35・1を参照．

### 3 ヒト絨毛性ゴナドトロピン（hCG）
human chorionic gonadotropin

(基準値) 表35・2を参照．

表35・2 hCGの基準値

|  | 血清中濃度〔mIU/mL〕 |
|---|---|
| 非妊娠時 | <0.5 |
| 妊娠4週 | 20〜 500 |
| 5週 | 500〜 5,000 |
| 6〜7週 | 5,000〜 20,000 |
| 8〜10週（ピーク） | 20,000〜300,000 |
| 10週以降〜分娩まで | 25,000〜 50,000 |

(測定値の意義) hCGは主として絨毛の合胞体栄養膜細胞から分泌され，LHと構造が類似しており，LH様生物学的活性をもち，受容体はLHと共有する（LH/hCG受容体）．半減期は30〜36時間とされ，約30%は腎臓で分解されて尿中に排泄される．hCG値の測定は，妊娠の早期診断のほか，多胎妊娠，異所性妊娠，稽留流産などを含む流産，胞状奇胎や絨毛癌を含む絨毛性疾患，卵巣胚細胞腫瘍の診断や管理などに有用である．妊娠時の尿による半定量のhCG検査の測定感度は，25〜50 mIU/mLであり，通常，妊娠4週からほぼ全例で陽性となる．また，遊離したβサブユニットのみのhCG-$\beta$は，卵巣癌，膀胱癌などの各種の悪性腫瘍（異所性hCG-$\beta$産生腫瘍）で産生されることが知られている．

(高値になるとき) 多胎妊娠，絨毛性疾患，卵巣胚細胞性腫瘍，異所性hCG-$\beta$産生腫瘍．

(低値になるとき) 流産（稽留流産を含む），異所性妊娠．

## 35・2 性ステロイドホルモン

女性の性ステロイドホルモンにおいては，卵巣から産生されるエストロゲン（estrogen；E）とプロゲステロン（progesterone；P）が重要である．これらのホルモンは，視床下部(GnRH)-下垂体(LH/FSH)-卵巣(E/P)系の軸に沿って互いに分泌産生が制御されている．

### 1 エストラジオール（$E_2$）
[17$\beta$-]estradiol

(基準値) 卵胞期：25〜350 pg/mL
排卵期：50〜550 pg/mL
黄体期：45〜300 pg/mL
閉経後：20 pg/mL以下

(測定値の意義) エストロゲンは，コレステロールを基質として合成され，エストロン（$E_1$），[17$\beta$-]エストラジオール（$E_2$），エストリオール（$E_3$）の3種類からなり，エストロゲン受容体に対する親和性は$E_2$が最も高い．卵胞ホルモンともよばれ，おもに卵胞の顆粒膜細胞でアロマターゼによりアンドロゲンから変換される．エストロゲンは，生殖器官に作用し，性周期，妊娠などに重要な役割を果たすとともに，脂質代謝，骨代謝にも影響し，乳腺，皮膚，血管，筋，脳など全身の臓器に作用する．エストロゲンの全体的な低下は更年期症状や障害などをもたらす．また，子宮内膜症，子宮内膜増殖症，子宮内膜癌などの婦人科疾患・腫瘍はエストロゲン依存性として知られる．

(高値になるとき) エストロゲン産生腫瘍（卵巣顆粒膜細胞腫など），卵巣過剰刺激症

候群,肝疾患,先天性副腎皮質過形成.

**低値になるとき** 卵巣機能低下,神経性無食欲症,性腺形成異常〔ターナー(Turner)症候群など〕,汎下垂体機能低下〔シーハン(Sheehan)症候群,シモンズ(Simmonds)病〕,両側卵巣摘出後,閉経後.

### 2 プロゲステロン progesterone

**基準値** 卵胞期:0.3 ng/mL 以下
排卵期:5.7 ng/mL 以下
黄体期:2.1〜24.2 ng/mL
閉経期:0.3 ng/mL 以下

**測定値の意義** プロゲステロンは,コレステロールを基質として合成され,**黄体ホルモン**ともよばれ,主として卵巣黄体や胎盤から産生分泌される.プロゲステロンは,体温上昇作用を有し,子宮内膜に対して分泌期変化や脱落膜化をもたらし,子宮頸管粘液を減少させるなど,妊娠の成立および維持に必須の性ステロイドホルモンである.プロゲステロンは排卵後に形成された黄体より,およそ12〜14日間分泌される.妊娠が成立するとhCGにより黄体は存続し,また,胎盤よりプロゲステロンが産生されるようになる.プロゲステロンは,黄体機能や胎盤機能検査の指標として測定される.

**高値になるとき** 先天性副腎皮質過形成,クッシング症候群.

**低値になるとき** アジソン(Addison)病,間脳・下垂体機能不全,黄体機能不全

## 35・3 そ の 他

ゴナドトロピンと性ステロイドホルモン以外で,卵巣機能に影響するホルモンとして,プロラクチンが知られる.

### 1 プロラクチン(**PRL**) prolactin

**基準値** 4.9〜29.3 ng/mL

**測定値の意義** 下垂体前葉から分泌されるホルモンであり,成熟した乳腺組織に作用し,乳汁分泌を促進する.視床下部におけるプロラクチンの分泌は,ドーパミンに代表される抑制因子とセロトニンや甲状腺刺激ホルモン放出ホルモン(thyrotropin releasing hormone, TRH)などの放出因子により調整される.日内変動があり,睡眠中や食後に上昇する.また,性周期では排卵期と黄体期に上昇する.成熟期女性で,卵胞初期に安静状態で測定し,基準値を超える場合は,高プロラクチン血症を考慮する.女性における高プロラクチン血症では,乳汁漏出,排卵障害による無月経などの月経異常,黄体機能不全などをきたす.男性では乏精子症などとの関連が指摘されている.

**高値になるとき** 間脳障害〔キアリ・フロンメル(Chiari-Frommel)症候群,アルゴンツ・デルカスティロ(Argonz-del Castillo)症候群〕,下垂体腺種(プロラクチノーマ,フォーブス・オルブライト(Forbes-Albright)症候群),薬物性(向精神薬,降圧剤,胃腸薬,経口避妊薬),原発性甲状腺機能低下症,間脳腫瘍.

# 36 小児疾患

**One Point Advice** 小児の検査の基準値には，**年齢**を考慮に入れる必要がある．年齢別に基準値を記載した本に必ず目を通して，検査結果の数値が正常なのか異常なのかを判断してほしい．本章ではどの検査の項目が年齢によって変化するか記載した．また，小児の場合，大人のようにスムーズに採血ができるわけではなく，じっとできないため押さえたり，血管を探すのに時間がかかり駆血が長くなることもしばしばあり，そのための影響も考慮に入れなければならない．また，異常値がでたら，必ず臨床症状と一致するか考えないといけない．必要に応じて再検をすべきである．

## 36・1 大人と小児の基準値の違い

大人と子供で異なる検査値のおもな項目を表 36・1 に示す．約 1 歳と成人の正常値を記載した．また，年齢に伴い変化する検査項目を以下に示す．

表 36・1 小児と成人の検査値の違い[†1]

| | | 小児（1歳程度） | 成 人 |
|---|---|---|---|
| 血液学検査 | 白血球数[a)] | 11.4 [6.0〜17.5]×10$^3$/μL[†2]<br>リンパ球優位 | 7.4 [4.5〜11.0]×10$^3$/μL[†2]<br>好中球優位 |
| | ヘモグロビン[a)] | 11.2 g/dL | 14.0±2.0 g/dL（女）<br>16.0±2.0 g/dL（男） |
| 生化学検査 | アルカリホスファターゼ[a)] | 478±307 IU/L | 159±117 IU/L |
| | 乳酸デヒドロゲナーゼ[b)] | 536 [397〜734] U/L（男）[†3]<br>516 [351〜784] U/L（女） | 335.4 [246〜458] U/L（男）[†3]<br>327.7 [231〜465] U/L（女） |
| | クレアチニン[b)] | 0.4 [0.3〜0.6] mg/dL[†3] | 0.9 [0.7〜1.1] mg/dL（男）(17歳)[†3]<br>0.8 [0.5〜1.1] mg/dL（女）(18歳) |
| | 尿素窒素[c)] | 13.2 [8.0〜19.2] mg/dL（男）[†3]<br>12.3 [7.4〜19.1] mg/dL（女） | 15.3±8.1 mg/dL（男）[†3]<br>13.9±9.8 mg/dL（女） |
| | リ ン[d)] | 7.8±2.5 mg/dL（乳児） | 3.7±0.8 mg/dL |
| 免疫グロブリン | IgG[d)]<br>IgA[d)]<br>IgM[d)] | 811±96.2 mg/dL<br>83.1±60.6 mg/dL<br>81.2±47.2 mg/dL | 1120±230.3 mg/dL<br>250±75.2 mg/dL<br>95.0±22.2 mg/dL |

[†1] 範囲記載がない値は平均±2標準偏差．
[†2] [ ]の範囲は 95%信頼区間
[†3] [ ]の範囲は 97.5%信頼区間

a) "小児の臨床検査指針（小児科診療 59 巻 増刊号）", p.2〜7, p.83〜85, 診断と治療社 (1996).
b) 小児内科・小児外科編集委員会共編, "小児の検査結果の考え方（小児内科 30 巻増刊号）" p.15〜22, p.155〜161, p.196〜204, 東京医学社 (1998).
c) 小児基準値研究班編, "日本人小児の臨床検査基準値", p141〜144, 日本公衆衛生協会 (1996).
d) 小児内科・小児外科編集委員会共編, "そこが知りたい小児臨床検査のポイント（小児内科 37 巻増刊号）", p.241〜247, p.284〜288, 東京医学社 (2005).

1) 飯沼一宇編, "わかりやすい小児の検査マニュアルとそのコツ", p.2〜3, 診断と治療社 (2001).

**a. 成長に伴い増加・減少して，ある時期に成人の値に達する項目**[1]　表36・2を参照．

**b. 一定の時期に増減する**[1]

① 生後数カ月の変化が著しい：ビリルビン

② 乳児期に著しい低値：γグロブリン

③ 乳児期および学童期に高値を示す：アルカリホスファターゼ（ALP）

④ 生下時に高く，乳児期は低値を示し，成長に伴い増加して成人値に達する：IgG，鉄

**c. 血中ホルモンの検査における小児と大人の違い**[2]

① 甲状腺刺激ホルモン（TSH），遊離サイロキシン*（$T_4$），遊離トリヨードサイロニン*（$T_3$）：TSH は日齢3〜5には成人と同程度になるが，小児期の遊離 $T_4$，遊離 $T_3$ は成人期よりやや高めである．

② 副腎皮質刺激ホルモン（ACTH），コルチゾール：生後6カ月以降は ACTH，コルチゾールは朝が高値で，夜間に低値をとる．食事，運動，ストレスで上昇する．採血のストレスでも上昇する．日内変動は成人でもあるが，数値は生後6カ月以降は大きな変動はない．

③ 成長ホルモン（GH），インスリン様増殖因子（IGF-1）：GH は夜間分泌されるので，昼の1回の採血では評価ができない．IGF-1 は日内変動がないが，栄養状態の影響を受けやすい．IGF-1 は年齢とともに増加し，思春期で最高になり，以後下降する傾向にある．

**d. 呼吸・循環器系**

① 呼吸数（回/分）：大人になるに伴い減っていく．新生児30〜60，生後6カ月25〜40，3歳20〜30，6歳18〜25，10歳17〜23，成人12〜18．

② 高血圧の基準：大人になるに伴い高くなる．下記の収縮期血圧/拡張期血圧（mmHg）以上が高血圧の目安である．乳児100/65，幼児120/70，小学校低学年130/80，小学校高学年135/80，中学校男子140/85，中学校女子135/80，高校生以降140/90．

③ 心拍数（bpm）：成人になるに伴い少なくなる．1歳まで140，乳児120，幼児110，学童90，12歳80，以後はゆっくり成人値の70〜80に近づく．

## 36・2　手技による異常値[2]

小児はしばしば採血に手間どるときがあ

**表36・2　年齢によって検査値が変化する項目**

| | 成人の値に達する時期 | 検査項目 |
|---|---|---|
| 成長に伴い増加 | 乳児期以降 | カルシウム，アルブミン，血糖 |
| | 幼児期以降 | 総タンパク質，尿素窒素，総コレステロール，リン脂質，IgM，銅 |
| | 学童期以降 | クレアチニン，尿素 |
| | 思春期以降 | トリグリセリド，IgA |
| 成長に伴い減少 | 乳児期以降 | カリウム |
| | 学童以降 | アスパラギン酸アミノトランスフェラーゼ（AST），アラニンアミノトランスフェラーゼ（ALT），乳酸デヒドロゲナーゼ（LD） |

---

\*　サイロキシンはチロキシン，トリヨードサイロニンはトリヨードチロニンともいう．
2) 青木継稔ほか編，"数値から見る小児の成長と発達 −表で見る身体の基準値−"小児科46別冊，p85〜87，金原出版（2005）．

り，異常値をきたすことがある．よく出会う項目を記載する．症状と一致しないときは再検が必要である．

① なかなか採血できず，溶血により値が上昇するもの：LD，AST，カリウム，マグネシウム，リン

② 採血時，子供がじっとできず力が入ったり，測定までに時間がかかったりして上昇するもの：クレアチンキナーゼ，乳酸，ピルビン酸，アンモニア

## 36・3　小児でよく用いる検査
### 36・3・1　感　染　症

外来でよく使用される迅速診断キットを紹介する[3)]．

#### a. 細菌感染症

① **A群レンサ球菌**：咽頭炎などの原因菌として知られている．適切に抗菌治療を行わないと，続発性に急性糸球体腎炎やリウマチ熱などをひき起こす．咽頭拭い液で診断が可能である．すでに抗菌剤が使用されている場合は，抗ストレプトリジンO抗体（ASO），抗ストレプトキナーゼ抗体（ASK）を測定する．

② **マイコプラズマ**：臨床経過と胸部X写真ですりガラス状の浸潤影などにより，マイコプラズマ肺炎を疑う．陽性の場合は治療をすぐに開始できる．咽頭拭い液で診断が可能である．

#### b. ウイルス感染症

① **インフルエンザA型，B型**：かぜ症状，高熱，筋肉痛などの症状を呈し冬場に流行する．鼻腔ぬぐい液，咽頭ぬぐい液で診断が可能である．

② **ロタウイルス，ノロウイルス**：ロタウイルス感染症は冬場の白色の下痢を呈する乳児下痢症の原因の一つである．最近はノロウイルス感染症がロタウイルス感染症よりも頻度が高い．糞便で診断可能である．ノロウイルスの迅速検査は3歳未満と65歳以上が保険適応で制限がある．

③ **アデノウイルス**：流行性角結膜炎をはじめとして，扁桃炎，気管支肺炎，胃腸炎などの原因ウイルスである．咽頭拭い液，角結膜拭い液，便で診断可能である．

④ **RSウイルス，ヒトメタニューモウイルス（hMPV）**：同じパラミクソウイルス科である．RSウイルスは冬季を中心とした乳幼児下気道感染症の原因ウイルスの一つである．重症化することもまれではない．鼻咽頭粘液より検査が可能である．hMPVは同じく乳幼児に発症する呼吸器感染症であるが，流行時期は3～6月である．

### 36・3・2　発達の遅れ[4)]

4カ月や7カ月健診などで発達の遅れを認める乳児に出会うことがある．表36・3の検査が診断に有効である．

表36・3に示した検査項目のほかにも電解質，血糖，検尿，頭部MRI，神経伝導速度など全身のチェックが必要である．

## 36・4　新生児マススクリーニング

生後5～7日の新生児に対して行われる．自治体によって種類が多少異なるが，ろ紙に浸み込ませた血液で以下のスクリーニングが可能である．

① **ホルモンの異常**：先天性甲状腺機能低下症，先天性副腎過形成症
② **糖質代謝異常**：ガラクトース血症
③ **アミノ酸代謝異常症**：フェニルケトン尿症，メープルシロップ尿症，ホモシスチン尿症，シトルリン血症I型，アルギニノコハク酸尿症．

---

3) 小児内科・小児外科編集委員会 共編，"小児臨床検査のポイント2017（小児内科49巻増刊号）"，p.516～518, p.557～559, p.596～600, p.602～605, p.624～627, p.642～645 (2017).
4) 加我牧子・佐々木征行・須貝研司 編著"小児神経診断・治療マニュアル"，p.16, 診断と治療社（2003）.

表 36・3　乳児の発達の遅れの診断に有用な検査

| 検査項目 | 原因となる疾患例 |
|---|---|
| トキソプラズマ，風疹ウイルス，サイトメガロウイルス，ヘルペスウイルスの IgG, IgM 抗体 | 難聴，先天性心疾患，白内障，小頭症，脳内石灰化，脈絡網膜炎などあり，陽性であれば先天性ウイルス感染症（TORCH 症候群）を疑う． |
| 染色体分析 | 外表奇形がみられたら検査する．染色体異常，ダウン症候群など |
| クレアチンキナーゼ | 【高値になるとき】先天性筋ジストロフィー |
| 乳酸，ピルビン酸 | 【高値になるとき】ミトコンドリア異常，代謝異常 |
| 甲状腺検査 | 高 TSH，低遊離 $T_3$，低遊離 $T_4$ であれば，クレチン症 |
| アンモニア | 【高値になるとき】尿素サイクル異常（オルニチントランスカルバミラーゼ欠損症），アミノ酸代謝異常，有機酸代謝異常 |
| 血液ガス | 【アシドーシスのとき】ロウ（Lowe）症候群，代謝疾患 |
| アミノ酸分析 | 【異常値になるとき】フェニルケトン尿症（ネズミ様の臭気を発する尿），メープルシロップ尿症（メープルシロップ様の臭気を発する尿），アルカプトン尿症（黒色尿），ホモシスチン尿症（水晶体脱臼），高チロシン血症（くる病）など． |
| 有機酸分析 | 【異常値になるとき】プロピオン酸血症，メチルマロン酸血症，ピルビン酸脱水素酵素複合体欠損症，代謝性ケトアシドーシス |
| リソソーム† 酵素活性 | 糖原病 II 型（ポンペ病），スフィンゴリピドーシス（ファブリー病，ゴーシェ病，ニーマンピック病，テイ・サックス病など），ムコ多糖症（ハーラー病など），ムコリピドーシスなど |

† ライソゾームともいう．

④ 有機酸代謝異常症：メチルマロン酸尿症，プロピオン酸血症，イソ吉草酸血症，メチルクロトニルグリシン尿症，ヒドロキシメチルグルタル酸血症，複合カルボキシラーゼ欠損症，グルタル酸尿症 I 型．

⑤ 脂肪酸 β 酸化異常症：中鎖アシル CoA 脱水素酵素欠損症，極長鎖アシル CoA 脱水素酵素欠損症，三頭酵素，カルニチンパルミトイルトランスフェラーゼ-I 欠損症，カルニチンパルミトイルトランスフェラーゼ-II 欠損症．

自治体によっては有料で治療が可能となったライソゾーム病（ポンペ病，ファブリー病）のスクリーニングをしているところもある．

**Note　知っておくと便利なこと**

小児の検査で知っておくとためになることを記しておく．

① 流行性耳下腺炎（ムンプス）で，耳下腺の腫脹がよくわからないときは尿中アミラーゼ上昇が参考になる．

② 嘔吐下痢症のとき，尿中のケトン上昇があれば患者の脱水の状態が推測され，点滴をしたらいいかの判断になる．

③ 最近はいろいろなスナック菓子が売られている．採血の数時間前に食べると中性脂肪が高くなる．最近はこの事例が非常に多い．

# 37 悪性腫瘍

**One Point Advice** 悪性腫瘍は，**固形腫瘍**（がんや肉腫）と**造血器腫瘍**（白血病や悪性リンパ腫）とに大別される．造血器腫瘍は検体の採取も容易なうえに，原因となる遺伝子異常の把握が進んでいるため，おもに遺伝子異常の検出が病型分類や治療効果のモニタリング，微小残存腫瘍の把握のために繁用されている．2000年代に入り，固形腫瘍においても分子標的薬の増加に伴って，コンパニオン診断を目的とする遺伝子関連検査が急速に進歩してきたが（第14章を参照），本章では固形がんを対象とする腫瘍マーカーの代表的なものに焦点を絞り概説する．

## 37・1 腫瘍マーカー[1]

現在，保険診療で用いられる腫瘍マーカーは約40種類あり，おもに悪性腫瘍が強く疑われる際の補助診断や，治療効果のモニタリング，再発診断などに有用である（表37・1）．また，一部の腫瘍マーカーは，慢性ウイルス性肝炎のようながん発症ハイリスク群でのスクリーニング検査や検診に用いられている．ただし，多くの腫瘍マーカーは良性疾患でも軽度～中等度上昇する場合があるため，特徴や意義の異なるマーカーを複数測定することで陽性的中率の向上が図られている．

### 1 AFP α-fetoprotein
### AFP-L3 分画比

**基準値** AFP: 0.5～10 ng/mL〔化学発光免疫測定法(CLIA), 化学発光酵素免疫測定法(CLEIA)〕

**AFP-L3 分画比**: 10% 未満〔液相免疫反応(LBA)-EATA〕

**測定値の意義** AFPは分子量約70kの糖タンパク質であり，慢性肝炎・肝硬変患者の発がん予測や肝細胞癌の治療効果判定に有用である．ただし，肝炎ウイルスを伴う慢性肝炎や肝硬変で軽度の上昇を呈し，AFP産生性のほかのがんも存在することから，AFP単独での特異性は低い．また，小型の肝細胞癌で高値であることはまれである．一方，肝細胞癌の場合はフコシル化AFPが多いことにより，レンズマメレクチンに対する親和性が強いL3分画の割合が高まる．このため，AFP-L3分画が肝細胞癌に対する特異性を向上させる目的で測定されている．保険診療上はAFPとPIVKA-Ⅱの同時測定は可能であるが，AFP-L3分画は認められていないため，悪性腫瘍の存在を強く疑った場合にのみ算定できる．

**高値になるとき** AFP ① 400 ng/mL 以上: 肝細胞癌, 肝芽腫, 胚細胞性腫瘍, AFP産生胃癌, 妊娠後期, 乳児肝炎, 多胎/神経管欠損児などの異常妊娠, 正常新生児. ② 100～400 ng/mL: 肝細胞癌, 胆道系癌, 肺癌, 腎癌, 膀胱癌, 子宮癌, 劇症肝炎. ③ 10～100 ng/mL: 肝細胞癌, 急性肝炎, 慢性肝炎, 肝硬変など.

**AFP-L3 分画** 肝細胞癌, 劇症肝炎, 肝硬変の再燃・重症化例.

**補足** AFP-L3分画の高感度測定法が導入され，AFP正常例におけるL3分画の上昇が発癌や治療後再発の予測となる可能性が示されている．AFPは妊娠6週頃から上昇し，32週でピークに達し，分娩2週間後に正常化する．新生児でも高値を示すが，生後1年以内には成人とほぼ同じ濃度となる．

---

[1] 参考資料: 日本分子腫瘍マーカー研究会 編 "分子腫瘍マーカー 診療ガイドライン", 金原出版 (2016年).

表37・1 おもな腫瘍マーカー

| 腫瘍マーカー | 基準範囲〔測定法〕[†1] | 対象癌種 | 陽性率[†2] | 偽陽性を示す良性疾患 |
|---|---|---|---|---|
| CEA | 5 ng/mL 以下〔CLIA〕<br>2.5 ng/mL 以下〔IRMA〕 | 大腸癌 | 50% | 慢性肝炎・肝硬変(15%),閉塞性黄疸・潰瘍性大腸炎・糖尿病(10%) |
| | | 膵臓癌 | 55% | |
| | | 胆道癌・肺腺癌 | 50% | |
| AFP | 10 ng/mL 以下〔ECLIA, CLEIA〕 | 肝細胞癌 | 75% | 慢性肝炎・肝硬変(30%) |
| | | 肝芽腫 | 95% | |
| | | 胚細胞性腫瘍 | 70% | |
| TPA | 75 U/L 以下〔CLIA〕 | 胆道癌 | 85% | 黄疸(45%),肝炎(40%),肝硬変・総胆管結石(35%) |
| | | 肝細胞癌・膵癌 | 80% | |
| | | 胃癌 | 70% | |
| SCC 抗原 | 2 ng/mL 以下〔CLIA〕 | 子宮頸癌 | 70% | 良性皮膚疾患(90%),肝硬変(50%),肺良性腫瘍(25%),肝炎・肺炎・結核(10%) |
| | | 食道癌・頭頸部癌 | 60% | |
| | | 肺扁平上皮癌・皮膚癌 | 50% | |
| | | 肝細胞癌 | 80% | |
| DUPAN-2 | 150 U/mL 以下〔EIA〕 | 膵臓癌 | 75% | 肝硬変(70%),肝炎(30%) |
| | | 肝臓癌・胆囊・胆管癌 | 70% | |
| CA15-3 | 25 U/mL 以下〔ECLIA〕 | 乳癌・卵巣癌 | 40% | 肝炎・肝硬変(55%),卵巣良性腫瘍(15%) |
| | | 肺癌・肝癌・大腸癌 | 20% | |
| エラスターゼ1 | 300 ng/dL 以下〔LA〕 | 膵臓癌 | 70% | 急性膵炎(100%) |
| PSA | 4 ng/mL 以下〔CLIA〕 | 前立腺癌 | 85% | 前立腺肥大症(45%),前立腺炎 |
| CA19-9 | 37 U/mL 以下〔CLIA, ECLIA, EIA, IRMA〕 | 膵臓癌 | 80% | 胆石症(20%),膵炎・胆管炎・肝炎・閉塞性黄疸(10%) |
| | | 胆囊・胆道癌 | 75% | |
| | | 胃癌・大腸癌 | 40% | |
| PIVKA-II | 40 mAU/mL 以下〔ECLIA, EIA〕<br>1 μg/mL 以下〔LA〕 | 肝細胞癌 | 50% | 閉塞性黄疸(30%) |
| Span-1 | 30 U/mL 以下〔IRMA〕 | 膵臓癌 | 80% | 肝硬変(45%),慢性肝炎(30%),急性・慢性膵炎(15%) |
| | | 胆囊・胆管癌 | 70% | |
| | | 肝臓癌 | 55% | |

[†1] CLIA: 化学発光免疫測定法　CLEIA: 化学発光酵素免疫測定法　ECLIA: 電気化学発光免疫測定法
EIA: 酵素免疫測定法　RIA: 放射性免疫測定法　ELISA: 酵素結合免疫吸着検定法
IRMA: 免疫放射定量法　LA: ラテックス凝集比濁法
LBA-EATA: 液相濃縮免疫反応電気泳動法
[†2] 各種文献のおおよその平均を示す.

(次ページにつづく)

表37・1 つづき

| 腫瘍マーカー | 基準範囲〔測定法〕[†1] | 対象癌種 | 陽性率[†2] | 偽陽性を示す良性疾患 |
|---|---|---|---|---|
| NSE | 16.3 ng/mL 以下〔ECLIA〕 | 肺小細胞癌 | 70% | 脳血管障害,脳炎 |
| | | 神経芽細胞腫 | 85% | |
| CA125 | 35 U/mL 以下〔EIA, IRMA, CLIA〕 | 卵巣癌 | 85% | 子宮内膜症(55%)良性卵巣疾患(25%) |
| | | 卵管癌 | 75% | |
| | | 膵臓癌/肝細胞癌 | 65% | |
| SLX | 38 U/mL 以下〔IRMA〕 | 肺腺癌 | 60% | 慢性呼吸器疾患(びまん性汎細気管支炎)(50%) |
| | | 膵臓癌・卵巣癌 | 50% | |
| 遊離型 PSA 比 | 25% 以上 | 前立腺癌 | 95% | 前立腺肥大症 |
| 抗 p53 抗体 | 1.3 U/mL 以下〔EIA〕 | 食道癌 | 30% | |
| | | 乳癌・大腸癌 | 20% | |
| CYFRA | 3.5 ng/mL 以下〔ECLIA, CLEIA〕, 2 ng/mL 以下〔IRMA〕 | 肺扁平上皮癌 | 80% | 肺・肝臓良性疾患(10%) |
| | | 肺腺癌 | 50% | |
| ProGRP | 81 pg/mL 以下〔CLIA〕 | 肺小細胞癌 | 65% | 腎良性疾患 |
| AFP-L3 分画比 | 10% 以下〔LBA-EATA〕 | 肝臓癌 | 55% | 肝硬変(5%) |
| HE4 | 閉経前女性:70 pmol/L 以下<br>閉経後女性:140 pmol/L 以下〔CLIA〕 | 卵巣癌 | 65% | |
| 血清 HER2 タンパク | 15.2 ng/mL 以下〔CLIA〕<br>6.5 ng/mL 以下〔EIA〕 | 乳 癌 | 30% | 肝炎・肝硬変(25%) |
| | | 再発乳癌 | 50% | |
| | | 胃 癌 | 20% | |

[†1] CLIA:化学発光免疫測定法　CLEIA:化学発光酵素免疫測定法　ECLIA:電気化学発光免疫測定法
EIA:酵素免疫測定法　RIA:放射性免疫測定法　ELISA:酵素結合免疫吸着検定法
IRMA:免疫放射定量法　LA:ラテックス凝集比濁法
LBA-EATA:液相濃縮免疫反応電気泳動法
[†2] 各種文献のおおよその平均を示す.

## 2 PIVKA-II　protein induced by vitamin K absence or antagonist-II

**基準値**　40 mAU/mL 以下〔電気化学発光免疫測定法(ECLIA),酵素免疫測定法(EIA)〕,1 μg/mL 以下〔ラテックス凝集法〕

**測定値の意義**　ビタミン K の欠乏によって機能をもたないまま産生された異常血液凝固因子を PIVKA とよぶ.このうち血液凝固第 II 因子の異常体が PIVKA-II であり,肝細胞癌に特異性の高い(90%以上)腫瘍マーカーとして用いられる.ただし,ビタミン K の吸収障害や枯渇をきたす病態でも上昇する.PIVKA-II と AFP には相関がなく,AFP 低値ないし陰性例の 30% 前後で PIVKA-II 上昇を呈する.PIVKA-II 高値例では,治療効果判定や再発のモニタリングにも有用である.また PIVKA-II は肝

移植前のレシピエント基準としても用いられる.

**高値になるとき** 肝細胞癌, 膵臓癌, 胃癌, 転移性肝癌, 慢性肝疾患, ビタミンK欠乏乳児, 未熟児, ビタミンKの腸管吸収障害（閉塞性黄疸や胆汁うっ滞による腸管内胆汁の不足, セフェム系抗菌薬投与による腸管内細菌叢の変化), ビタミンK拮抗薬投与, 栄養不良状態.

**低値になるとき** ビタミンK欠乏時の補充療法後.

**補足** ビタミンK剤投与によりPIVKA-II量が減少することがあるため注意が必要である.

### 3 CEA carcinoembryonic antigen

**基準値** 5 ng/mL 以 下〔CLIA〕, 2.5 ng/mL 以下〔免疫放射定量法(IRMA)〕

**測定値の意義** CEAは分子量約180kの糖タンパク質で, さまざまながんに対する腫瘍マーカーとして広く用いられている. 各種臓器の30～70%で陽性となるが, 大腸癌をはじめとする腺癌でその傾向が強い. 炎症や再生部位からも血中に放出されるため, 癌の脈管浸潤や肝転移があると値が著増する. ただし, 早期がんでの陽性率が低く, 良性疾患でも陽性となる場合があるため, 治療効果判定や術前高値例における再発のモニタリングなどに用いられることが多い.

**高値になるとき** ① 10 ng/mL 以上: 大腸癌, 膵癌, 胆管癌, 肺癌, 甲状腺髄様癌, 食道癌, 胃癌, 乳癌, 子宮癌, 卵巣癌, 泌尿器癌. ② 5～10 ng/mL: 肝炎, 肝硬変症, 閉塞性黄疸, 膵炎, 潰瘍性大腸炎, 胃潰瘍, 糖尿病, 膠原病, 慢性肺疾患, 甲状腺機能低下症, 腎不全, 加齢, 喫煙など.

**補足** 進行癌の手術, 放射線治療, 化学療法を施行したあとに一過性にCEA値が上昇するが, これは治療によって多量のCEAが血中に放出されるために起こる現象で腫瘍(壊死)効果と考えられている. このため, 治療効果判定は2週間以後が望ましい.

### 4 CA19-9 carbohydrate antigen 19-9

**基準値** 37 U/mL 以 下〔CLIA, ECLIA, EIA, IRMA〕

**測定値の意義** 血液型抗原ルイスA（$Le^a$）にシアル酸が付加した1型糖鎖シアリル$Le^a$である. 正常な膵管や胆道などの上皮細胞で微量ながら産生されており, がん化に伴いその程度が高まるため, 膵胆道系癌での陽性率は高い. 慢性膵炎で20%前後の陽性率を認めるほか, 慢性肝炎, 肝硬変などの良性疾患でも陽性となるが, 150 U/mLを超えることはまれである. 胆石や胆嚢炎でも上昇し, 感染の合併により数万U/mLにも上昇することがある.

**高値になるとき** ① 1000 U/mL 以上: 進行膵癌, 胆石胆管炎. ② 100～1000 U/mL: 膵癌, 胆道癌, 卵巣癌, 肺癌, 消化器癌. ③ 37～100 U/mL: がん以外に, 膵炎, 胆管炎, 閉塞性黄疸, 肝炎, 卵巣嚢腫, 子宮筋腫, 気管支拡張症.

**低値になるとき** ルイス式血液型陰性症例（日本人の5～10%）ではシアリル$Le^c$をシアリル$Le^a$に転換する酵素が欠損もしくは低下しているため, 担癌個体でもCA19-9は検出感度以下となる.

**補足** ルイス式血液型陰性症例ではシアリル$Le^c$が蓄積するため, その測定系であるDUPAN-2は高値となる.

### 5 CA125 (carbohydrate antigen 125)  CA602 (carbohydrate antigen 602)

**基準値** CA125: 35 U/mL〔EIA, IRMA, CLIA〕, CA602: 63 U/mL〔EIA, 酵素結合免疫吸着検定法(ELISA)〕

**測定値の意義** CA125はヒト卵巣癌由来細胞株OVCA433を免疫して得られたモノク

ローナル抗体が認識する抗原である．おもに卵巣癌の腫瘍マーカーとして利用され，初発・再発の早期診断，予後予測や治療効果判定基準に利用されている．陽性率は卵巣癌の組織型により異なり，漿液性嚢胞腺癌で高く，ムチン型ではやや劣る．子宮内膜症などでも上昇するため，卵巣癌に特異性が高いHE4と同時に測定することで，卵巣腫瘍の良悪性の鑑別精度を向上させている．一方，CA602は，CA125と同一分子上にある分子であるため，CA125と高い相関を示し，保険適応上は同時に測定することはできない．

(高値になるとき) 卵巣癌，卵巣嚢胞腺腫，子宮内膜症，子宮筋腫，子宮および他臓器の癌．

(補足) CA125は卵巣の機能と関連しており，子宮内膜症で50%程度の高い偽陽性率を示す．このため，子宮内膜症の補助診断や治療効果判定の目的での測定も保険適応となっている．

### 6 PSA　prostate-specific antigen 遊離型PSA比（PSA F/T比）

(基準値)
**総PSA**(T)：4.0 ng/mL以下〔CLIA〕
**PSA F/T比**：25%以上

(測定値の意義) PSAは前立腺癌組織より抽出された分子量34 kのセリンプロテアーゼである．血中ではPSAの10〜20%は遊離型(F)として存在するが，大部分は$\alpha$1-アンチキモトリプシンとの等モル比結合の結合体となっている．PSAは前立腺癌のスクリーニング検査に用いられており，総PSA値が20 ng/mLを超える場合は80%以上が前立腺癌である．4〜20 ng/mL程度の場合には，特に前立腺肥大症との鑑別が問題となる．前立腺癌では前立腺肥大症よりも結合型PSAが多く産生され，血中総PSA(T)に対する遊離型(F/T)の比が両者の鑑別法として有用である．

(高値になるとき) 前立腺癌，前立腺肥大症，前立腺炎，尿閉，射精，長時間のサイクリング，前立腺生検，尿道操作（導尿，膀胱鏡など），直腸指診．

(補足) 前立腺肥大症などに用いられる抗アンドロゲン薬や5$\alpha$還元酵素阻害薬はPSA値を低下させる点に注意を要する．血清PSA値は前立腺体積が大きくなるほど高値を示すため，PSA値を前立腺容量で除した値（PSA density）を用いることが提唱されている．

### 7 HE4　human epididymis protein 4

(基準値) 閉経前女性：70 pmol/L以下，閉経後女性：140 pmol/L以下〔CLIA〕

(測定値の意義) 分子量約25 kの分泌型糖タンパク質である．正常な卵巣上皮ではHE4の発現はみられないが，卵巣癌では高値を示す．卵巣癌診断において，感度はCA125に及ばないが特異性は高く，子宮内膜症などの婦人科良性疾患では上昇することが少ない．HE4とCA125を組合わせて測定し，特異性が高いHE4と感度の高いCA125の特徴をふまえて卵巣腫瘍が悪性か良性かを推定するために卵巣悪性腫瘍推定値（ROMA）が利用されている．

(高値になるとき) 卵巣癌

(補足) 閉経後にはやや高値となるため，閉経前後でカットオフ値が別に設定されている．

# 第 IV 部
# 専門薬剤師として必要な検査

# 38 栄養と専門薬剤師

**One Point Advice** 患者の栄養状態を管理することは疾患を治療するうえでの基本であり,栄養状態がその治療や予後に大きく影響を及ぼすことが知られている.栄養管理を適切に施行するためには,まず正確な栄養状態を把握することが重要であり,患者に投与された栄養素が適正に利用されているかを栄養指標を用いて評価する必要がある.一方で,栄養療法を施行することによりさまざまな合併症をひき起こすこともあるため,患者の観察と同時に必要な臨床検査を適時実施することが重要である.

## 38・1 栄養評価のための指標

栄養療法に際しては,栄養療法が必要かどうか患者の栄養状態を把握するために,臨床検査,身体測定,臨床診査(患者への問診),食事調査から得た主観的,客観的情報をもとに総合的に評価する.

**a. 主観的な指標** 主観的な指標には,**主観的包括的評価**(subjective global assessment, SGA)があり,病歴の問診と身体測定で構成されている.

**b. 客観的な指標** 静的栄養指標と動的栄養指標がある.静的栄養指標は種々の因子の変動に影響されにくく,測定時付近の平均的な栄養状態を評価できるが,短期間の栄養状態の変化を評価することは困難である.静的指標としては,血清総タンパク質,血清アルブミン,コレステロールなどの生化学的指標,末梢血リンパ球数(total lymphocyte count, TLC),遅延型皮膚反応(delayed cutaneous hypersensitivity, DCH)のツベルクリン反応(purified protein derivative of tuberculin, PPD)などの免疫能指標,身長や体重などの身体計測指標が用いられる.一方,動的栄養指標は短期間の代謝や栄養状態の評価が可能である.動的指標としては,rapid turnover protein (RTP),タンパク質代謝動態,アミノ酸代謝動態がよく利用されている.ほかには安静時エネルギー消費量,呼吸商などの測定値が用いられる.

## 38・2 栄養スクリーニング

栄養評価は栄養スクリーニングと栄養アセスメントの2段階に分けられる.まず,**栄養スクリーニング**によって対象者の栄養状態のリスクを判定し,リスク者を選定する.多くの患者を対象とする栄養スクリーニングでは,できるだけコストや手間がかからず現在の栄養状態や今後の栄養学的リスクを効率よく評価することが求められるため臨床上容易に入手できる情報(病歴,身長,体重,体重変化など)を用いる.臨床では**血清アルブミン値,体重,BMI**(body mass index)などが栄養状態の簡便

表 38・1 主観的包括的評価 [a]

---

Ⅰ. 問診項目
1. 体重変化(長期6カ月と短期2週間以内の変化)
2. 食物摂取状況の変化(平常時と比較した場合の食事内容の変化と期間)
3. 消化器症状(2週間以上持続する)
4. 日常生活における活動状況
5. 疾患および代謝状態との関連(代謝亢進の有無と程度)

Ⅱ. 身体所見
(0: 正常, 1: 軽度, 2: 中等度, 3: 高度)
1. 皮下脂肪の減少(三頭筋,胸部)
2. 筋肉の減少(四頭筋,三角筋)
3. 浮腫(くるぶし,仙骨部)
4. 腹水

Ⅲ. 主観的包括的評価
A: 栄養状態良好
B: 中等度栄養不良
C: 重度の栄養不良

[a] 日本静脈経腸栄養学会,"静脈経腸栄養テキストブック", p.129, 南江堂 (2017).

な指標としてよく用いられている．しかしながら明確なカットオフ値が存在する単独の指標は存在しない．したがって複数の栄養指標や臨床指標を組合わせた栄養評価を行い，患者の栄養状態を判断する必要がある．**主観的包括的評価**は，臨床現場で最も繁用されている栄養スクリーニングツールの一つであり，表38・1に示すような簡単な問診と身体所見を主観的に評価する．このほかにも複数の指標を組合わせて総合的に判断するためのさまざまな栄養評価ツールが提唱されている（表38・2）．さまざまな状況（外来患者，病院，高齢者）に応じて最適化されている．臨床においては，それぞれのスクリーニングツールの特性を理解し，評価する対象・集団に応じたツールを選択し，効果的に活用していくことが重要である．

## 38・3 栄養アセスメント

### 38・3・1 栄養アセスメントの概要

次に**栄養アセスメント**では，栄養スクリーニングでのリスク者に対してより詳細な栄養評価を行う．栄養アセスメントでは，臨床検査，臨床診査，身体測定，食事調査などの指標を多角的に組合わせて判断する．栄養スクリーニングで栄養障害のリスクがあると判断された患者を対象に主観的栄養評価に加えて客観的栄養評価 (objective data assessment, ODA) により栄養アセスメントを行う．その結果をふまえて患者に適した栄養療法を計画し，実施する．

また，定期的に栄養アセスメントを行い，栄養療法の効果を評価することができる．栄養療法施行中は，体重や血清アルブミン値などの栄養指標を用いた総合的な栄

表38・2 栄養スクリーニングツール

| 名 称 | 概 要 | 使用するパラメータ |
|---|---|---|
| **MUST** (Malnutrition Universal Screening Tool) | 英国静脈経腸栄養学会の栄養障害対策委員会が考案．成人用で，入院・外来・老健施設・在宅などのどの領域でも使用できる． | BMI，体重の変化，栄養摂取状況 |
| **NRS-2002** (Nutritional Risk Screening 2002) | デンマーク静脈経腸栄養学会が考案した入院患者向けのアセスメントツール． | 体重減少，BMI，食事摂取量，疾病の診断 |
| **MNA**® (Mini Nutritional Assessment) | 65歳以上の高齢者が対象．簡易版 MNA-SF はスクリーニングツールとして使用でき，完全版 MNA はアセスメントツールになる． | 食事歴，体重減少，BMI，疾病の状態，認知機能，精神心理面の評価 |
| **CONUT** (Controlling Nutritional Status) | 頻用される検査項目のみを使用するので，多くの患者のスクリーニングに適している．単独での感度，特異度は高くない． | 血清アルブミン値，末梢血リンパ球数，総コレステロール値 |
| **GNRI** (Geriatric Nutritional Risk Index) | 65歳以上の高齢者が対象．簡便で多くの患者のスクリーニングに適している．血清アルブミン値の影響を受けやすいことに注意する． | 血清アルブミン値，身長，現体重 |
| **MST** (Malnutrition Screening Tool) | 二つの問診のみで評価可能であり，幅広い領域で利用できるが，より詳細な栄養アセスメントには他のツールを用いた追加評価が必要． | 意図しない体重減少，食欲 |

養アセスメントを週1回程度，定期的に行う．

## 38・3・2 栄養アセスメントに用いる指標

**体重**は最も容易に測定可能で安定したモニタリング指標であり，鋭敏性に欠けるものの長期的な指標である．入院時のスクリーニングにも用いられる**血清アルブミン**は半減期が約21日と長く栄養状態の改善の指標として鋭敏さに欠け，体内水分量，侵襲などの影響を受けるものの，安定した病態の患者では信頼できる指標であるため，週単位のモニタリングには有用である．**RTP** (rapid turnover protein) は，血中半減期がアルブミンより短いため，短期間の栄養評価，栄養療法の効果判定に有用で鋭敏な指標として汎用されている．RTPのなかでも腎機能や貧血の影響を受けにくい**トランスサイレチン**が推奨されている．

また，**末梢血総リンパ球数**は簡便で安価な免疫能の指標であり，他の栄養指標と組合わせて，外科手術のリスクを予測する**予後栄養指数** (prognostic nutritional index, PNI) に用いられる (Noteを参照)．

**身体計測**は最も簡便で非侵襲的かつ経済的であり，計測項目には身長，体重のほか，上腕周囲長 (arm circumference, AC)，下腿周囲長 (calf circumference, CC)，上腕三頭筋皮下脂肪厚 (triceps skinfolds thickness, TSF)，上腕筋囲長 (arm muscle circumference, AMC)，上腕筋面積 (arm muscle area, AMA) などがある．このうち上腕周囲長は脂肪量と筋肉量の全体，上腕三頭筋皮下脂肪厚は脂肪量，上腕筋囲長あるいは上腕筋面積は筋肉量の指標となる．筋組織の質的に評価する方法として握力が用いられ，最近注目されているサルコペニアの診断基準の一つとなっている．

また，体格指数 (body mass index, BMI)，基準体重比 (ideal body weight, %IBW)，体重減少率 (loss of body weight, LBW) などの指標も用いられる．

---

### Note 治療選択や予後予測に用いる検査値

栄養指標を用いて手術のリスクを1980年にBuzbyらが，外科領域の患者において予後に関係が深いと考えられた血清アルブミン値，上腕三頭筋部皮脂厚，血清トランスフェリン値，遅延型皮膚過敏反応から**予後栄養指数** (prognostic nutritional index, PNI)[1]を考案し提唱した．わが国では，StageⅣ消化器癌，StageⅤ大腸癌患者を対象として作成された小野寺らのPNI[2]が広く用いられている．

- **BuzbyらのPNI**

  $PNI(\%) = 158 - 16.6 \times Alb[g/dL] - 0.78 \times TSF[mm] - 0.22 \times Tf[mg/dL] - DH$

  Alb: 血清アルブミン，TSF: 上腕三頭筋皮下脂肪厚，Tf: 血清トランスフェリン
  DH: 遅延型皮膚過敏反応 (0 = 反応なし，1 = 5mm未満，2 = 5mm以上)

  高リスク: $PNI \geq 50\%$，中リスク: $40\% \leq PNI < 50\%$，小リスク: $PNI < 40\%$

- **小野寺らのPNI**

  $PNI = 10 \times Alb[g/dL] + 0.005 \times TLC[/mm^3]$

  Alb: 血清アルブミン，TLC: 総リンパ球数

---

1) Buzby, G. P. *et al.*, *Am. J. Surg.*, 139, 160-167 (1980).
2) 小野寺時夫 ほか，日本外科学会雑誌，85, 1001-1005 (1984).

## 38・4 栄養療法施行時にモニタリングすべき検査

### 38・4・1 血糖管理

**a. 中心静脈栄養施行時** **高血糖**は基礎疾患に糖尿病がある場合や術後などの侵襲度の大きい患者で発生しやすく，**中心静脈栄養**（total parenteral nutrition, TPN）施行時に多くみられる合併症である．TPN開始前に糖尿病や耐糖能異常の有無を確認し，TPN施行中は，**血糖値および尿糖・ケトン体**を定期的にモニタリングすることが管理の基本である．また，高血糖状態が持続すると，カテーテル関連血流感染症（CRBSI）のリスクも高くなるため，TPN施行中には血糖100〜200 mg/dLの範囲を目標に血糖変動幅の少ない管理をするのが望ましい．さらに，感染や侵襲が契機となった高血糖では，高血糖高浸透圧症候群（hyperosmolar hyperglycemia syndrome, HHS）にいたる可能性がある．HHSは糖尿病の代謝性合併症としても知られ，血清中にケトン体は存在せず，血糖値および血清浸透圧は糖尿病性ケトアシドーシスより著明に高く，血糖値は600 mg/dL（33 mmol/L）以上，浸透圧は320 mOsm/L以上となるのが特徴である．

一方，TPNを長期間施行していて急に中止すると，反応性に**低血糖**をきたすことがある．したがって，段階的に投与速度を落とし，TPN中止後は血糖値の変動に十分に注意し，血圧低下，意識状態低下，冷汗，動悸などの低血糖に伴う臨床症状がないかを十分に観察する．

**b. 経腸栄養施行時** **経腸栄養**（enteral nutrition, EN）ではTPNに比べて血糖値異常の頻度は低いが，糖尿病や耐糖能異常がある場合やストレスが強い場合には高血糖となることがある．また，経腸栄養剤を空腸投与する場合に急速な栄養剤の投与によるダンピング症候群様の低血糖症状が起こる場合もあり，血糖値のモニタリングも欠かせない．

### 38・4・2 水・電解質管理

**a. 水分管理** 高血糖による浸透圧利尿が原因の高張性脱水や，過剰な輸液による心不全や肺水腫の危険性があるため，**投与水分量**（in）と**尿量**（out）を毎日チェックし，発汗や不感蒸泄も考慮しながら水分バランスを計算する．さらに**体重**を定期的にチェックして水分バランスを総合的に評価する．それとともに，患者の皮膚・口腔の乾燥状態，血圧，脈拍，浮腫などのチェックも必要である．

**b. 電解質管理** 電解質異常は発生頻度に差はあるものの，すべての電解質に起こりうる．**血清濃度**を測定してチェックし，不足している場合には補正用電解質液を用いて適宜補給する．電解質の異常は，嘔吐・下痢，腎機能障害など患者側の要因とともに投与する栄養剤の電解質含有量も問題となる．経腸栄養剤は，浸透圧上昇やタンパク質凝固の予防のためにナトリウム含量がやや少なくなっている．そのため，経腸栄養剤では低ナトリウム血症になりやすく，塩化ナトリウムの追加投与が必要な場合もある．

### 38・4・3 リフィーディング症候群

飢餓状態や長期間栄養摂取が不足した高度栄養障害患者は，生体は外からのエネルギー基質が不足するため，体タンパク質の異化や脂肪分解により適応する．また，摂取不足によりミネラルやビタミンなどの不足も併発している．このような状態での急速な栄養療法による糖質，アミノ酸の投与は膵臓におけるインスリン分泌を刺激し，摂取された糖質は細胞内に取込まれATP産生に利用され，またタンパク質合成が促進される．この際に大量のリンが消費される．同時に，血中のリン，カリウム，マグネシウムが細胞内に移動し，これらの血清中濃度が低下する．特に低リン血症が特徴的であり，心不全，呼吸不全，意識障害，横紋筋融解など多彩な症状を呈す

る重篤な病態である．このため，血清リン濃度は毎日監視する必要がある．同時に，低カリウム血症，低マグネシウム血症は重篤な不整脈を発生するためこれらもモニターする．そのほか心電図のモニター，脈拍数(頻脈)，浮腫，呼吸音などをチェックする．また，ビタミン $B_1$ も不足しているので乳酸アシドーシスをきたすこともある．

## 38・4・4 窒素代謝

**窒素バランス**(nitorogen balance, NB)は，摂取あるいは投与されたタンパク質中の窒素と排泄される窒素の出納を示す．

窒素バランス〔g〕＝
　(タンパク質摂取量〔g〕/6.25)－
　(尿中尿素窒素排泄量〔g/日〕×4/5)

6.25：窒素タンパク質換算係数
尿中尿素窒素排泄量：24 時間蓄尿から測定
4/5：尿中窒素は尿中窒素排泄物の約 80% を占める

摂取した総窒素量と排泄された総窒素の窒素平衡が保たれている場合には NB＝±0 である．NB が負の場合には，体タンパク質の分解が優位な状態であることを示し，適正な栄養療法が必要であることを意味している．タンパク質合成には適正なエネルギー摂取が必要であり，十分なエネルギーが摂取されなければ，タンパク質はエネルギー源として消費されてしまう．窒素を効率よくタンパク質合成に利用するための指標として，**非タンパク熱量/窒素比**（**NPC/N 比**）がある．通常は NPC/N 比 150～200 であるが，腎不全患者は 200 以上，重傷熱傷では 100 以下と病態により異なる．必要以上のタンパク質・アミノ酸を投与により多量の尿素が生成し，高尿素血症をきたす．特に腎機能が低下している患者ではさらに腎機能を悪化させる可能性があるため注意が必要である．

## 38・4・5 脂質代謝

無脂肪の中心静脈栄養（TPN）を続けると，小児で約 2 週間，成人では約 4 週間で必須脂肪酸欠乏症が発症する．また，無脂肪の TPN では糖質が過剰となり，脂肪肝や肝障害の原因となる．したがって，必須脂肪酸欠乏症予防や投与エネルギーを補う目的だけではなく，静脈栄養時の脂肪肝や TPN 関連肝障害発生予防のためにも脂肪乳剤を投与することは有用である．

**脂肪乳剤**を投与する際には，0.1 g/kg/時以下の速度で投与することが推奨される．これは脂肪乳剤が有効に利用されるには脂肪酸に加水分解される必要があり，投与速度が速いと**血中トリグリセリド値**が上昇する．したがって，脂肪乳剤の投与時には血中トリグリセリド値をモニタリングし，血中トリグリセリド値が 300 mg/dL 未満を確認しながら投与する．

## 38・4・6 カテーテル関連感染症

TPN 施行患者における血管内留置カテーテル（CVC）に関連した感染症（catheter-related bloodstream infection, **CRBSI**）は最も注意すべき合併症である．しかし，CRBSI の発症を前もって診断するために日常的に施行できるモニタリング項目はない．TPN 施行中に突然の発熱（38～39℃以上の高熱），悪寒戦慄の症状が出現し，白血球増多と核の左方移動などの炎症反応の増悪があった場合には CRBSI を疑う．血液培養を行い，菌が同定されれば CRBSI と診断される．その原因が真菌であった場合，感染徴候が軽快したあとでも真菌性眼内炎を併発していることがある．したがって真菌による CRBSI では，必ず眼科による診察を，できるだけ早く実施する．また，長期的に CVC を留置する場合には，カテーテル先端の移動や血管壁穿孔などの合併症をきたす可能性があるので，定期的に胸部 X 線撮影を行って異常がないことを確認する．

# 39　感染症と専門薬剤師

**One Point Advice**　抗菌薬に対する耐性菌の出現と蔓延は世界的な問題になっている．現在，医療において抗菌薬は不可欠のものである．しかし，耐性菌感染症に対する効果的な薬剤の開発は停滞しており，耐性菌が出現する速度に新規抗菌薬の開発が追いついていない．耐性菌の広がりがこのまま進めば，ペニシリンが臨床現場に登場した1940年代以前の医療に立ち戻る可能性がある．薬剤耐性菌としては，1960年代に英国で最初に報告されたメチシリン耐性黄色ブドウ球菌 (Methicillin-resistant *Staphylococcus aureus*, MRSA) が広く知られている．MRSAはその後世界中に広がり，わが国においても黄色ブドウ球菌の50%程度がMRSAであることが報告されている．その後，バンコマイシン耐性腸球菌 (Vancomycin-resistant *Enterococcus*, VRE)，多剤耐性緑膿菌 (Multidrug-resistant *Pseudomonas aeruginosa*, MDRP)，多剤耐性アシネトバクター属 (Multidrug-resistant *Acinetobacter*, MDRA)，カルバペネム耐性腸内細菌科細菌 (Carbapenem-resistant *Enterobacteriaceae*, CRE) などさまざまな耐性菌が医療現場で問題となってきている．新しい抗菌薬で耐性菌と対峙するという従来型の治療が通用しないため，抗菌薬の使い方を根本的に考え直す必要がある．すなわち，原因菌未確定時，経験的治療 (empiric therapy) として広域抗菌薬を使用し，原因菌および薬剤感受性確定時に根治治療 (definitive therapy) を行うことが重要である．これを実施するためには，抗菌薬を開始する前に，適切な培養検査を行うことが必要である．

感染症治療時に上記原則を守ることが，薬剤耐性化を防ぎ，今使用している抗菌薬を10年後，20年後も使用することができることにつながる．

## 39・1　薬剤耐性菌への対策

医療機関における**薬剤耐性** (antimicrobial resistance, **AMR**) 対策には，① 耐性菌を保菌・感染した患者から，保菌していない患者へ広げない対策と，② 患者への抗菌薬の使用を適切に管理する対策，の二つの対応が必要である．前者に関しては，耐性菌を広げない対策を実践するチーム (感染制御チーム: infection control team, ICT) が，施設内の感染防止対策や施設間での情報共有が行われ，感染防止対策加算という保険診療上でも評価されている．一方，後者に関しては，2018年度から保険診療上でも評価されるようになり，抗菌薬の適正使用を支援するチーム (抗菌薬適正使用支援チーム: antimicrobial stewardship team, AST) が活動するようになった．

### 39・1・1　抗菌薬適正使用支援チーム

抗菌薬適正使用支援 (**AS**) とは，主治医が抗菌薬を使用する際，個々の患者に対して最大限の治療効果を導くと同時に，有害事象をできるだけ最小限にとどめ，いち早く感染症治療が完了できるようにする目的で，感染症専門の医師や薬剤師，臨床検査技師，看護師が主治医の支援を行うことである．

### 39・1・2　ASの基本戦略

ASを実施するための基本戦略は，① 介入，② 抗菌薬使用の最適化，③ 微生物検査診断の利用，④ ASの評価測定，⑤ 特殊集団の選択とASの集中，⑥ 教育・啓発，でありそれぞれ具体的に対応する必要がある．

**a. 介　入**　抗菌薬適正使用を推進するためには，ASTによる適切な介入が求められる．有効な介入手段として，(i) 感

染症治療の早期モニタリングとフィードバック，(ii) 抗菌薬使用の事前承認の 2 項目が推奨されている．介入のタイミングは，抗菌薬の選択や用法・用量の変更が必要となるとき，感染症検査結果の判明時，治療効果判定時，投与経路変更時，また，長期間投与時などがあげられる．特に初期治療時や感染症検査結果の判明時には，施設におけるアンチバイオグラムや感受性結果に基づく抗菌薬の選択，PK/PD (Pharmacokinetics/Pharmacodynamics) 理論に基づいた用法・用量の適正化が可能となるので，介入のポイントとして有用である．また，優先されるのは患者予後に影響する事象であり，抗菌薬選択の誤りや副作用出現時などでは迅速に介入すべきである．

**b．抗菌薬使用の最適化** 感染症治療の早期モニタリングでは，対象患者を把握したら，まず細菌培養など適切な微生物検査がオーダーされているか確認すると同時に，初期選択抗菌薬が対象患者にとって適切かどうかを判断する．初期選択薬はしばしば経験的治療 (empiric therapy) とならざるをえないが，その判断には画像診断 (感染臓器の同定) やバイオマーカーなどの宿主情報や，微生物迅速診断検査やアンチバイオグラムなど病原体情報が役立つ．また抗 MRSA 薬のように複数の選択肢がある場合でも，薬剤の特性を熟知したうえで，患者個別の状態に応じた薬剤選択がなされているか判断する．微生物検査で原因菌や薬剤感受性が判明したら，できるだけ早期に根治療法 (definitive therapy) への移行を考慮する．

いったん治療が開始されたら，治療効果とともに，用法・用量や治療期間が適切かどうかをモニタリングし，必要に応じて主治医にアドバイスを行う（フィードバック）．そのためには，薬剤師主導の臨床薬理学的なアプローチによる抗菌薬使用の最適化を支援するしくみが必要である．臓器障害や併用薬の有無など患者個別の状態に応じて抗菌薬投与量や投与間隔などを調整する場合は，PK/PD 理論に基づいた適切な用法・用量が決定されるよう支援体制を整える．バンコマイシン，テイコプラニン，アルベカシン，アミノグリコシド系薬，ボリコナゾールの使用にあたっては，院内外にかかわらず薬物血中濃度測定が可能な体制を構築し，治療薬物モニタリング (TDM: therapeutic drug monitoring) を実施する．さらに各種ガイドライン[1)〜5)]を活用し，静注薬から経口薬への切替えや治療期間の最適化なども検討する．

**c．微生物・臨床検査の利用** 抗菌薬適正使用の鍵を握るのは，正確な微生物学的診断である．

最近では，質量分析装置など最新の検査機器導入により微生物同定までの時間短縮が可能となったが，高額なため導入は一部の施設に限られる．いずれにしても，原因菌同定までは，感染臓器や感染経路などから原因菌を推定して経験的治療を行うこと

---

1) JAID/JSC 感染症治療ガイド・ガイドライン作成委員会編，"JAID/JSC 感染症治療ガイド 2014"，ライフサイエンス出版 (2014).
2) 日本化学療法学会・日本感染症学会 MRSA 感染症の治療ガイドライン作成委員会，'MRSA 感染症の治療ガイドライン—2014 年改訂版'，日本化学療法学会雑誌，62, 553〜604 (2014).
3) 日本化学療法学会・日本 TDM 学会 抗菌薬 TDM ガイドライン作成委員会，'抗菌薬 TDM ガイドライン 2016'，日本化学療法学会雑誌，64, 387〜477 (2016).
4) JAID/JSC 感染症治療ガイド・ガイドライン作成委員会 呼吸器感染症ワーキンググループ編，"呼吸器感染症治療ガイドライン"，日本感染症学会・日本化学療法学会 (2014).
5) 日本化学療法学会・日本外科感染症学会 術後感染予防抗菌薬適正使用に関するガイドライン作成委員会，'術後予防抗菌薬適正使用のための実践ガイドライン'，日本化学療法学会雑誌，64, 153〜232 (2016).

になるが，施設ごとあるいは病棟ごとのローカルデータとしてアンチバイオグラムを作成しておけば，より正確な抗菌薬選択に役立つ．肺炎球菌，レジオネラ菌，髄膜炎菌などで迅速診断が可能となっている．またプロカルシトニンなどの感染症バイオマーカーは，診断のみならず抗菌薬の中止時期の判断にも役立つ．

**d. ASの評価測定** 自己評価にはASのプロセスとアウトカムの両者を検証する．前者は，抗菌薬使用状況，TDM実施率，ガイドライン遵守率など介入内容を直接反映する指標が用いられる．一方，後者は臨床的改善を反映する指標（死亡率，入院期間，治癒率，再発率，治療費など）や，微生物学的な改善を反映する指標（耐性菌の検出数や発生率など）が用いられる．なお，抗菌薬使用状況の評価には**AUD**(antimicrobial use density, 抗菌薬使用量)だけでなく**DOT**（days of therapy）も評価すべきである．〔DDD（defined daily doses）は，1日使用量〕

$$AUD = \frac{特定期間の抗菌薬総使用量（g）}{DDD \times 特定期間の入院患者のべ日数} \times 100$$

$$DOT = \frac{特定期間の抗菌薬総使用日数（日）}{特定期間の入院患者のべ日数} \times 100$$

**e. 特殊集団の選択とASの集中** 大規模施設では，感染リスクの高い患者集団を選別し，モニタリングや介入を集中・強化することで効率のよいASを実施できる．

**f. 教育・啓発** 医療従事者だけでなく患者を対象として，受動教育と能動教育によりAS効果を高める工夫が必要である．

## 39・2 専門薬剤師の感染症患者へのアプローチ

抗菌薬は，主治医が総合的に考慮したうえで選択する．具体的には，病歴と身体所見から細菌感染症を起こしている臓器，病巣部位への抗菌薬の移行などの薬物動態特性を考え，グラム染色から細菌の種類を推定し，年齢，体重，肝・腎機能を考慮したうえで抗菌薬が選択される．その後，検体の培養検査（第31章を参照）により特定した原因菌の薬剤感受性検査の結果から最終的に抗菌薬が決定される．この過程をたどれば抗菌薬の適正使用が行われることになるが，実際の臨床現場では，主治医の経験により特定の抗菌薬が使われがちである．したがって，薬剤師が介入し各種ガイドライン[1)〜5)]と薬剤の特性を考慮し，抗菌薬の選択，投与量，投与間隔，投与期間の支援を行い，治療効果の判定と副作用の早期発見に努める必要がある．

## 39・3 抗菌薬の効果判定に必要な検査

感染徴候の指標として，まず，発熱，局所の感染徴候，膿性痰，膿尿，排膿などを確認し，末梢血白血球増多，CRP高値などの炎症徴候や胸部X線の浸潤影などをモニタリングし抗菌薬の治療効果を定期的に確認し評価する必要がある[1)]．また，肺炎であれば，呼吸回数や動脈血酸素濃度も治療効果判定に用いられ，胆道系疾患の感染であれば，ビリルビン，$\gamma$-GT（$\gamma$-GTP）などの胆道系酵素の改善が回復の指標となる．さらに，真菌感染症であれば$\beta$-D-グルカン，C型肝炎ではHCV-RNAなどが指標となる．

また，患者の状態が悪化している場合は，抗菌薬が無効なのか，感染症以外の疾患によるものか，抗菌薬の副作用による発熱なのか，あるいは，菌交代によるものか判断が必要となる．

## 39・4 抗菌薬の副作用発見に必要な検査

抗菌薬は選択毒性が高く，比較的安全性が高い薬剤で，急性の症状に対して短期間の使用が多く，重大な問題となる例はそれ

ほど多くはない．しかし，現実には多岐にわたる副作用に遭遇し，ときには重篤な副作用の出現に困惑することもある．したがって副作用の可能性はつねに念頭においておく必要がある．不注意による副作用を最小にするためには，患者情報をすべて引き出し，患者をモニタリングすることが大切であり，抗菌薬の副作用と疑われる場合は，速やかに原因を推定し，回避する方策，投与計画を提案することが薬剤師として重要な責務である．

抗菌薬による副作用は，**アレルギー性副作用**と**中毒性副作用**に大別できる．その詳細を下記に述べる．

**a. アレルギー性副作用** 抗菌薬の副作用のなかで，アレルギー性薬疹は頻度が最も高い．ほかに抗菌薬による肝障害，腎障害，血液障害，肺障害，胃腸障害にもアレルギーの関与が考えられるが，薬疹に比べるとその頻度は低い．抗菌薬による薬疹のうち $\beta$-ラクタム系によるものが約 88% とその大半を占める．アレルギー性副作用発症の予測は不可能であり，患者や家族のアレルギー歴を確認することが重要である．抗菌薬投与後，薬剤師として副作用の初期症状を念頭において経過を観察し，定期的な血液検査のモニタリングによって副作用の早期発見に努め，たとえ患者が無症状でも主治医とよく相談する必要がある．このアレルギー性副作用の原因薬物を同定する検査として，**薬剤リンパ球刺激試験（DLST）**があるが，精度の観点から保険適応はされない．

**b. 中毒性副作用** 中枢神経障害には，めまい，痙攣，睡眠障害，見当識障害などがある．ペニシリン系による痙攣の誘発は古くから知られており，最近ではキノロン系，カルバペネム系による痙攣が問題になっている．この副作用は，大量投与や排泄臓器である腎機能の低下時に痙攣の発現率が上昇する報告があり，腎機能低下時には投与量を調整する必要がある．

中毒性の肝障害，腎障害は，腎排泄型の薬剤（アミノグリコシド系，グリコペプチド系など）では腎毒性が強い反面肝毒性は軽度で，肝代謝型の薬剤（マクロライド系，テトラサイクリン系，リンコマイシン系など）では肝毒性が強い反面腎毒性は軽度である傾向がある．抗菌薬の排泄経路を考慮し肝腎機能をモニタリングすれば副作用を早期発見できる．

## 39・5 抗菌薬の相互作用発見に必要な検査

抗菌薬の添付文書には，多くの相互作用が記載されており，抗菌薬を使用する際の相互作用の可能性については，つねに念頭においておく必要がある．ワルファリンは多くの抗菌薬と併用すると腸内細菌の抑制によりビタミン K の産生が抑制され抗凝固作用が増強し，鼻血，膀胱出血などが発現することがあるので，頻回に PT-INR を測定し，ワルファリンの投与量を調整する必要がある．また，アミノグリコシド系はループ利尿薬，バンコマイシン，白金製剤，シクロスポリンと併用すると腎障害の発現が増強するため，定期的に腎機能を検査する必要がある．さらに，マクロライド系とジゴキシンを併用するとジゴキシン血中濃度が上昇し，キノロン系とテオフィリンを併用するとテオフィリン血中濃度が上昇し副作用の発現が増強するため，血中濃度を測定し投与量を調整する必要がある．

## 39・6 薬物血中濃度モニタリング

アルベカシン硫酸塩（ABK），バンコマイシン塩酸塩（VCM），テイコプラニン（TEIC）などの抗 MRSA 薬やアミノグリコシド系抗菌薬，ボリコナゾールは，特定薬剤治療管理料の対象であり，医療現場では，薬物血中濃度を測定し，PK/PD 理論に基づいた最適な投与設計の構築を行う治

療薬物モニタリング（TDM）の実施が望まれる．ところが，これらの抗菌薬の添付文書に記載されている用法・用量で投与した場合，TDMの実施により，多くの症例で用法・用量の再設定が余儀なくされることが指摘されている．また，添付文書には有効血中濃度が明文化されていない．有効血中濃度というのは，この範囲の値であればほとんどの患者に治療効果があり副作用が認められないという統計的な参考値であるため，個々の患者の治療効果と副作用をモニターしながらTDMを実施する必要がある．特に，ボリコナゾール以外の抗菌薬は腎排泄型の薬剤であることから，腎機能の指標である血清クレアチニン，クレアチニンクリアランス，シスタチンC，eGFRなどを評価し，腎機能低下患者に投与する際には，投与法の調整が必要である．

**a. アルベカシン硫酸塩**（ABK, arbekacin sulfate） アルベカシン硫酸塩の添付文書には，用法・用量について"通常，成人にはアルベカシン硫酸塩として，1日150～200 mgを2回に分け，筋肉内注射又は点滴静注する"と記載されている．また，危険濃度域として"ピーク値12 μg/mL以上，トラフ値2 μg/mL以上"と記載されているだけで有効濃度域の設定はない．一般に，アミノグリコシド系薬の有効性は1日1回投与のほうが分割投与よりも優れ，さらに腎障害や聴覚障害は分割投与のほうが多く出ることが明らかにされている．これは副作用発現の回避に向けてできるだけ次回投与直前のトラフ値を下げアミノグリコシド系薬が腎尿細管上皮細胞に取込まれない時間帯を設ける必要性とともに，ピーク値を治療濃度以上に上げなければ効果は期待できない濃度依存型の薬剤であることを示している．PK/PD理論における有効性と関連するパラメータとして，ピーク値/MIC（最小発育阻止濃度）が指標となる．すなわち，ピーク値を測定し治療域（15～20 μg/mL）に到達させることが効果の指標となり，トラフ値を安全域（2 μg/mL）以下にすることで副作用はある程度回避でき，有効性と安全性を確保することができる．[3]

**b. バンコマイシン塩酸塩**（VCM, vancomycin hydrochloride） バンコマイシン塩酸塩の添付文書には，用法・用量について"通常，成人にはバンコマイシン塩酸塩として，1日2gを1回0.5g 6時間ごと又は1回1gを12時間ごとに分割して点滴静注する．高齢者には，1回0.5g 12時間ごと又は1回1gを24時間ごとに点滴静注する"と記載されている．また，有効濃度域として"点滴終了1～2時間値は25～40 μg/mL，トラフ値は10 μg/mLを超えないことが望ましい"と記載されている．しかし，この用法・用量で投与しても，ほとんどの症例で有効濃度域に達しないことが明らかにされている．そのため，血中濃度を測定し投与法を再設定する必要がある．また，有効濃度域としてトラフ値は10 μg/mLを超えないことが望ましいとされているが，初回目標トラフ値を10～15 μg/mLに設定することがガイドライン[3]で推奨されている．

**c. テイコプラニン**（TEIC, teicoplanin） テイコプラニンの添付文書には，有効濃度域として"トラフ値は5～10 μg/mLを保つことが投与の目安となる．また，重症の場合は10～20 μg/mLが目安となる"と記載されている．しかし，トラフ値5～10 μg/mLではあまり有効性を期待することはできない．テイコプラニンの血清タンパク結合率は90％なので，トラフ値が5～10 μg/mLのとき，抗菌作用を示す遊離型濃度は0.5～1 μg/mLとなる．そして，テイコプラニンのMRSAに対するMIC$_{90}$値が1.56 μg/mLであり，組織移行性を考慮すると有効性に欠けることがわかる．ガイドライン[3]では，目標トラフ値は20～30 μg/mLが推奨されており臨床効果，安全性が確認されている．

# 40 糖尿病と専門薬剤師

**One Point Advice** 糖尿病は、インスリン分泌不全やインスリン抵抗性が原因でインスリン作用不足になり、高血糖状態を主徴とする病態である。患者のインスリン分泌能、インスリン抵抗性を検査し状態を把握することが、適正な治療薬の選択につながる。

本邦は、超高齢化が進み、その傾向は糖尿病患者においても同様であり、安全性を考慮した治療目標値が提唱されている。現在の糖尿病治療薬は、注射薬が2種類、経口血糖降下薬が7種類と治療における組合わせは複雑であり、さらに腎機能や肝機能を考慮し薬剤を選択しなければならない。

糖尿病のコントロールの指標は、過去の平均血糖値の指標であるヘモグロビンA1c (HbA1c) やグリコアルブミン (GA) がある。以前、血糖値は測定時のワンポイントでしか評価できなかったが、近年血糖測定デバイスの開発により持続血糖測定 (CGM: continuous glucose monitoring) やフラッシュグルコースモニタリング (FGM: flush glucose monitoring) など血糖値を連続した線として表示することが可能となり、血糖の日内変動の傾向がわかるようになってきた。

本章では、インスリン作用と血糖値変動を把握するための検査について解説する。

## 40・1 糖尿病患者の治療目標値

糖尿病患者の血糖管理の指標は、**HbA1c**がゴールドスタンダードである。従来、HbA1cは下げれば下げるだけよいと考えられ、HbA1cに対して優良可と判定するだけであった。しかし、2013年の日本糖尿病学会で発表された"熊本宣言2013"では、糖尿病治療の安全面を考慮しコントロール目標値を大きく三つのグレードに分けた。その後、日本糖尿病学会より提唱された目標値も病態に応じたコントロール目標値となった（図40・1）。さらに2016年には、日本糖尿病学会と日本老年医学会より、高齢者糖尿病患者の血糖コントロール目標が提唱され、高齢者糖尿病患者の病態に応じた治療目標値が設定された

| | コントロール目標値[*4] | | |
|---|---|---|---|
| 目　標 | 血糖正常化を目指す際の目標[*1] | 合併症予防のための目標[*2] | 治療強化が困難な際の目標[*3] |
| HbA1c(%) | 6.0 未満 | 7.0 未満 | 8.0 未満 |

治療目標は年齢、罹病期間、臓器障害、低血糖の危険性、サポート体制などを考慮して個別に設定する。

- [*1] 適切な食事療法や運動療法だけで達成可能な場合、または薬物療法中でも低血糖などの副作用なく達成可能な場合の目標とする。
- [*2] 合併症予防の観点からHbA1cの目標値を7%未満とする。対応する血糖値としては、空腹時血糖値130 mg/dL 未満、食後2時間血糖値180 mg/dL 未満をおおよその目安とする。
- [*3] 低血糖などの副作用、その他の理由で治療の強化が難しい場合の目標とする。
- [*4] いずれも成人に対しての目標値であり、また妊娠例は除くものとする。

**図40・1　血糖コントロール目標値**　65歳以上の高齢者については、図40・2（高齢者糖尿病の血糖コントロール目標）を参照. [出典: 日本糖尿病学会 編著, "糖尿病治療ガイド 2018-2019", p.29, 文光堂 (2018) より許可を得て転載]

(図40・2). 重症低血糖が危惧される薬剤（インスリン製剤, SU薬, グリニド薬）の治療中の患者や自己管理が困難な患者（認知症, ADLの低下, その他の併存疾患）においては, HbA1cの目標値は少し高めに設定された.

また目標とする血糖管理目標を安全に達成するためには, インスリンの作用動態をもとに患者の病態を明らかにすることが重要である. インスリンの作用は, インスリン分泌能と, インスリン抵抗性から決められる（表40・1）.

### a. インスリン分泌能を評価する検査

インスリン分泌能の検査は, 血清中のインスリン量（血中IRI）を直接測定する方法と, プロインスリンが分解されてインスリンが分泌されるときに一緒に産生されるCペプチド（CPR）を血液または尿を用いて測定する方法とがある. これらの検査から, HOMA-$\beta$やCペプチドインデックスを計算することで, インスリン分泌能を評価し, インスリン療法が必要かどうか判断することができる. またインスリン分泌がある程度保たれている場合には, 強化イン

| 患者の特徴・健康状態*1 | | カテゴリーⅠ | | カテゴリーⅡ | カテゴリーⅢ |
|---|---|---|---|---|---|
| | | ① 認知機能正常 かつ ② ADL自立 | | ① 軽度認知障害〜軽度認知症 または ② 手段的ADL低下, 基本的ADL自立 | ① 中等度以上の認知症 または ② 基本的ADL低下 または ③ 多くの併存疾患や機能障害 |
| 重症低血糖が危惧される薬剤（インスリン製剤, SU薬, グリニド薬など）の使用 | なし*2 | 7.0%未満 | | 7.0%未満 | 8.0%未満 |
| | あり*3 | 65歳以上75歳未満　7.5%未満（下限6.5%） | 75歳以上　8.0%未満（下限7.0%） | 8.0%未満（下限7.0%） | 8.5%未満（下限7.5%） |

治療目標は, 年齢, 罹病期間, 低血糖の危険性, サポート体制などに加え, 高齢者では認知機能や基本的ADL, 手段的ADL, 併存疾患なども考慮して個別に設定する. ただし, 加齢に伴って重症低血糖の危険性が高くなることに十分注意する.

*1 認知機能や基本的ADL（着衣, 移動, 入浴, トイレの使用など）, 手段的ADL（IADL: 買い物, 食事の準備, 服薬管理, 金銭管理など）の評価に関しては, 日本老年医学会のホームページ（http://www.jpn-geriat-soc.or.jp/）を参照する. エンドオブライフの状態では, 著しい高血糖を防止し, それに伴う脱水や急性合併症を予防する治療を優先する.

*2 高齢者糖尿病においても, 合併症予防のための目標は7.0%未満である. ただし, 適切な食事療法や運動療法だけで達成可能な場合, または薬物療法の副作用なしに達成可能な場合の目標を6.0%未満, 治療の強化が難しい場合の目標を8.0%未満とする. 下限を設けない. カテゴリーⅢに該当する状態で, 多剤併用による有害作用が懸念される場合や, 重篤な併存疾患を有し, 社会的サポートが乏しい場合などには, 8.5%未満を目標とすることも許容される.

*3 糖尿病罹病期間を考慮し, 合併症発症・進展阻止が優先される場合には, 重症低血糖を予防する対策を講じつつ, 個々の高齢者ごとに個別の目標や下限を設定してもよい. 65歳未満からこれらの薬剤を用いて治療中であり, かつ血糖コントロール状態が図の目標や下限を下回る場合には, 基本的に現状を維持するが, 重症低血糖に十分注意する. グリニド薬は, 種類・使用量・血糖値などを勘案し, 重症低血糖が危惧される薬剤に分類される場合もある.

**図40・2　高齢者糖尿病の血糖コントロール目標（HbA1c値）**　[出典: 日本老年医学会・日本糖尿病学会 編著, "高齢者糖尿病診療ガイドライン2017", p.46, 南江堂（2017）より許可を得て転載]

表40・1 血糖管理に関する検査とその目的

| | 検査項目 | 特徴 |
|---|---|---|
| インスリン分泌能を評価する検査 | 75g ブドウ糖負荷試験(75g OGTT) | 糖尿病診断のための試験．10時間以上絶食し，75gのブドウ糖を摂取．空腹時，30分，1時間，2時間の血糖値を測定．<br>**基準値** 空腹時血糖値が 110 mg/dL 未満，2時間値が 140 mg/dL 未満[†1]． |
| | インスリン分泌指数（インスリンインデックス） | 75g OGTT の値を用いた指標．<br>**計算式** Δ血中 IRI（30分値−0分値）÷Δ血糖値（30分値−0分値）<br>**基準値** 0.4 以上[†1] |
| | 空腹時血清Cペプチド（CPR）〔ng/mL〕 | 膵臓β細胞から産生されるインスリンの前駆物質（プロインスリン）は，分泌時にインスリンとCペプチドに切断される．Cペプチドを測定することで，内因性インスリン分泌能を評価．<br>**基準値** 1.0〜3.5 ng/mL[†1]．0.6 ng/mL 未満ではインスリン療法が必要． |
| | HOMA-$\beta$ | **計算式** (360×空腹時血清インスリン)÷(空腹時血糖値−63)<br>**基準値** 30 以上[†1]．インスリン療法中は評価できない． |
| | Cペプチドインデックス（CPI） | **計算式** 空腹時血清Cペプチド×100÷空腹時血糖値<br>**基準値** 0.8 以上[†1] |
| | 24時間尿中Cペプチド(CPR)〔ng/mL〕 | 24時間の蓄尿を行い，1日で産生されるCペプチド量を測定する．<br>**基準値** 40〜100 μg/日[†1]．20 μg/日以下ではインスリン療法が必要． |
| インスリン抵抗性を評価する検査 | HOMA-IR | **計算式** 空腹時血清インスリン×空腹時血糖値÷405<br>**基準値** 2.5 以下[†1] |
| | 高インスリン正常血糖域クランプ法 | 安静臥位で静脈ルートを確保し，ベッドサイド型人工膵臓を用いて正常血糖に維持するようにインスリンとブドウ糖を自動的に注入する．検査は高インスリン血症の状態となるため肝臓からの糖放出は抑制される．ブドウ糖注入速度（GIR）は筋肉・脂肪組織へのブドウ糖取込みを反映しインスリン抵抗性がなければ高値を示し，インスリン感受性を知る指標となる．<br>**基準値** GIR が 8 mg/kg/mL 以上[†2]． |
| | 空腹時インスリン値 | **基準値** 5〜15 μU/mL |
| | 75g OGTT の血中インスリン反応 | OGTT の 0〜120 分の血糖値(BS)とインスリン(IRI)の AUC の比（ΣBS/ΣIRI，ΣIRI，血糖値の最高値とそのときのインスリン濃度の比などが指標．**基準値** ΣIRI が 90 μU・mL/hr 未満[†3]． |
| 血糖管理状態を評価する検査 | ヘモグロビン A1c（HbA1c: %） | 糖化されたヘモグロビンの濃度を測定することで，過去1〜2カ月間の平均血糖値を反映．**基準値** 4.6〜6.2%[†1]． |
| | グリコアルブミン（GA: %） | グルコースとアルブミンが非酵素的に結合した糖化タンパク質の一つ．過去2〜4週間の平均血糖値を反映．<br>**基準値** 11〜16%[†1]．HbA1c の約3倍の値を示す． |
| | 1,5-アンヒドログルシトール（1,5-AG: μg/mL） | 尿糖の排泄量と相関して低下し，過去数日間の平均血糖値を反映．<br>**基準値** 14 μg/mL 以上[†1]．SGLT2 阻害薬やアカルボース内服中は異常低値となる． |
| | 血糖自己測定(SMBG) ⇨ §40・1a 参照<br>持続血糖測定(CGM) ⇨ §40・1b 参照<br>フラッシュ血糖モニター(FGM) ⇨ §40・1c 参照 | |

[†1] 日本糖尿病学会 編著，"糖尿病専門医研修ガイドブック(改訂第7版)"，診断と治療社 (2017).
[†2] 駒津光久ほか著，プラクティス，**26**(5), 557〜562 (2009).
[†3] M. Matsuda and R. A. DeFronzo, *Diabetes Care*, **22**(9), 1462〜1470 (1999).

スリン療法ではなく，基礎インスリンと経口血糖降下薬との併用療法（BOT: basal supported oral therapy）という，より患者の負担の少ない治療法を選択することもある．

**b．インスリン抵抗性を評価する検査**
インスリン抵抗性は，血中 IRI と血糖値から算出する HOMA-IR という指標を用いたり，高インスリン正常血糖域クランプ法を用いた値を用いる評価方法などがある．インスリン抵抗性は，内臓脂肪の蓄積やストレスなどが原因でインスリンの効果が減弱する病態であるが，肥満型の患者だけでなく痩せ型の患者でもインスリン抵抗性が認められることがある．

これら **a** と **b** の検査を組合わせることで，インスリンの作用を推測し，病態にあわせた治療薬の選択が可能である．しかし糖尿病治療薬は，患者の腎機能，肝機能，消化管での食べ物の吸収速度や身体活動などの複数の因子により影響を受け，患者によっては予想外の効果を示すことがある．そこで血糖値測定は治療効果および有害事象（おもに低血糖）を確認するうえで重要である．

## 40・2 血糖値管理状態を評価する検査

血糖管理指標は，表に示すようなものがある．HbA1c や GA は過去の平均血糖値を反映し血糖値が高いと高値を示し，1,5-アンヒドログルシトール（1,5-AG）は尿糖排泄とともに低下するので，血糖コントロールが悪いと低値を示す．このように血糖の平均値で過去の治療効果を確認する方法と，自己注射を行っている患者では血糖自己測定（SMBG: self monitoring blood glucose）を行い，そのときの血糖値を確認する方法とがある．2010 年には，血糖値の測定がワンポイントだけでなく，連続した線として確認できる CGM が保険適用となった．CGM は 6〜14 日間連続で使用できる．夜間の低血糖はもとより，無自覚性の低血糖や食後の血糖値の急激な上昇など，ワンポイントでは見抜くことのできなかった血糖のトレンド（日内変動）が可視化された．CGM の登場により HbA1c の質も問われるようになりできるだけ低血糖や高血糖を減らし血糖変動の幅を小さくする管理が重要視されている．また，CGM によりおのおのの糖尿病治療薬の血糖改善効果がわかりやすくなり，血糖変動の幅を小さくするような治療薬の選択方法がより明確になった．さらに 2017 年 9 月より FGM である Abbott 社のリブレが SMBG の補助器具として保険適用された．FGM は血糖値による補正がなく 14 日間連続で使用可能であり，本体をセンサー部にかざすだけで血糖値をリアルタイムに見ることができる．

**a．血糖自己測定：SMBG**　自宅にて穿刺器具を用いておもに指先から血液を採取し，簡易血糖測定器で血糖値を測定する．測定時間帯により食事・運動・糖尿病治療薬の評価ができ，早朝空腹時，各食前測定の場合は，前の食事の影響，糖尿病治療薬の効果の過不足，運動による血糖変動への影響の確認ができる．また食後 1〜2 時間で測定した場合は，食事内容（量や質）による血糖上昇への影響，食後の運動による影響などを確認できる．得られた血糖値は，患者自身の生活の見直しや，糖尿病治療薬を調整するための判断材料となる．

**b．持続血糖測定：CGM**　CGM とは，皮下にセンサーを挿入した状態で，一定時間ごとに血糖値（実際は間質液の糖濃度）を測定する．測定期間は機種により異なるが 6〜14 日間の血糖の連続測定が可能である．数日で測定を中止することも可能だが，できる限り長く装着したほうが血糖変動をきちんと捉えることができる．CGM では，夜間の低血糖の確認や食後過血糖，運動による血糖値への影響など SMBG では確認が困難な血糖値の流れを視覚的に評価できる．

日本ではメドトロニック社のミニメドCGMS-GoldとiPro2の2機種とAbbott社のリブレプロが保険適用されている．メドトロニック社製でCGMを行う場合は，1日3～4回の血糖自己測定値による較正を行う必要がある．これらは基本的に測定時にデータを確認することはできず，測定終了後にデータを抽出して評価する．SAP (sensor augmented pump) というCGM機能が搭載されたインスリンポンプでは，CGMで得られたデータがリアルタイムにインスリンポンプ本体に転送されその時点の血糖値と血糖トレンド曲線を確認できる．SAPで得られるデータはあくまで間質液中の糖濃度であるため実際の血糖値と乖離がみられることがあるため，低血糖や高血糖時の評価はSMBGで確認し，補食や追加インスリンなどの処置を行う必要がある．

**c. フラッシュグルコースモニタリング：FGM** リブレの使用方法は500円玉大の円盤状の使い捨てセンサーを上腕に装着し，測定値を読み取るリーダーでスキャンすると，センサー内の測定値情報がリーダーに送信され，間質液の糖濃度から予測される血糖値がリーダーの画面に表示される．いつでも何度でもスキャンが行え，その時点の測定値が確認できる．センサーには8時間のデータが保存されるため，少なくとも8時間に一度スキャンしておくと24時間の血糖トレンドを確認することができる．さらに現在の血糖値が上昇傾向なのか下降傾向なのかも矢印で表示される．センサーは最長14日間測定可能である．CGMで必要とされたSMBGによる較正は不要であるが，一方で実際の血糖値と測定値に乖離が生じることがあるので，測定値の評価には注意が必要である．

## 40・3 腎機能低下時における血糖管理の注意点

§40・1でもふれたように，腎機能低下時には，HbA1c, GAそれぞれが実際の血糖値から推測される値と近似しない場合があるので，血糖測定やCGMによる確認が重要である．特に腎性貧血に対してエリスロポエチン製剤を投与している場合にはHbA1cは低値を示し，ネフローゼ症候群などによる低アルブミン血症はGAが低値を示す傾向にあるので評価に注意を要する．

腎機能低下時には腎排泄型薬剤の排泄遅延が起こり，血中濃度が上昇することがある．SU薬・グリニド薬の一部は肝代謝型薬剤であるが，活性代謝物が腎排泄であることから重度腎機能障害に対し禁忌である．SU薬は，インスリン分泌作用が強力なうえに作用時間が長いことで遷延性低血糖をきたす危険性があるため，血糖値を確認しながら減量・中止を考慮する．メトホルミンは，腎排泄型の薬剤であり，乳酸アシドーシスを起こす可能性が高くなるため，中等度以上の腎機能障害患者で禁忌である．インスリンは腎臓で代謝されるため，腎機能低下時にはインスリン必要量が減少する．このためHbA1cが低下してきた場合，インスリン療法においてはおもに基礎インスリンを減量する必要がある．一方で重度腎機能障害でも投与可能な薬剤としていくつかの経口血糖降下薬と注射薬（GLP-1受容体作動薬，インスリン製剤）がある．αグルコシダーゼ阻害薬は腎機能低下時にも投与できる．グリニド薬とDPP4阻害薬は，重度腎機能低下時に処方可能なものがある．GLP-1受容体作動薬は，エキセナチドのみ重度腎機能障害で禁忌（消化器系副作用により認容性が認められないため）であるが，その他の薬剤は使用可能である．

---

参考文献
・日本糖尿病学会 編著，"糖尿病治療ガイド2018-2019", p.29,103, 文光堂 (2018).
・日本老年医学会・日本糖尿病学会 編著，"高齢者診療ガイドライン2017", p.46, 南江堂 (2017).

# 41 がんチーム医療と専門薬剤師

**One Point Advice** がんは大きく分けて**固形がん**と**血液がん**があり,その治療にはがんの病期・病勢に応じた対応が必要である.最近では治療法の進歩により治癒もしくは生存期間の著しい延長を認めることがある.しかし,不幸にして治療の効果が認められなくなると,ケアを重点的に行う時期が来る.がんは依然として死への経過をたどる慢性疾患である.がんの診断には画像検査,血液検査,病理検査などが有効な手段であり,これでがんが確認されるとがん治療が始まる.固形がんではできるだけ手術で腫瘍を取除くが,手術が不能な進行がんに対して,また再発,術後の再発防止目的で,抗がん剤による化学療法を実施する.かたや血液がんは基本的に化学療法を実施するが,骨髄移植が必要な場合もある.いずれのがんにも放射線療法を積極的に実施することがある.化学療法を実施する場合は血液・生化学検査のほかに,コンパニオン診断を行い,より効果的に,より副作用を少なくすることが必須である.抗がん剤の副作用は重篤なものがあり,必要な時期に必要な検査を行うことが欠かせない.

がん治療は,患者の全身状態を反映した検査と,治療に関連した検査を適正に行い,総合的な判断を下して,慎重に進める必要がある.そのため確認すべき検査値は多岐にわたる.

## 41・1 診断のための検査
### 41・1・1 がん診断に用いる基本的な検査

**a. 画像検査・内視鏡検査について** 画像検査には**コンピューター断層撮影**(computed tomography, **CT**),**磁気共鳴画像**(magnetic resonance imaging, **MRI**),ポジトロン断層法(positron emission tomography, **PET**),がある.CT や MRI は腫瘍の形態的画像化を行うが,PET は腫瘍の糖代謝を画像化している点が異なっている.その他にシンチグラフィー(腫瘍シンチグラム,骨シンチグラムなど),超音波検査(ultrasonography, US)などが行われる.さらに内視鏡がデジタル化され,消化器がんでは食道・胃・大腸・胆膵など,呼吸器では肺の気管支鏡として,検査と治療の両方に使用されている.

**b. 病理検査について** 病理検査では病変部の組織などを用いて,それが悪性腫瘍であるかの鑑別を行い,また上皮性か非上皮性を知ることができる.この病理検査の結果から悪性腫瘍の病理診断や性状把握により治療方針が決定できる.

**c. 腫瘍マーカー** 歴史上初の腫瘍マーカーは,多発性骨髄腫の Bence-Jones タンパクで,骨髄腫細胞が異常に増殖し過剰に産生された結果,尿中に増加することが見いだされた免疫グロブリンのL鎖である.その後さまざまな腫瘍マーカーが臨床で利用されている.代表的な腫瘍マーカーとして,糖タンパク質で肝臓癌のアルファ胎児タンパク(AFP),各臓器腺癌のがん胎児性抗原(CEA),糖鎖抗原で膵癌・胆道癌のシアリルルイスA糖鎖抗原(CA19-9),ムチンタンパク抗原で卵巣癌・子宮癌の CA125,前立腺癌の PSA および各種ホルモンなどがある.

腫瘍マーカーは画像診断の補助であり,stage Ⅲ(表41・1参照)までの進行がんでは,その半数の患者で腫瘍マーカーが正常域であるともいわれている.通常予測される腫瘍マーカーを2~3種測定し,患者の状態を反映できるのか確認することが必要になる.

**d. 血液がん** 血液のがん(白血病)やリンパ腫では,基本染色と特殊組織染色による形態学的診断や免疫学的細胞表面抗原検査および細胞遺伝子検査が重要な検査

である.血液細胞の表面には種々の分子が存在し,これらの分子に対する抗体がつくられている.その抗体を利用して抗原を検査するのが細胞表面抗原検査であり,この検査と形態学的な検査を併用すると,腫瘍細胞の詳しい分類と病名を決定することができる.特に,白血病では多くの染色体・遺伝子異常が報告されているので,染色体・遺伝子検査により確定診断が可能な場合もある.

**e. コンパニオン診断** 最近の検査であるが,治療薬の効果を最大限に出させ,副作用を軽減する目的で行う検査がコンパニオン診断である.患者の特性を把握し適切な治療の選択を可能にし,抗がん剤投与前に個別化医療を推進するために行われる.コンパニオン診断では分子標的薬の薬剤標的になるタンパク質や,また代謝酵素の遺伝子変異さらにそれらの発現量を把握することで,投与の妥当性や投与量の増減,さらには副作用対策までもが予想可能となる.

なお,その他の検査として,乳酸デヒドロゲナーゼ(LD)がある.LDには5種類のアイソザイムがあり,LD2・LD3は白血病,消化器がん,LD3・LD4・LD5はがんの転移を評価できる.

### 41・1・2 専門薬剤師として必要な知識

専門薬剤師として,がんの診断に必要な上記検査はしっかり把握する必要がある.これらの検査結果により患者の病態が把握され治療が始まるが,その際に必要不可欠なTNM分類と臨床病期について解説する.

**a. TNM分類と臨床病期(臨床進行期)分類** 固形がんの病期を分類するための指標である.TNM分類には臨床(画像検査など)分類と病理(手術後など)分類があり,臨床分類はTNMまたはcTNM,病理分類はpTNMと記載される.分類についいて表41・1に示す.

臨床病期分類は,T, N, Mの組合わせで24のカテゴリーに分別し,そのカテゴリーで予後や生存を考慮してstage分類を行うが,各臓器ごとでその分類方法については異なる.一般的に上皮内がんはstage 0,遠隔転移があればstage IVとなる.この分類に従って治療が進められていく.

**表41・1 TNM分類** TNM分類には解剖学的分類と臨床分類がある.

---
**1. 解剖学的TNM分類**
T: 原発腫瘍の進展度
N: 所属リンパ節転移の有無と範囲
M: 遠隔転移の有無

**2. 臨床TNM分類**
T: 原発腫瘍臨床分類
　TX 原発腫瘍の評価困難
　T0 原発腫瘍なし
　T1~4 原発腫瘍の大きさと浸潤の程度により分類.数値が大きいほど腫瘍径,浸潤範囲が大きい
N: 所属リンパ節転移の臨床分類
　NX 所属リンパ節の評価困難
　N0 所属リンパ節への転移なし
　N1 所属リンパ節への転移あり
M: 遠隔転移臨床分類
　MX 遠隔転移の評価困難
　M0 遠隔転移なし
　M1 遠隔転移あり
---

たとえば肺非小細胞癌は2017年版の肺癌診療ガイドラインで治療方法を大まかに分類すると,stage I~IIIAまでは手術適応でそのstageや術後の状況に合わせて化学療法の適応があり,stage IIIB以降は手術よりもまず化学療法が推奨されている.このように臨床病期分類は治療方法を確定する要素を含んでいるため重要な分類となる.

## 41・2 治療のための検査

治療には手術・がん化学療法・放射線療法などがあるが,紙面の都合上,がん化学療法について説明する.

## 41・2・1　がん化学療法に必要な検査

抗がん剤治療には，術前化学療法，術後補助化学療法，手術不能転移・再発がんに対する化学療法がある．術前化学療法の目的は，腫瘍を小さくし手術を可能にすることや手術範囲を縮小することであり，術後補助化学療法は術後の再発を防止することである．また，手術不能の転移や再発を対象とした全身化学療法がある．抗がん剤の使用時にはガイドライン上で必要とされる適応基準に従い必要な検査などを行う．通常，各種臓器の機能が保たれていることや年齢，パフォーマンスステータス（performance status, PS；表41・2）などもその条件になっている．また，コンパニオン診断を行うことで，患者個々に適正で安全かつ効率のよい化学療法を行うことが可能になった．各種がんの診療ガイドラインに準じた化学療法で患者個別の化学療法の選択が重要である．さらに，術後補助療法では術後の合併症から回復していることの確認も重要である．

### 表 41・2　パフォーマンスステータス
ECOG[†]のスケールで作成され患者の全身状態を五つの段階で評価する．

| | |
|---|---|
| PS 0 | 社会活動できる．発病前と同じく日常生活に制限がない． |
| PS 1 | 肉体的労働は制限されるが，歩行可能で，軽作業や座っての作業は行える． |
| PS 2 | 歩行可能で，身の回りのことはすべて自分でできるが，軽作業はできない．日中の50％以上離床している． |
| PS 3 | 身の回りの限られたことしかできない．日中の50％以上は就床して過ごす． |
| PS 4 | 身の回りのこともできず，介助が必要．終日就床している． |

[†] ECOG: Eastern Cooperative Oncology Group

## 41・2・2　専門薬剤師として必要な知識

専門薬剤師としてがん化学療法を行う際に，特に注意すべき検査項目は**腎機能**と**肝機能**と考えられる．抗がん剤は治療域が狭いうえに副作用が重篤であり，薬物動態や患者の個別性を十分把握した投与方法および投与量の決定が望まれる．腎機能と肝機能に異常が認められる場合は抗がん剤の種類により重篤な副作用の危険性を含んでおり，それを回避することが必要である．腎臓が主たる排泄経路である薬剤では，クレアチニンクリアランスなどで確認された腎機能に合わせた投与設計が必要であり，肝臓での代謝・排泄が主たる薬剤では，アスパラギン酸アミノトランスフェラーゼ（AST）や血清ビリルビンを考慮した投与設計が必要である．経口フッ化ピリミジン系薬剤では代謝阻害薬が配合されていて，抗がん剤は肝代謝であるが，阻害剤は腎障害時に蓄積し重篤な副作用をひき起こす．そのため配合成分すべてについて注意が必要である．薬剤師はこのような観点も十分確認する必要がある．

抗がん剤治療の効果判定は，画像検査や病理検査，腫瘍マーカー，乳酸デヒドロゲナーゼ（LD）などでも評価する．化学療法は腫瘍の崩壊を起こすので関連の検査値異常に注意が必要となる．特に血液のがんでは腎機能・電解質や尿酸値などに異常が認められることがある．また，化学療法の副作用は重篤なものが多いが，薬剤にある程度特性がある．そのなかでも好中球減少は感染のリスクがあり非常に危険である．副作用による臨床症状と検査値異常を予測して見逃さないことが重要である．

**a. 固形がんの治療効果判定のための新ガイドライン**（Response to Treatment in Solid Tumors, RECIST）　このガイドラインは大規模な国際共同研究で策定されたものである．日本語訳JCOG[*]版があり，現在の治療判定効果はこのガイドラインに

---

[*] JCOG: Japan Clinical Oncology Group, 日本臨床腫瘍研究グループ

準拠している．

**b. 有害事象共通用語基準 v4.0（CTCAE v4.0）日本語訳 JCOG/JSCO*版**　有害事象は症状として現れることもあれば，検査や画像診断のみでわかることもある．重要なことは，人体にとって有害となる治療の影響をもらさず捉えることである．日本語訳 JCOG/JSCO 版は有害事象の記録や報告を標準化するために，NCI（national cancer institute）が開発した"Common Terminology Criteria for Adverse Events (CTCAE) v4.0"の簡易版である．

**c. 分子標的薬と標的分子**　分子標的薬はがん細胞で特異的または過剰に発現している分子を標的とする薬剤で，従来の抗がん剤とは作用機序が異なっている．現在，分子標的薬に分類される薬剤は4種あり，その使用に際し標的分子の確認を行う薬剤がある．転移性乳癌に使用するトラスツズマブはヒト上皮増殖因子受容体2型（human epidermal growth factor receptor type 2；HER2）過剰発現を，慢性骨髄性白血病および消化管間質腫瘍に使用するイマチニブは慢性骨髄性白血病のフィラデルフィア遺伝子産物 Bcr-Abl や消化管間質腫瘍の c-kit の過剰発現を，B細胞性非ホジキンリンパ腫に使用するリツキシマブは細胞表面の CD20 抗原を確認して投与する．肺非小細胞癌に使用するゲフィチニブは上皮増殖因子受容体を抑制することで効果を発揮する．

**d. 免疫チェックポイント阻害薬**　免疫チェックポイント阻害薬は従来の抗がん剤と作用機序が異なり，T細胞の活性化がキーになる．PD-1（programmed cell death 1），PDL-1（programmed death ligand 1），CTLA-4（cytotoxic T-lymphocyte-associated antigen 4）の3製剤がある．免疫チェックポイント阻害薬の副作用は irAE（immune-related Adverse Events）と

よばれ，T細胞の活性化により自己免疫疾患的な副作用が出現する（表41・3）．これらの副作用は早期発見が重要であり，これら副作用に対する検査を行う．

**表41・3　免疫関連有害事象**

| |
|---|
| 1型糖尿病（劇症1型糖尿病） |
| 下垂体・副腎・甲状腺機能不全 |
| 神経筋疾患（ギランバレー症候群） |
| 間質性肺炎 |
| 無顆粒球症 |
| 重度の消化器症状，肝障害 など |

## 41・3　終末期の検査

終末期の検査は，がん患者の全身状態を把握するために必要ではあるが，検査で異常を認めても対処できないことが多くなる．がんの終末期は苦痛軽減を図るケアを優先する時期と考えられるので，侵襲や苦痛を与える検査はなるべく避ける．患者の電解質（Na, K, Ca, P），血液，生化学，肺機能，心機能，栄養状態（アルブミン，末梢のリンパ球，必要があればラピッドターンオーバープロテイン）などの検査を必要に応じて行う．

### 41・3・1　専門薬剤師として必要な知識

**終末期**とはがんの治療にもかかわらずがんが悪化し，治療を行うことで生活の質の低下が認められるような時期のことで，患者の意思を尊重し十分な苦痛緩和を行うことが重要な時期である．そのため少々の検査値の逸脱も補正の対象にならない場合がある．たとえば経口不可で栄養状態が悪くても，ブドウ糖やアミノ酸をすでにうまく利用できない悪液質の状態であれば，高カロリー輸液はかえって苦痛を増すことが多くなり，輸液を実施する場合でも水分補給の目的のみとなる．輸液を適正に行うに

---

\*　JSCO：Japan Society of Clinical Oncology，日本癌治療学会

は，絶えず浸透圧をチェックすることが必要である．

やがて意識レベルが下がり，呼吸ができなくなってきた場合でも，終末期では人工呼吸器を装着することは苦痛の時間を長くするだけであり無意味と考えられている．末期がん患者の場合，患者の意思を尊重し，苦痛を増強しないような検査や対処を行うことが重要である．

**a. Japan Coma Scale（JCS）** 意識障害のレベルを表す尺度であり，日本では日常診療に使用されている．意識レベルを大きく3分類しさらにそれを3分類で表す．3-3-9度方式ともよばれ，数値が大きくなるほど意識障害が重いことを示している（表4・2参照）．

がん専門薬剤師はがんチーム医療でさまざまな病期を意識し，そのなかで大切な検査に着目することが必要であり，特に化学療法や苦痛緩和などにおける薬剤使用とその効果，副作用などに関連する検査結果を把握することが重要である．

がん治療では，患者の意思を尊重し，患者が満足する治療をつねに心掛けることが最も大切である．

## 42 精神疾患と専門薬剤師

**One Point Advice** 精神科用剤による治療は長期にわたることが多く,患者はより高い副作用リスクを抱えている.精神科では薬剤に起因する副作用を投与初期から長期的にチェックしていく必要がある.また,甲状腺や副腎などの内分泌系の異常は,精神病性障害やうつ病や双極性障害などの精神の変調に因果関係をもつことが多いため,そのことを念頭において検査値をチェックすることも重要である.さらに,精神科の患者は身体疾患を合併する[1]ことが多いため,内科的なチェックも大切である.

### 42・1 抗精神病薬

**a. 肝機能障害** 抗精神病薬における肝障害の発症頻度は10~30%程度との報告が多く[2],肝機能検査は長期にわたるチェックが必要である.第一世代抗精神病薬群であるフェノチアジン系では26.7%,ブチロフェノン系では15.1%の発症率であることが報告されており[3],特にフェノチアジン系であるクロルプロマジンの肝障害発症が多く報告されている.肝障害の重症度が高いと黄疸が生じる場合もある.一方,それらの第一世代抗精神病薬に代わって使用頻度が高くなった第二世代抗精神病薬では比して発症頻度は低いが,添付文書上の重大な副作用には肝機能障害が記載されている(表42・1)(ペロスピロンは除く).

**b. 心機能障害** フェノチアジン系は比較的高いQT延長のリスクを有しており,他の抗精神病薬でも高用量ではQT延長のリスクが生じる.特にチオリダジンではQT延長のリスクが高かったが,本邦では現在では販売中止になっている.QT延長は心室性不整脈や心不全のリスクを増大させるため,投与前の心電図による心機能

表42・1 第二世代抗精神病薬の肝障害発現率[a]

| 一般名 | 重篤な副作用の記載 | 発 現 率 |
|---|---|---|
| リスペリドン | ○ | 0.97%〔AST, ALT, $\gamma$-GT ($\gamma$-GTP)〕 |
| パリペリドン | ○ | 4.2%〔AST, ALT, $\gamma$-GT〕 |
| ペロスピロン |  | 1%以上または頻度不明〔ALT, AST〕 |
| クエチアピン | ○ | 1~5%未満〔AST, ALT, LD (LDH), $\gamma$-GT, Al-P〕 |
| オランザピン | ○ | 1%以上〔ALT, AST〕 |
| アリピプラゾール | ○ | 5%以上〔ALT〕 |
| ブロナンセリン | ○ | 5%未満〔AST, ALT, $\gamma$-GT, ALP, ビリルビン〕 |
| クロザピン | ○ (劇症肝炎,肝炎,胆汁うっ滞性黄疸) | 5%以上〔AST, ALT, LD, $\gamma$-GT, Al-P〕 |
| アセナピン | ○ | 1~5%未満〔AST, ALT, LD, $\gamma$-GT, Al-P〕 |

a) 出典: 各薬剤の添付文書より.

1) 長嶺敬彦, 臨床精神薬理, 8(3), 398~408 (2005).
2) 伊藤 斉・三浦貞則 編, "向精神薬: その効用と副作用", p.232~245, 医学図書出版 (1973).
3) 荒木淑郎・池川眞一, 日本臨床, 43(6), 78~81 (1985).

のチェックは重要であり，併せて心電図などによる追跡検査が望まれる．海外で販売されているジプラシドン（2019年1月現在国内未承認）もQT延長に対する高いリスクを有するために慎重な対応が必要である．

**c. 血糖・高脂血症**　第二世代の抗精神病薬であるオランザピンおよびクエチアピンは糖尿病患者および糖尿病の既往歴のある患者では禁忌である．服薬中は口渇・多飲・多尿・頻尿などの症状観察とともに定期的な血糖値の測定が"警告（添付文書）"に記載されており，併せてHbA1c値の確認も望まれる．クロザピンの添付文書にも同様の警告があり，アリピプラゾールの警告文では糖尿病またはその既往歴もしくはその危険因子を有する患者への投与に関する注意点が掲載されている．第二世代抗精神病薬の一部では体重増加や肥満などを含むメタボリックシンドロームへの影響も示唆されており，中性脂肪やコレステロール値の測定も行っていくことが望ましい（表42・2を参照）．

**d. プロラクチン値**　抗精神病薬をはじめとするドーパミン神経遮断作用をもつ薬剤は，ドーパミン神経系の一つである下垂体漏斗系への作用によって血中プロラクチン値を上昇させ，乳汁分泌，月経不全や性機能障害をひき起こす．これらの副作用は，第一世代の抗精神病薬やスルピリドでよく発現する副作用であるが，第二世代の薬剤でもリスペリドン（表42・2を参照）では比較的高率で発現し，男性でも乳房肥大や性機能障害がひき起こされることがある．血中プロラクチン値が高値を示した場合には，薬剤の減量・変更，および芍薬甘草湯，テルグリドやブロモクリプチンの投与などでの対応が提唱されている[4]．

**e. 悪性症候群**　悪性症候群は向精神薬に多くみられる副作用で，特に抗精神病薬での報告が多いが，抗うつ薬，制吐剤の投与や抗パーキンソン薬であるL-ドーパなどのドーパミン作動薬の離脱などでもみられることがある．急性腎不全などを合併して致死的になるリスクもある重篤な副作用である．前駆症状として，無動緘黙，強度の筋強剛，脈拍および血圧の変動，発汗，流涎など，発熱が発現する．骨格筋の障害に伴って血清CK値が上昇してミオグロビン尿が認められるような腎機能の低下は腎不全につながる可能性がある．腎不全の合併は直接の死因となることがあるため，ダントロレン投与などの適切な対応が必要である．脱水も悪性症候群の引き金になることがあるため，高Na血症や尿量や尿濃縮の確認などを行っていく必要がある．

## 42・2　抗 う つ 薬

**a. 甲状腺機能低下**　甲状腺機能の異常により精神異常症状が発現することがある．全うつ病患者の8％に何らかの甲状腺疾患があるとの報告[5]もあり，欧米では甲状腺機能低下を伴う難治性うつ病にL-サイロキシン（チロキシン，$T_4$製剤）が使用されることも多い．うつ病と甲状腺機能低下の両方に共通した徴候および症状には，衰弱，緊張，食欲不振，便秘，生理不順，口調の遅さ，無感情，記憶障害，幻覚や妄想までが含まれる．うつ病症状を呈する甲状腺機能低下症を確認するためにも甲状腺機能検査が実施される．

**b. 甲状腺機能亢進**　甲状腺機能亢進によってバセドウ病の精神症状が発現し，ひきつづき心因反応，ヒステリー，不安状態，強迫状態，うつ状態，心気状態に移行することがある[6]．甲状腺の肥大，眼球突

---

4) 三輪高市・大井一弥, 医薬ジャーナル, **42**(11), 148〜156 (2006).
5) M. S. Gold, A. L. C. Pottash, I. Extein, *J. Am. Med. Assoc.*, **245**, 1919〜1922 (1981).
6) 野村純一, 医学と薬学, **29**(4), 871〜876 (1993).

表42・2 代表的な抗精神病薬の有害事象の相対的評価 [a), †1]

| 薬剤[†2] | 鎮静 | 体重増加 | アカシジア | パーキンソニズム | 抗コリン作用 | 低血圧 | プロラクチン上昇 |
|---|---|---|---|---|---|---|---|
| amisulpride | − | + | + | + | − | − | +++ |
| アリピプラゾール | − | − | + | − | − | − | − |
| アセナピン | + | + | + | − | − | − | + |
| benperidol | + | + | + | +++ | + | + | +++ |
| クロルプロマジン | +++ | ++ | + | ++ | ++ | +++ | +++ |
| クロザピン | +++ | +++ | − | − | +++ | +++ | − |
| flupentixol | + | ++ | ++ | ++ | ++ | + | +++ |
| フルフェナジン | + | + | ++ | +++ | ++ | + | +++ |
| ハロペリドール | + | + | +++ | +++ | + | + | ++ |
| iloperidone | − | ++ | + | + | − | + | − |
| loxapine | ++ | + | + | +++ | + | ++ | +++ |
| lurasidone | + | − | + | + | − | − | + |
| オランザピン | ++ | +++ | + | − | + | + | + |
| パリペリドン | + | ++ | + | + | − | ++ | +++ |
| ペルフェナジン | + | + | ++ | +++ | + | + | +++ |
| ピモジド | + | + | + | + | + | + | +++ |
| pipothiazine | ++ | ++ | + | ++ | ++ | ++ | +++ |
| プロマジン | +++ | ++ | + | + | ++ | ++ | ++ |
| クエチアピン | ++ | ++ | − | − | + | ++ | − |
| リスペリドン | + | ++ | + | + | + | ++ | +++ |
| sertindole | − | + | − | − | − | +++ | − |
| スルピリド | − | + | + | + | − | − | +++ |
| trifluoperazine | + | + | + | +++ | + | + | +++ |
| ziprasidone | + | − | + | − | − | + | + |
| zuclopenthixol | ++ | ++ | ++ | ++ | ++ | + | +++ |

a) 出典: D. Taylor, C. Paton, S. Kapur, "The Maudsley Prescribing Guideline in Psychiatry, 12th Edition" p.48, Wiley (2015) より一部改変.
†1 頻度または重症度: +++高い,++中等度,+低い,−まれ
†2 英語つづりの医薬品は日本では未承認 (2019年2月現在).

出や異常なるい痩,頻脈,多汗などの所見が認められた場合には,TSH,free $T_3$,free $T_4$ の数値確認が必要である[7)].

c. セロトニン症候群 抗うつ薬におもにみられる副作用としてセロトニン (5-HT) 症候群がある.臨床症状としては,

---

7) 神尾聡, 精神科治療学, 18, 71〜78 (2003).

精神状態の変化（錯乱，軽そう状態），興奮，ミオクローヌス，反射亢進，発汗，悪寒，振戦，下痢，協調運動障害，発熱などが発現する．血圧変動・頻脈などの自律神経症状や意識障害などもひき起こされる．これらの症状は，前述した悪性症候群と混同しやすい．残念ながら，臨床検査で両症候群を判別することは困難で，処方内容（5-HT 症候群は抗うつ薬でひき起こされやすい．），5-HT 症候群に特徴的な不安・焦燥・興奮などの精神状態，ミオクローヌスなどの症状で判別するしかない．

## 42・3 抗そう薬

**a. 炭酸リチウム** 腎障害がある患者では炭酸リチウムが禁忌であり，また，重症なリチウム中毒では急性腎不全がひき起こされるリスクが高くなる．そのため，炭酸リチウム使用期間には腎機能検査値をモニターしていくことが望ましい．添付文書の使用上の注意には"投与初期又は用量を増量したときには維持量が決まるまでは 1 週間に 1 回をめどに，維持量の投与中には 2〜3 カ月に 1 回をめどに，血清リチウム濃度の測定結果に基づきトラフ値を評価しながら使用すること．"との記載がある．有効治療濃度の範囲（0.40〜1.00 mEq/L）で使用している限り，重篤な進行性の腎障害の危険は少なく，また急性腎障害が発現しても減量・中止によって速やかに状態は改善される．

## 42・4 抗不安薬・睡眠薬

服薬時において特に重要な検査項目はない．強いて言えば，肝障害患者では半減期延長に注意が必要であることと，慢性的な薬物乱用者では尿薬物検査が行われる場合があることである．

## 42・5 抗てんかん薬・気分安定薬

**a. 肝機能障害** カルバマゼピン，フェノバルビタール，フェニトインは比較的肝障害をひき起こしやすいために肝機能検査値を長期的にチェックすることが望ましい．また，バルプロ酸は肝障害の発症頻度は低いが，小児では致死性のリスクが高いために服用の開始前に肝機能を確認し，肝機能値が正常値の 3 倍以上であった場合には投与を避け，服薬中も定期的な肝機能値のチェックが必要とされている．新規抗てんかん薬ではガバペンチン，レベチラセタム，ラモトリギンも重篤な副作用として肝障害があげられている．また，精神科ではバルプロ酸，カルバマゼピンおよびラモトリギンは双極性障害にも汎用されることがあるため，向精神薬との併用時の肝機能障害リスクの増大にも考慮したい．

一方，カルバマゼピン，フェノバルビタール，フェニトインによって γ-GT（γ-GTP）のみが上昇することがあるが，この場合には肝機能障害の発現率は 0.3% と低く，単に肝臓の適応反応と考えられている[8]．したがって，γ-GT 単独の上昇の場合には経過観察をして，その他の肝機能値の上昇があったときに薬剤の減量・中止を検討していく．

## 42・6 その他

**a. 無顆粒球症・好中球減少症** 向精神薬における血液障害はまれであるが，いったん発現すると生命の危険につながる．重篤な血液障害として，特に無顆粒球症（好中球減少症）があげられる[9]．末梢血における好中球の絶対数が有意に減少した場合に好中球減少症（顆粒球減少症）と定義され，特に重篤なものを無顆粒球症という．その際，赤血球や血小板は正常または軽度の減少にとどまる．抗精神病薬全

---

8) 兼子 直, 日本医事新報, **4077**, 97〜98 (2002).
9) 田中輝明, 小山 司, 臨床精神医学, **32**(5), 529〜537 (2003).

般，三環系抗うつ薬，アモキサン，ミアンセリン，ベンゾジアゼピン誘導体，抗てんかん薬などに多くみられるが，今後本邦での発売が予想されるクロザピンは特に発現頻度が高いことが知られている．

**b．摂食障害** 神経性無食欲症（拒食症）と神経性大食症（過食症）を合わせて摂食障害と定義されるが，通常は両者が混在し，過食と拒食を繰返すことが多い．

**利尿薬や下剤の乱用：** 摂食障害の患者では利尿薬や下剤の大量摂取がみられることが多い．薬物による急性中毒は臨床症状として表在化しやすいが，利尿薬や下剤の乱用は症状から確認しにくいため，臨床検査値などで体液や身体の状態（特に低K血症性アルカローシスや脱水を起こしやすい）のチェックが必要である．

**強制嘔吐：** 強制嘔吐の弊害として低タンパク血症，高ビリルビン血症，肝機能障害，電解質異常が認められることが多い．また，内分泌障害（たとえば女性の場合は無月経など）や低アルブミン血症を介したむくみなどが観察されることもある．

**c．アルコール依存** 慢性的なアルコールの過剰摂取で肝機能の低下が起こり，その結果，肝性脳症や高アンモニア血症がひき起こされることがある（コルサコフ症候群など）．その場合，BAA（分岐鎖アミノ酸）/AAA（芳香族アミノ酸）で表されるフィッシャー比の低下がみられるため，検査による確認後にアミノ酸製剤によるアミノ酸組成の補正を行う．

**d．多飲水** 精神障害により水を必要以上に摂取し続ける多飲水患者がおり，ときには飲水による3～5kg/日の体重増加も経験する．その際，希釈性低ナトリウム血症が現れて水中毒をひき起こし，場合によっては横紋筋融解症や悪性症候群を経て腎不全に移行することもある[10]．発現機序の詳細は不明であるが，浸透圧調節機構の異常が原因で口渇がひき起こされるのではないかといわれている．抗精神病薬の出現以降にこの問題が多く取り上げられることになったことから，抗精神病薬の多剤・大量投与による悪影響も否定できない．水中毒によって低ナトリウム血症がひき起こされ，ときには意識障害が認められる場合もあるが，急速なナトリウムの補正は橋中心髄鞘崩壊症を起こすことがあるために危険である[7]．

**e．急性薬物中毒** 向精神薬，特に睡眠剤は歴史的にも大量服薬の標的にされやすい．現在汎用されているベンゾジアゼピン受容体作動性の睡眠薬は比較的安全域が広く，大量服薬によっても直接的に死亡

> **Note**
> **精神科領域における臨床検査値**
>
> 精神科領域では，患者状態を行動変化で観察することが多いが[11]，本章で述べてきたように臨床検査値のデータをチェックすることも重要である．精神科領域での臨床検査データによる薬物管理は，① 薬物由来の副作用のチェックと ② 精神疾患患者で多くみられる身体合併症の管理，さらに ③ 主症状と身体異常（内分泌系の異常など）との因果関係のチェック，という三つの意味合いをもっている．投与開始時，処方変更の前後，さらに定期的に行動変化と臨床検査データの両者を調査しながら薬物管理（処方提案を含む）を行うことが望まれる．
>
> 11) 三輪高市・大井一弥, 医薬ジャーナル, 42(7), 143～149 (2006).

---

10) 小山田静枝，上島国利，"水中毒．向精神薬の副作用～症状と対策～"，吉富薬品株式会社，p.24～29（2006）．

につながることは少なくなったが，危険性が高いことには変わりはない．また，向精神薬の調剤過誤などによる急性薬物中毒もみられることがある．急性の薬物中毒は処置により全身状態が一時的に安定しても，急変で心停止や呼吸不全が起こることがあるため，意識レベルが改善するまでは心電図や$SPO_2$のモニタリングなどの十分な観察が必要である[7]．

**f. 慢性薬物中毒**（依存含む）　覚せい剤や麻薬などを含む向精神薬が慢性薬物中毒の対象薬物となっている．摂食障害の項でも述べたように，薬物による急性中毒は臨床症状として表在化しやすいが，慢性中毒は外観から確認しにくいため，臨床検査値などで体液や身体の状態をチェックし，尿中・血中の薬物を確認・確定していくことが必要となる．

# 43 腎臓病と専門薬剤師

**One Point Advice** 日本腎臓病薬物療法学会により認定された**腎臓病専門・認定薬剤師**は，腎臓病・透析・CKD（慢性腎臓病）などの専門知識を活かして，患者のアドヒアランス向上や有効かつ安全な薬物療法を提供できる薬剤師が，国民の保健・医療・福祉に貢献していくことを目的として認定されている．一方，2018年には標準的なCKDの保存療法を現場に浸透させることを目的に，つまり透析導入を遅らせるCKD保存療法に特化した**腎臓病療養指導士制度**ができた．

これら腎臓病を専門とする薬剤師が知っておくべき腎機能評価の指標とその運用方法を説明する．（基本的な腎機能評価の指標については第22章を参照．）

## 43・1 腎障害の重症度診断マーカー

### 1 標準化 eGFR〔mL/min/1.73 m²〕 estimated glomerular filtration rate

標準化 eGFR〔mL/min/1.73 m²〕は CKD の重症度診断マーカーであり，薬物投与設計には用いない．

**基準値** 60 mL/min/1.73 m² 以上

**測定値の意義** 標準化 eGFR〔mL/min/1.73 m²〕は CKD 患者個々の腎機能を示しておらず，CKD の重症度診断をするための指標である（表43・1）．60 mL/min/1.73 m² 未満は CKD と診断され，30 未満で腎機能が不可逆的に悪化する stage G4 の高度腎障害，15 未満で透析導入を考慮する stage G5 の末期腎不全とされる．

**補足** 薬物投与設計の指標として eGFR を用いるには：固定用量（"1回100 mgを1日3回服用"などのように体格を考慮しない用量のこと．現在のほとんどの薬の添付文書が固定用量となっている）の場合には，体重・身長から DuBois の式（下式）によって対表面積を計算し，補正を外した個別 eGFR〔mL/min〕を使う．

DuBois の式：
体表面積〔m²〕＝ 体重〔kg〕$^{0.425}$ ×
身長〔cm〕$^{0.725}$ × 0.007184

ただしハイリスク薬である抗がん薬やある種の抗菌薬のガイドラインなどに記載されている体格用量（mg/kg や mg/m²，あるいは補正 eGFR 表記）のときは標準化 eGFR〔mL/min/1.73 m²〕を腎機能として用いる．なぜなら体格別用量の薬物に体重・身長によって体格補正を外した個別 eGFR〔mL/min〕を用いると二重補正により，体格の大きい人は過量投与，体格の小さい人には過少投与になってしまうためである．

> **Note**
> **CKDでモニタリングすべき その他の検査**
>
> 糖尿病性腎症では尿中微量アルブミンが血清クレアチニン値やシスタチンCと並び腎障害の重症度のマーカーとして優れており，尿中アルブミンが高いほど腎機能が悪化しやすく，心血管病変にも罹患しやすい（表43・1の右側）．糖尿病性以外のCKDでも同様にタンパク尿が多いほど，腎機能が悪化しやすく，心血管病変にも罹患しやすい．
>
> 高度腎障害・末期腎不全患者では高カリウム血症，低カルシウム血症，高リン血症，高マグネシウム血症，アシドーシス，正球性正色素性貧血（赤血球の大きさ，1個あたりの赤血球中ヘモグロビン量が正常な貧血），副甲状腺ホルモン（iPTH）分泌過多などを合併しやすいため，それらの検査値もモニターする必要がある．

**表43・1 CKD の重症度分類**[a)]　重症度は原疾患・GFR 区分・タンパク尿区分を合わせたステージにより評価する．CKD の重症度は死亡，末期腎不全，心血管死亡発症のリスクを予測でき，○のステージを基準に，⬛, ⬛, ⬛ の順にステージが上昇するほどリスクは上昇する．

| 原疾患 | タンパク尿区分 | | | A1 | A2 | A3 |
|---|---|---|---|---|---|---|
| 糖尿病 | ・尿アルブミン定量〔mg/日〕<br>・尿アルブミン/Cr 比〔mg/gCr〕 | | | 正常 | 微量アルブミン尿 | 顕性アルブミン尿 |
| | | | | 30 未満 | 30〜299 | 300 以上 |
| ・高血圧<br>・腎　炎<br>・多発性囊胞腎<br>・移植腎<br>・不　明<br>・その他 | ・尿タンパク定量〔g/日〕<br>・尿タンパク/Cr 比〔g/gCr〕 | | | 正常 | 軽度タンパク尿 | 高度タンパク尿 |
| | | | | 0.15 未満 | 0.15〜0.49 | 0.50 以上 |
| GFR 区分<br>〔mL/分/<br>1.73 m²〕 | G1 | 正常または高値 | ≧90 | ○ | ⬛ | ⬛ |
| | G2 | 正常または軽度低下 | 60〜89 | ○ | ⬛ | ⬛ |
| | G3a | 軽度〜中等度低下 | 45〜59 | ⬛ | ⬛ | ⬛ |
| | G3b | 中等度〜高度低下 | 30〜44 | ⬛ | ⬛ | ⬛ |
| | G4 | 高度低下 | 15〜29 | ⬛ | ⬛ | ⬛ |
| | G5 | 末期腎不全 (ESKD) | <15 | ⬛ | ⬛ | ⬛ |

a) 出典: 日本腎臓学会編，"CKD 診療ガイド 2012"，p.3，東京医学社 (2012).

## 2 血清シスタチン C　Cystatin C

**基準値**　0.5〜1.0 mg/L

**測定値の意義**　第 22 章で述べたように腎機能評価の指標として CCr，血清 Cr 値があるが，腎機能低下の早期診断および筋肉量の少ない高齢者などに有用なシスタチン C が 3 カ月に 1 回，保険適応となっている．

血清シスタチン C 濃度は血清クレアチニン値よりも早期の腎障害を診断可能であり，血清シスタチン C (CysC) 濃度から eGFR を算出する式も作成されている．

標準化 eGFR〔mL/min/1.73 m²〕＝
　　$(104 \times \text{CysC}^{-1.019} \times 0.996^{\text{Age}}$
　　$\times 0.929(女性)) - 8$

この値も CKD の診断指標としては有用だが，個別用量の薬物投与設計では対表面積補正を外して個別の eGFR〔mL/min〕を用いるため，以下の DuBois 式で対表面積補正を外し，個別 eGFR〔mL/min〕を算出する．

体表面積〔m²〕＝ 体重〔kg〕$^{0.425}$ ×
　　身長〔cm〕$^{0.725}$ × 0.007184

個別 eGFR〔mL/min〕＝
　　標準化 eGFR〔mL/min/1.73 m²〕
　　× 体表面積〔m²〕

全身の有核細胞からつねに一定の速度で産生され，複合体を形成せず完全に糸球体ろ過され，尿細管に再吸収され，ほぼ完全にアミノ酸に分解されるため，血中にシスタチン C として戻らない．そのため血清シスタチン C 濃度は腎機能マーカー (GFR 予測物質) になるが，近位尿細管で再吸収されるためクリアランスのマーカーにはならない．血清 Cr は男性では 1.5 mg/dL 以下，女性では 1 mg/dL 以下 (年齢・体格により異なる) ではブラインド領域 (図

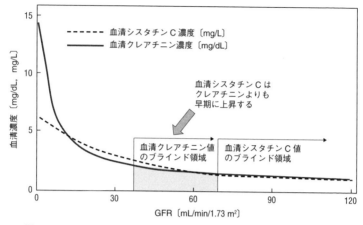

**図43・1 血清シスタチンCと血清クレアチニン値の腎機能低下に伴う反応性**

43・1)で，GFRを予測できないが，シスタチンCはGFRが70 mL/min以下の早期に上昇するため，血清Cr値よりも早期の腎機能悪化をキャッチしやすい．血清Cr値のように筋肉量や運動の影響はなく，Ccrのような蓄尿も不要なため，筋肉量の少ない長期臥床患者，筋ジストロフィーなどの筋疾患，義足患者では血清Cr値よりも信頼性が高い腎機能マーカーになる．血清または血漿シスタチン濃度が1.4 mg/dL以上ではほぼGFRの異常を検出でき，感度，特異性も高いが，測定費用は血清Cr値に比し高価で保険適応上，3カ月に1回しか測定ができない．腎機能が低下すると血清シスタチンC濃度は5 mg/L程度で頭打ちになり，腎機能の低下と直線回帰しない（図43・1）．高度腎障害以上になると非腎クリアランスによってシスタチンCが上昇しなくなるため，血清Cr値によるGFR推算式のほうが優れている．

**高値になるとき** 腎機能障害（排泄低下による），甲状腺機能亢進症，高用量ステロイド投与．

**低値になるとき** 甲状腺機能低下症，シクロスポリン投与．

本章と第22章で紹介した腎機能パラメータの特徴を表43・2にまとめた．

## 43・2 薬剤性の致死性高カリウム血症

高カリウム血症は腎機能低下患者で起こりやすいが，アルドステロンと拮抗するレニン-アンギオテンシン系(RAS)阻害薬や抗アルドステロン薬の併用によって致死的な高カリウム血症が起こるので要注意である．1999年にRALES studyが報告され[1]，RAS阻害薬とスピロノラクトンの併用によって心不全死が30%低下したことから，スピロノラクトンが見直され，その後の処方率が4.38倍になったものの，高カリウム血症による入院が4.6倍になり高カリウム血症による死亡率は6.7倍に急増（$P<0.001$）したという報告がある[2]．さら

---

1) B. Pitt, *et al*, *N. Engl. J. Med.*, 341, 709〜717 (1999).
2) D. N. Juurlink, *et al.*, *N. Engl. J. Med.*, 351, 543-551 (2004).

表43・2　各種腎機能パラメータの正確性と特徴

| 腎機能検査値 | 正 確 性 | 特 徴 |
|---|---|---|
| イヌリン投与による実測 GFR〔mL/min〕 | 最も正確 | 準備・手技が煩雑なため実際的でなく，あまり利用されていない． |
| 1日または短時間蓄尿による実測 Ccr〔mL/min〕 | 正確な蓄尿ができていれば正確であるが実測 GFR の 1.2〜1.3 倍高めになるので，0.715 倍して GFR〔mL/min〕として評価する． | 正確な蓄尿ができない症例，外来時患者では利用できない． |
| Cockcroft-Gault 式による体表面積未補正推算 CCr〔mL/min〕 | 血清 Cr 値 0.6 未満の患者では過大評価しやすいが，一般的に eGFR〔mL/min/1.73 m$^2$〕より正確であり，未補正 eGFR〔mL/min〕に比し，血清 Cr 低値による腎機能過大評価は少ない． | 肥満患者では過大評価するため理想体重を用いる．加齢による低下が顕著なため長期臥床高齢者が罹患しやすい院内感染時の薬物投与設計では eGFR に比し正確性が高くなることがある．それでも過大評価が懸念される場合には臨床現場では血清 Cr 値 0.6 未満の症例には 0.6 を代入することがある． |
| 血清 Cr 値による eGFR〔mL/min/1.73 m$^2$〕 | 体格を考慮していないため平均的な体格の患者以外では不正確 | 慢性腎臓病の診断指標に用いる値であり，薬物投与設計では用いない． |
| 血清 Cr 値による体表面積未補正 eGFR〔mL/min〕 | 一般的な患者では正確性が高い． | 筋肉量の少ない高齢者では過大評価しやすいのが欠点で，臨床現場ではこのような症例に対して血清 Cr 値 0.6 未満の症例には 0.6 を代入することがある． |
| 血清 Cr 値〔mg/dL〕 | 軽度〜中等度腎障害ではほとんど変動が小さく，判断しにくいため血清 Cr 値をもとにした推算式で用いられることが多い． | 慢性腎臓病ステージ 4〜5（重度障害〜末期腎不全）では明らかに上昇するため有用で，血清 Cr 値 2 mg/dL 以上で高齢者は重度腎障害と判断してよい． |
| 血清シスタチン C 値による体表面積未補正 eGFR〔mL/min〕 | 軽度腎障害〜中等度腎障害では血清 Cr 値よりも早く上昇するため有用であり，筋肉量の少ない高齢者でも正確に腎機能を反映する．体表面積未補正値を用いる． | 保険適応の関係で3カ月に1回しか測定できない．末期腎不全になると 4 mg/L 程度で頭打ちになるため，末期腎不全では血清 Cr 値のほうが使いやすい．測定キットによる測定誤差があった問題は標準物質ができたため解消されつつある． |

GFR: glomerular filtration rate，糸球体ろ過率
eGFR: estimated glomerular filtration rate，推定糸球体ろ過率
CCr: creatinine clearance，クレアチニンクリアランス

にスピロノラクトンと ST 合剤の併用は高カリウム血症による入院リスクを 12.4 倍上昇させたという報告もある[3]．これは ST 合剤中のトリメトプリムが遠位尿細管における K の排泄を阻害するためである．腎機能低下患者にこのような外来処方が出れば，何としてでも疑義紹介しなければならない．優れた循環器医は血清カリウム抑制薬を併用しながら心不全患者にスピロノラクトンを併用することがある．

---

3) T. Antoniou, *et al.*, *Br. Med. J.*, **343**, d5228 (2011).

# 第 V 部
投薬時にモニタリング
すべき検査

## 44 投薬時にモニタリングすべき検査

各系統の主たる薬剤を取上げ，検査によってモニタリングできる副作用について，それを確認するための具体的な検査項目とその検査実施時期を掲載した.

**表44・1 抗菌薬・抗真菌薬投与時にモニタリングすべき検査**

| 薬 剤 | 副作用 | 確認する検査項目 | 検査実施時期 |
|---|---|---|---|
| 抗菌薬（全般） | 肝機能障害 | AST, ALT, ALP, LD, $\gamma$-GT, T-Bil[†1] | 定期的に検査. |
| ・ペニシリン系抗菌薬<br>・セフェム系抗菌薬 | 間質性腎炎 | 血清 Cr, BUN, WBC, 好酸球, IgE, 尿中好酸球 | 定期的に検査. |
| | ビタミンK欠乏症状（低プロトロンビン血症，出血傾向など） | PT, APTT | 出血傾向が現れた場合. |
| グリコペプチド系抗菌薬 | 急性腎障害，間質性腎炎 | 血清 Cr, BUN, eGFR, 尿量, WBC, 好酸球, IgE, 尿中好酸球 | 定期的に検査. |
| | 第8脳神経障害（眩暈，耳鳴，聴力低下など） | 聴力検査, 平衡機能検査 | 観察を十分に行う. |
| アミノグリコシド系抗菌薬 | 第8脳神経障害（眩暈，耳鳴，聴力低下など） | 聴力検査, 平衡機能検査 | 観察を十分に行う. |
| | 急性腎障害 | 血清 Cr, BUN, eGFR, 尿量 | 定期的に検査. |
| マクロライド系抗菌薬 | 好酸球増多 | 好酸球 | 観察を十分に行う. |
| | QT延長 | 心電図, 血清 K | 観察を十分に行う. |
| ニューキノロン系抗菌薬 | 白血球数減少，血小板数減少 | WBC, PLT | 観察を十分に行う. |
| | 血糖値異常 | GLU[†2] | 低血糖(高血糖)症状が現れた場合. 糖尿病・腎機能障害・高齢者では注意. |
| | QT延長 | 心電図, 血清 K | 観察を十分に行う. |
| | 好酸球増多 | 好酸球 | 観察を十分に行う. |
| | 急性腎障害，間質性腎炎 | 血清 Cr, BUN, eGFR, 尿量, WBC, 好酸球, IgE, 尿中好酸球 | 定期的に検査. |
| 抗結核薬（共通） | 重篤な肝障害 | AST, ALT, ALP, LD, $\gamma$-GT, T-Bil | 投与開始前および投与開始後は定期的（ピラジナミド投与中は2週間に1回，ピラジナミドを使用しない場合，2カ月間は2週間に1回，以降は1カ月に1回）に検査. |

（次ページにつづく）

表 44・1 つづき

| 薬　剤 | 副 作 用 | 確認する検査項目 | 検査実施時期 |
|---|---|---|---|
| ピラジナミド | 尿酸値上昇 | UA | 定期的に検査. |
| エタンブトール塩酸塩 | 視力障害 | 視力検査, 外眼検査 | 投与開始前および投与開始後は定期的 (月1回程度) に検査, また視力低下が現れたとき. |
| テルビナフィン塩酸塩 | 肝機能障害 | AST, ALT, ALP, LD, γ-GT, T-Bil | 投与開始後2カ月間は1カ月に1回, 以降は定期的に検査. |
|  | 汎血球減少, 無顆粒球症, 血小板減少 | WBC, PLT, Hb, 白血球分画[†3], RBC | 定期的に検査. |

[†1] T-Bil: 総ビリルビン
[†2] 血糖 (PG) ともいう (第25章参照).
[†3] 白血球分類ともいう (第7章参照).


表 44・2 抗悪性腫瘍薬投与時にモニタリングすべき検査

| 薬　剤 | 副 作 用 | 確認する検査項目 | 検査実施時期 |
|---|---|---|---|
| 抗悪性腫瘍薬 (全般) | 骨髄抑制 (白血球減少, 好中球減少, 汎血球減少, 血小板減少, 発熱性好中球減少症, 貧血) | WBC, 白血球分画, PLT, Hb | 定期的に検査. |
|  | 肝機能障害 | AST, ALT, ALP, LD, γ-GT, T-Bil | 定期的に検査. |
|  | 腎機能障害 | eGFR, 血清 Cr, BUN | 定期的に検査. |
|  | 間質性肺炎 | 胸部 X 線, 胸部 CT, 血液ガス, 血中 KL-6, β-D-グルカン | 初期症状 (発熱, 咳嗽, 呼吸困難など) が現れた場合には速やかに検査. |
| アントラサイクリン系薬 | 心筋障害 | 心電図, 心エコー | 頻回に検査. |


表 44・3 免疫抑制薬投与時にモニタリングすべき検査

| 薬　剤 | 副 作 用 | 確認する検査項目 | 検査実施時期 |
|---|---|---|---|
| 免疫抑制薬 | 肝炎ウイルス活性化 | HBs 抗原, HBc 抗体, HBs 抗体, HCV 抗体 | 投与開始前および B 型肝炎ウイルスキャリア・既往感染者, C 型肝炎ウイルスキャリア患者の場合には投与期間中および投与終了後は定期的に検査. |

(次ページにつづく)

表44・3 つづき

| 薬　剤 | 副作用 | 確認する検査項目 | 検査実施時期 |
|---|---|---|---|
| ・代謝拮抗薬<br>・アルキル化薬 | 骨髄抑制（貧血，白血球減少，血小板減少） | Hb, RBC, WBC, PLT | 投与初期は1～2週間ごとを目安に，以降も頻回に検査． |
| | 間質性肺炎 | 胸部X線，胸部CT，血液ガス，血中KL-6, $\beta$-D-グルカン | 初期症状（発熱，咳嗽，呼吸困難など）が現れた場合には速やかに検査． |
| カルシニューリン阻害薬 | 腎機能障害 | 血清Cr, BUN, eGFR, Ccr, 尿中NAG, 尿中$\beta_2$ミクログロブリン | 頻回に検査． |
| | 高カリウム血症 | 血清K | 頻回に検査． |
| | 高血糖，膵炎 | GLU, 尿糖，アミラーゼ，リパーゼ，腹部CT | 頻回に検査． |
| | 血圧上昇 | BP | 観察を十分に行う． |

**表44・4　副腎皮質ステロイド薬投与時にモニタリングすべき検査**

| 薬　剤 | 副作用 | 確認する検査項目 | 検査実施時期 |
|---|---|---|---|
| 副腎皮質ステロイド薬（全般） | 続発性副腎皮質機能不全 | GLU, Na, 好酸球，コルチゾール，ACTH | 観察を十分に行う． |
| | 糖尿病 | GLU | 観察を十分に行う． |
| | 肝炎ウイルス活性化 | HBs抗原，HBc抗体，HBs抗体，AST, ALT, T-Bil, ALP, $\gamma$-GT | 投与開始前およびB型肝炎ウイルスキャリア・既往感染者の場合には投与期間中および投与終了後は定期的に検査． |
| | 緑内障，白内障 | 視力検査，眼底検査，眼圧検査 | 定期的に検査． |
| | 血圧上昇 | BP | 観察を十分に行う． |

**表44・5　非ステロイド抗炎症薬（NSAIDs）投与時にモニタリングすべき検査**

| 薬　剤 | 副作用 | 確認する検査項目 | 検査実施時期 |
|---|---|---|---|
| NSAIDs（全般） | 急性腎障害，ネフローゼ症候群，間質性腎炎 | 血清Cr, BUN, eGFR, 尿量，尿タンパク，Alb, WBC, 好酸球，IgE, 尿中好酸球 | 長期投与する場合は定期的に検査． |
| | 無顆粒球症，溶血性貧血，白血球減少，血小板減少 | WBC, 好中球，PLT, Hb, RBC, 網状赤血球，T-Bil, D-Bil[†], LD, ALT | 長期投与する場合は定期的に検査． |

† D-Bil: 直接ビリルビン

### 表44・6 抗リウマチ薬投与時にモニタリングすべき検査

| 薬　剤 | 副作用 | 確認する検査項目 | 検査実施時期 |
|---|---|---|---|
| 低分子抗リウマチ薬(全般) | 骨髄抑制(汎血球減少, 無顆粒球症, 白血球減少, 血小板減少, 貧血, 再生不良性貧血など) | WBC, 好中球, PLT, Hb, RBC, 網状赤血球, Fe | 投与開始前および投与開始後は定期的(4週間[†]に1回)に検査. |
| | 急性腎障害, ネフローゼ症候群などの腎機能障害 | 血清Cr, BUN, eGFR, 尿量, 尿タンパク, Alb | 投与開始前および投与開始後は定期的(4週間[†]に1回)に検査. |
| | 間質性肺炎 | 胸部X線, 胸部CT, 血液ガス, 血中KL-6, $\beta$-D-グルカン | 投与開始前に胸部X線などおよび初期症状(発熱, 咳嗽, 呼吸困難など)が現れた場合には速やかに検査. 年に1回. |
| | 肝機能障害 | AST, ALT, ALP, LD, $\gamma$-GT, T-Bil | 定期的(4週間[†]に1回)に検査. |
| メトトレキサート | 結核 | 胸部X線, インターフェロン-$\gamma$遊離試験, ツベルクリン反応検査, 胸部CT | 投与開始前および投与開始後は観察を十分に行う. |
| | 肝炎ウイルス活性化 | HBs抗原, HBc抗体, HBs抗体, HCV抗体 | 投与開始前およびB型肝炎ウイルスキャリア・既往感染者, C型肝炎ウイルスキャリア患者の場合には投与期間中および投与終了後は定期的に検査. |
| 生物学的製剤(共通) | 結核 | 胸部X線, インターフェロン-$\gamma$遊離試験, ツベルクリン反応検査, 胸部CT | 投与開始前および投与開始後は観察を十分に行う. |
| | B型肝炎ウイルス活性化 | HBs抗原, HBc抗体, HBs抗体 | 投与開始前およびB型肝炎ウイルスキャリア・既往感染者の場合には投与期間中および投与終了後は定期的に検査. |
| | 間質性肺炎 | 胸部X線, 胸部CT, 血液ガス, 血中KL-6, $\beta$-D-グルカン | 投与開始前に胸部X線などおよび初期症状(発熱, 咳嗽, 呼吸困難など)が現れた場合には速やかに検査. 年に1回. |

[†] サラゾスルファピリジン: 投与開始後最初の3カ月間は2週間に1回, 次の3カ月間は4週間に1回, 以降は3カ月に1回.
イグラチモド: 投与前および投与開始後最初の2カ月は2週間に1回, 以降は1カ月に1回.
レフルノミド: (肝機能検査)投与開始時および投与開始後6カ月間は少なくとも1カ月に1回, 以降は1～2カ月に1回.
(白血球分画を含む血液学的検査)投与開始時および投与開始後6カ月間は2週間に1回, 以降は1～2カ月に1回, 特に免疫抑制薬や血液毒性を有する薬剤を最近まで投与されていたかまたは現在投与中, 貧血, 白血球減少症, 血小板減少症, 骨髄機能低下, 骨髄抑制およびこれらの既往歴のある患者では, 投与開始後6カ月以降も頻回に検査.

(次ページにつづく)

表44・6 つづき

| 薬 剤 | 副 作 用 | 確認する検査項目 | 検査実施時期 |
|---|---|---|---|
| インフリキシマブ | 脱髄疾患（多発性硬化症，視神経炎，横断性脊髄炎，ギラン・バレー症候群など） | MRI | 脱髄疾患を疑う・家族歴を有する患者に投与する場合には適宜検査． |
| ・エタネルセプト<br>・アダリムマブ<br>・ゴリムマブ<br>・セルトリズマブ ペゴル | 脱髄疾患（多発性硬化症，視神経炎，横断性脊髄炎，ギラン・バレー症候群など） | MRI | 脱髄疾患を疑う・家族歴を有する患者に投与する場合には適宜検査． |
| | 再生不良性貧血 | Hb，RBC，網状赤血球，Fe，WBC，好中球，PLT | 観察を十分に行う． |
| ・トシリズマブ<br>・サリルマブ | 急性期反応，感染症 | CRP，WBC，好中球数，胸部X線，CT | 定期的に検査および感染症が疑われる場合には速やかに検査． |
| | 脂質検査値異常 | TC，TG，LDL-C | 投与開始3カ月後を目安に，以後は必要に応じて検査． |
| | 好中球減少 | WBC，好中球 | 観察を十分に行う． |
| アバタセプト | 血圧上昇 | BP | 観察を十分に行う． |

表44・7 糖尿病治療薬投与時にモニタリングすべき検査

| 薬 剤 | 副 作 用 | 確認する検査項目 | 検査実施時期 |
|---|---|---|---|
| 糖尿病治療薬（全般） | 低血糖 | GLU | 低血糖症状が現れた場合．また定期的に検査し，観察を十分に行う． |
| ビグアナイド（BG）薬 | 乳酸アシドーシス | 血中乳酸値，乳酸/ピルビン酸比，血液 pH | 初期症状（悪心，嘔吐，腹痛，下痢などの胃腸症状，倦怠感，筋肉痛，過呼吸など）が現れた場合には速やかに検査． |
| チアゾリジン薬 | 心不全が増悪あるいは発症 | 体重，心電図，心胸比 | 定期的に検査し，観察を十分に行う． |
| | 膀胱癌の発症 | 尿検査 | 定期的に検査し，投与終了後も継続して観察を十分に行う． |
| | 肝機能障害，黄疸 | AST，ALT，ALP，LD，γ-GT，T-Bil | 基礎に肝機能障害を有するなど必要な場合には定期的に検査． |
| | 貧血，白血球減少，血小板減少 | Hb，WBC，PLT | 定期的（3カ月に1回程度）に検査． |

（次ページにつづく）

表 44・7 つづき

| 薬　剤 | 副作用 | 確認する検査項目 | 検査実施時期 |
|---|---|---|---|
| スルホニル尿素(SU)薬 | 肝機能障害, 黄疸 | AST, ALT, ALP, LD, γ-GT, T-Bil | 観察を十分に行う. |
| | 体重増加 | 体重 | 観察を十分に行う. |
| | 無顆粒球症, 溶血性貧血 | WBC, 好中球, Hb, RBC, 網状赤血球, T-Bil, D-Bil, LD, ALT | 観察を十分に行う. |
| 速効型インスリン分泌促進薬(グリニド薬) | 肝機能障害, 黄疸 | AST, ALT, ALP, LD, γ-GT, T-Bil | 観察を十分に行う. |
| DPP-4阻害薬(共通) | 急性膵炎 | アミラーゼ, リパーゼ, 腹部CT | 初期症状（持続的な激しい腹痛, 嘔吐など）が現れた場合には速やかに検査. |
| ビルダグリプチン | 肝機能障害（肝炎を含む） | AST, ALT, ALP, LD, γ-GT, T-Bil | 投与開始前および投与開始後1年間は少なくとも3カ月に1回, 以降も定期的に検査. |
| テネリグリプチン臭化水素酸塩水和物 | QT延長 | 心電図 | 観察を十分に行う. |
| αグルコシダーゼ阻害薬(共通) | 劇症肝炎, 肝機能障害, 黄疸 | AST, ALT, ALP, LD, γ-GT, T-Bil | 観察を十分に行う[†]. |
| ボグリボース | 高アンモニア血症（重篤な肝硬変例に投与した場合） | $NH_3$ | 初期症状（意識障害など）が現れた場合には速やかに検査. |
| SGLT-2阻害薬 | 腎機能障害 | eGFR, 血清Cr, BUN | 定期的に検査, 腎機能障害患者の場合には, 観察を十分に行う. |
| | 脱水 | 体重, BP | 観察を十分に行う. |
| | ケトアシドーシス | GLU, 血中・尿中ケトン体, 動脈血pH | 初期症状（悪心・嘔吐, 食欲減退, 腹痛, 過度な口渇, 倦怠感, 呼吸困難, 意識障害など）が現れた場合には速やかに検査. |
| | 尿路感染（膀胱炎など）, 性器感染（腟カンジダ症など） | 尿沈渣, 尿中白血球, 尿一般細菌培養, 顕微鏡検査 | 観察を十分に行う. |
| GLP-1受容体作動薬 | 急性膵炎 | アミラーゼ, リパーゼ, 腹部CT | 初期症状（嘔吐を伴う持続的な激しい腹痛など）が現れた場合には速やかに検査. |

[†] アカルボース: 投与開始後6カ月間は1カ月に1回, 以降は定期的に検査.

表44・8 脂質異常症治療薬投与時にモニタリングすべき検査

| 薬　剤 | 副作用 | 確認する検査項目 | 検査実施時期 |
|---|---|---|---|
| ・スタチン(HMG-CoA還元酵素阻害薬)<br>・プロブコール<br>・フィブラート系薬剤<br>(共通) | 横紋筋融解症 | CK, 血中・尿中ミオグロビン, AST, ALT, LD, Cr | 投与開始後3カ月間は1カ月に1回,以降は3カ月に1回. |
| スタチン(HMG-CoA還元酵素阻害薬) | 免疫介在性壊死性ミオパチー | CK, 抗HMG-CoA還元酵素(HMGCR)抗体 | 観察を十分に行う. |
| | 肝機能障害 | AST, ALT, ALP, LD, γ-GT, T-Bil | 投与開始後3カ月間は1カ月に1回,以降は3カ月に1回[†]. |
| プロブコール | QT延長,心室性不整脈 | 心電図,血清K | 投与開始後6カ月間は1カ月に1回,以降は6カ月に1回. |
| | 肝機能障害 | AST, ALT, ALP, LD | 観察を十分に行う. |
| フィブラート系薬剤 | 肝機能障害,黄疸 | AST, ALT, ALP, LD, γ-GT, T-Bil | 投与開始後3カ月間は1カ月に1回,以降は3カ月に1回. |
| MTP阻害薬 | 肝炎,肝機能障害 | AST, ALT, ALP, T-Bil, PT-INR | 投与前および投与開始から1年間は,増量前もしくは月1回のいずれか早い時期に検査,2年目以降は少なくとも3カ月に1回かつ増量前には必ず検査. |
| | 脂肪肝 | 腹部エコー, AST, ALT, ALP, LD, γ-GT, T-Bil | 定期的に検査. |
| | 出血 | PT-INR | 定期的に検査. |

[†] フルバスタチンナトリウム:原則として投与開始後12週以内に1回,増量後も同様に検査.
　アトルバスタチンカルシウム:投与開始または増量時より12週までの間に1回以上,以降は定期的(半年に1回など)に検査.
　ピタバスタチンカルシウム水和物:投与開始時より12週までの間に1回以上,以降は定期的(半年に1回など)に検査.
　ロスバスタチンカルシウム:投与開始または増量後12週までの間は原則1カ月に1回,以降は定期的(半年に1回など)に検査.

表44・9 痛風・高尿酸血症治療薬投与時にモニタリングすべき検査

| 薬　剤 | 副作用 | 確認する検査項目 | 検査実施時期 |
|---|---|---|---|
| コルヒチン | 再生不良性貧血,顆粒球減少,白血球減少,血小板減少 | WBC, 好中球, PLT, Hb, RBC, 網状赤血球, Fe | 定期的に検査. |
| | 横紋筋融解症,ミオパチー | CK, 血中・尿中ミオグロビン, AST, ALT, LD, Cr | |
| | 腎機能障害 | eGFR, 血清Cr, BUN, 尿タンパク, 尿潜血 | |
| | 肝機能障害 | AST, ALT, ALP, LD, γ-GT, T-Bil | |

(次ページにつづく)

表44・9 つづき

| 薬　剤 | 副作用 | 確認する検査項目 | 検査実施時期 |
|---|---|---|---|
| ベンズブロマロン | 劇症肝炎などの重篤な肝機能障害，黄疸 | AST, ALT, ALP, LD, γ-GT, T-Bil | 投与開始後少なくとも6カ月間は必ず定期的に検査. |
| アロプリノール | 再生不良性貧血，汎血球減少，無顆粒球症，血小板減少 | WBC，好中球，PLT, Hb, RBC，網状赤血球, Fe | 定期的に検査. |
| クエン酸カリウム・クエン酸ナトリウム水和物配合製剤 | 高カリウム血症 | 血清K | 長期投与する場合は定期的に検査. |

表44・10　抗甲状腺薬投与時にモニタリングすべき検査

| 薬　剤 | 副作用 | 確認する検査項目 | 検査実施時期 |
|---|---|---|---|
| 抗甲状腺薬（共通） | 無顆粒球症 | WBC, PLT, 白血球分画 | 少なくとも投与開始後2カ月間は原則として2週間に1回，以降は定期的に検査. |
| | 肝機能障害 | AST, ALT, ALP, LD, γ-GT, T-Bil | 投与開始前に必ず肝機能検査を実施，ALTが正常上限の2倍以上になったら特に注意. |
| チアマゾール | インスリン自己免疫症候群 | GLU，インスリン抗体 | 低血糖症状が現れた場合. |
| プロピルチオウラシル | 抗好中球細胞質抗体（ANCA）関連血管炎症候群 | 尿検査，血清MPO-ANCA, CRP, BUN, 血清Cr | 1年以上投与している場合には診察ごとに尿検査を実施. |

表44・11　骨・カルシウム代謝薬投与時にモニタリングすべき検査

| 薬　剤 | 副作用 | 確認する検査項目 | 検査実施時期 |
|---|---|---|---|
| カルシトニン製剤 | 低カルシウム血症性テタニー | 血清Ca | 症状（手足の痙攣など）が現れた場合には速やかに検査. |
| ・活性型ビタミン$D_3$製剤<br>・カルシウム製剤 | 高カルシウム血症 | 血清Ca，尿中Ca排泄量 | 定期的（3～6カ月に1回程度）に検査. |
| 選択的エストロゲン受容体モジュレーター（SERM） | 肝機能障害 | AST, ALT, ALP, LD, γ-GT, T-Bil | 観察を十分に行う. |
| ヒト型抗RANKLモノクローナル抗体製剤 | 低カルシウム血症 | 血清Ca，心電図 | 投与開始前および投与開始後は観察を十分に行う. |
| 副甲状腺ホルモン製剤 | 血中クレアチニン上昇 | 血清Cr, BUN, eGFR | 腎機能障害患者は定期的に検査. |
| | 高カルシウム血症 | 血清Ca，尿中Ca排泄量 | 初期症状（嘔気・嘔吐，便秘，嗜眠，筋力低下など）が現れた場合には速やかに検査. |

表44・12 抗血栓薬・脳保護薬投与時にモニタリングすべき検査

| 薬　剤 | 副作用 | 確認する検査項目 | 検査実施時期 |
|---|---|---|---|
| ワルファリンカリウム | 出血 | INR, PT, APTT | 投与計画の設定時や相互作用のある薬剤を追加・中止した場合．また出血傾向が現れた場合． |
| ヘパリンナトリウム | ヘパリン起因性血小板減少症(HIT) | HIT抗体, PLT | 観察を十分に行う． |
| 経口直接Xa阻害薬 | 出血 | Hb, PLT, 便潜血 | 観察を十分に行う． |
| 経口直接トロンビン阻害薬 | 腎機能障害の程度 | eGFR, 血清Cr, BUN | 投与開始前および投与開始後は適宜検査． |
| | 出血 | Hb, Ht, BP, 尿潜血 | 観察を十分に行う． |
| チクロピジン塩酸塩 | 血栓性血小板減少性紫斑病(TTP) | PLT, Hb, 直接クームス試験, 網状赤血球数, I-Bil[†], T-Bil, D-Bil, LDH, 尿潜血, 尿タンパク, 血清Cr | 投与開始後2カ月間は原則2週間に1回，以降は定期的に検査． |
| | 無顆粒球症 | WBC, PLT, 白血球分画 | |
| | 肝機能障害 | AST, ALT, ALP, LD, γ-GT, T-Bil | |
| クロピドグレル硫酸塩 | 血栓性血小板減少性紫斑病(TTP) | PLT, Hb, 直接クームス試験, 網状赤血球数, I-Bil, T-Bil, D-Bil, LD, 尿潜血, 尿タンパク, 血清Cr | 投与開始後2カ月間は2週間に1回程度の検査実施を考慮．初期症状（倦怠感，食欲不振，紫斑などの出血症状，意識障害などの精神・神経症状）が現れた場合には速やかに検査． |
| | 無顆粒球症 | WBC, PLT, 白血球分画 | 投与開始後2カ月間は2週間に1回程度の検査実施を考慮．観察を十分に行う． |
| | 肝機能障害 | AST, ALT, ALP, LD, γ-GT, T-Bil | |
| シロスタゾール | 狭心症 | 脈拍数, 心電図 | 狭心症の症状（胸痛など）の問診を注意深く行う．症状が現れた場合． |
| エダラボン | 急性腎不全，ネフローゼ症候群 | BUN, 血清Cr, 尿量, 尿タンパク, Alb | 投与開始前および投与開始後速やかに，投与中も頻回に検査． |
| | 劇症肝炎，肝機能障害，黄疸 | AST, ALT, ALP, LD, γ-GT, T-Bil | |
| | 血小板減少，顆粒球減少 | PLT, WBC, 白血球分画, RBC | |

† I-Bil: 間接ビリルビン

表44・13 降圧薬投与時にモニタリングすべき検査

| 薬剤 | 副作用 | 確認する検査項目 | 検査実施時期 |
|---|---|---|---|
| カルシウム拮抗薬 | 肝機能障害，黄疸 | AST，ALT，T-Bil，ALP，γ-GT | 観察を十分に行う． |
| | BUN上昇，血清Cr上昇 | BUN，血清Cr | 観察を十分に行う． |
| ・ARB<br>・ACE阻害薬<br>（共通） | 腎機能低下 | 血清Cr，BUN，eGFR， | 投与開始後2週間〜1ヵ月以内に検査，以降は観察を十分に行う． |
| | 高カリウム血症 | 血清K | |
| ARB | 肝機能障害 | AST，ALT，ALP，LD，γ-GT，T-Bil | 観察を十分に行う． |
| 直接的レニン阻害薬（DRI） | 高カリウム血症 | 血清K | 観察を十分に行う． |
| | 腎機能障害 | eGFR，血清Cr，BUN | 観察を十分に行う． |
| ・チアジド系利尿薬<br>・ループ利尿薬<br>（共通） | 電解質失調：低ナトリウム血症，低カリウム血症，低クロール性アルカローシス　など | 血清Na，血清K，血清Cl，動脈血，pH | 連用する場合，定期的に検査． |
| | 高血糖症 | GLU | |
| | 高尿酸血症 | UA | |
| | 高中性脂肪血症 | TG | |
| | 血小板減少 | PLT | 観察を十分に行う． |
| チアジド系利尿薬 | 電解質失調：血中カルシウムの上昇 | 血清Ca | 連用する場合，定期的に検査． |
| ループ利尿薬 | 低カルシウム血症 | 血清Ca | 連用する場合，定期的に検査． |
| | 膵炎（血清アミラーゼ値上昇） | アミラーゼ，リパーゼ，腹部CT | 観察を十分に行う． |
| β遮断薬（含むαβ遮断薬） | 徐脈，低血圧，房室ブロック | 心機能検査（脈拍，BP，心電図，X線など）<br>＊肝機能，腎機能，血液像などに注意すること | 長期投与する場合は定期的に検査． |
| | 高血糖症，血清脂質の上昇 | GLU，TG，TC，LDL-C | 観察を十分に行う． |
| α遮断薬 | 起立性低血圧 | BP（臥位，立位または坐位） | 投与初期または用量の急増時． |
| ・アルドステロン拮抗薬<br>・カリウム保持性利尿薬 | 高カリウム血症 | 血清K | 定期的に検査．高齢者，腎機能低下患者，高カリウム血症を誘発しやすい薬剤併用患者では特に注意． |

表44・14 強心薬・抗不整脈薬投与時にモニタリングすべき検査

| 薬 剤 | 副作用 | 確認する検査項目 | 検査実施時期 |
|---|---|---|---|
| ジゴキシン | ジギタリス中毒：高度の徐脈，二段脈，多源性心室性期外収縮，発作性心房性頻拍などの不整脈 | ジゴキシン血中濃度，心電図，血清K | 投与計画の設定時や相互作用のある薬剤を追加・中止した場合．また初期症状（食欲不振，悪心・嘔吐，視覚異常，めまい，頭痛など）が現れた場合． |
| 抗不整脈薬（全般） | 催不整脈作用 | 心電図，脈拍，BP，心胸比，臨床検査値（肝機能，腎機能，電解質，血液など） | 定期的に検査． |
| ・ジソピラミド<br>・シベンゾリンコハク酸塩（共通） | 低血糖 | GLU | 低血糖症状が現れた場合．高齢者，糖尿病，肝障害，透析患者を含む腎障害，栄養状態不良の患者では特に注意． |
| アミオダロン塩酸塩 | 間質性肺炎，肺胞炎，肺線維症 | 胸部X線，胸部CT，血液ガス，血中KL-6，$\beta$-D-グルカン，肺機能検査 | 投与開始前および投与開始後1カ月後，以降は3カ月に1回． |
| | 既存の不整脈の重度の悪化，トルサード・ド・ポアント，心不全，徐脈，心停止，完全房室ブロック，血圧低下 | 心電図，脈拍，BP，心エコー | 投与開始初期は頻回，以降は定期的に検査． |
| | 劇症肝炎，肝硬変，肝機能障害 | AST，ALT，ALP，LD，PT，Alb，ChE，PLT，$\gamma$-GT，T-Bil | 投与開始前および投与開始1カ月後，以降は3カ月に1回． |
| | 角膜色素沈着 | 細隙燈検査 | 投与開始前および投与開始後1カ月後，以降は3カ月に1回． |
| | 甲状腺機能亢進症，甲状腺炎，甲状腺機能低下症 | $rT_3$，$FT_3$，$FT_4$，TSH | 投与開始前および投与開始1カ月後，以降は3カ月に1回，投与中止後数カ月間も検査． |
| | 抗利尿ホルモン不適合分泌症候群（SIADH） | 血清Na，尿中Na排泄量，尿中浸透圧 | 投与開始前および投与開始1カ月後，以降は3カ月に1回． |

### 表44・15 気管支拡張薬・気管支喘息治療薬・COPD治療薬投与時にモニタリングすべき検査

| 薬剤 | 副作用 | 確認する検査項目 | 検査実施時期 |
|---|---|---|---|
| $\beta_2$刺激薬 | 重篤な血清カリウム値の低下 | 血清K | 重症喘息, 虚血性心疾患, 甲状腺機能亢進症, 糖尿病患者では特に注意. 低酸素血症の場合には観察を十分に行う. |
| テオフィリン薬 | テオフィリン中毒症状[†] | テオフィリン血中濃度, 心電図, 血清K | 投与計画の設定時や相互作用のある薬剤を追加・中止した場合. また症状が現れた場合. |
| | 高血糖症 | GLU | 高血糖症状が現れた場合. |
| | 血清尿酸値上昇 | UA | 観察を十分に行う. |
| ロイコトリエン受容体拮抗薬 | 肝機能障害 | AST, ALT, ALP, LD, γ-GT, T-Bil | 観察を十分に行う. |

[†]テオフィリン中毒症状: 消化器症状(特に悪心, 嘔吐), 精神神経症状(頭痛, 不眠, 不安, 興奮, 痙攣, せん妄, 意識障害, 昏睡など), 心・血管症状(頻脈, 心室頻拍, 心房細動, 血圧低下など), 低カリウム血症, 電解質異常, 呼吸促進, 横紋筋融解症など.

### 表44・16 消化性潰瘍治療薬・消化管運動機能改善薬投与時にモニタリングすべき検査

| 薬剤 | 副作用 | 確認する検査項目 | 検査実施時期 |
|---|---|---|---|
| カリウムイオン競合型アシッドブロッカー(P-CAB) | 肝機能障害 | AST, ALT, ALP, LD, γ-GT, T-Bil | 観察を十分に行う. |
| プロトンポンプ阻害薬(PPI) | 汎血球減少, 無顆粒球症, 血小板減少 | WBC, PLT, Hb, 白血球分画, RBC | 定期的に検査. |
| | 肝機能障害 | AST, ALT, ALP, LD, γ-GT, T-Bil | 定期的に検査. |
| | 間質性肺炎 | 胸部X線, 胸部CT, 血液ガス, 血中KL-6, β-D-グルカン | 初期症状(発熱, 咳嗽, 呼吸困難など)が現れた場合には速やかに検査. |
| | 間質性腎炎 | 血清Cr, BUN, WBC, 好酸球, IgE, 尿中好酸球 | 初期症状(発熱, 皮疹, 腎機能検査値異常(BUN・Cr上昇など)など)が現れた場合. |
| $H_2$受容体拮抗薬 | 再生不良性貧血, 汎血球減少, 無顆粒球症, 血小板減少 | Hb, RBC, 網状赤血球, Fe, WBC, 白血球分画, PLT | 初期症状(全身倦怠感, 脱力, 皮下・粘膜下出血, 発熱など)が現れた場合. |
| | 肝機能障害 | AST, ALT, ALP, LD, γ-GT, T-Bil | 定期的に検査. |
| ドーパミン受容体拮抗薬 | 内分泌機能異常(乳汁分泌, 女性型乳房, 月経異常など) | 血中プロラクチン | 観察を十分に行う. |

表44・17 腸疾患治療薬投与時にモニタリングすべき検査

| 薬 剤 | 副作用 | 確認する検査項目 | 検査実施時期 |
|---|---|---|---|
| メサラジン | 間質性肺疾患（好酸球性肺炎，肺胞炎，肺臓炎，間質性肺炎など） | 胸部X線，胸部CT，血液ガス，血中KL-6，β-D-グルカン，肺機能検査 | 初期症状（発熱，咳嗽，呼吸困難など）が現れた場合には速やかに検査． |
| | 間質性腎炎，ネフローゼ症候群，腎機能低下，急性腎不全 | 血清Cr，BUN，WBC，好酸球，IgE，尿中好酸球，eGFR，尿量，尿タンパク，Alb | 観察（血清Crの測定など）を十分に行う． |
| | 肝炎，肝機能障害，黄疸 | AST，ALT，ALP，LD，γ-GT，T-Bil，体温 | 観察を十分に行う． |
| | 再生不良性貧血，汎血球減少，無顆粒球症，血小板減少症 | Hb，RBC，網状赤血球，Fe，WBC，白血球分画，PLT | |
| サラゾスルファピリジン | 再生不良性貧血，汎血球減少症，無顆粒球症，血小板減少，貧血〔溶血性貧血，巨赤芽球性貧血（葉酸欠乏）など〕，播種性血管内凝固症候群（DIC） | Hb，RBC，網状赤血球，Fe，WBC，白血球分画，PLT，T-Bil，D-Bil，LDH，ALT，葉酸，PT，APTT，Dダイマー | 投与開始前に血液学的検査（白血球分画を含む血液像）を実施および投与開始後3カ月間は2週間に1回，次の3カ月間は4週間に1回，以降は3カ月ごとに1回． |
| | 間質性肺炎，薬剤性肺炎，PIE症候群，線維性肺胞炎 | 胸部X線，胸部CT，血液ガス，血中KL-6，β-D-グルカン，好酸球，肺機能検査 | 初期症状（発熱，咳嗽，呼吸困難など）が現れた場合には速やかに検査． |
| | 急性腎不全，ネフローゼ症候群，間質性腎炎 | 血清Cr，BUN，WBC，好酸球，IgE，尿中好酸球，eGFR，尿量，尿タンパク，Alb | 投与開始前に腎機能検査（血清Cr，eGFRなど）および投与開始後は定期的に検査． |
| | 劇症肝炎，肝炎，肝機能障害，黄疸 | AST，ALT，ALP，LD，γ-GT，T-Bil，体温 | 投与開始前に血液学的検査（白血球分画を含む血液像）を実施および投与開始後3カ月間は2週間に1回，次の3カ月間は4週間に1回，以降は3カ月ごとに1回． |

表44・18 下剤投与時にモニタリングすべき検査

| 薬 剤 | 副作用 | 確認する検査項目 | 検査実施時期 |
|---|---|---|---|
| 酸化マグネシウム | 高マグネシウム血症 | 血清Mg | 定期的に検査．長期投与あるいは高齢者は特に注意． |
| 経口腸管洗浄薬 | 腸管穿孔，腸閉塞，鼠径ヘルニア嵌頓 | 単純X線，超音波エコー，腹部CT | 症状（腹部膨満感，腹痛，嘔気，嘔吐など）が現れた場合には速やかに検査． |
| | 低ナトリウム血症 | 血清Na | 症状（意識障害，痙攣など）が現れた場合には速やかに検査． |

### 表44・19 肝・胆道疾患治療薬投与時にモニタリングすべき検査

| 薬 剤 | 副 作 用 | 確認する検査項目 | 検査実施時期 |
|---|---|---|---|
| ウルソデオキシコール酸 | 肝機能障害 | AST, ALT, ALP, LD, γ-GT, T-Bil | 投与開始後2週, 4週に検査, 以降は観察を十分に行う. |
| | 間質性肺炎 | 胸部X線, 胸部CT, 血液ガス, 血中KL-6, β-D-グルカン | 初期症状(発熱, 咳嗽, 呼吸困難など)が現れた場合には速やかに検査. |
| ・グリチルリチン酸製剤<br>・甘草含有製剤 | 偽アルドステロン症 | 血清K, BP, 血清Na, 体重, 動脈血pH, 血漿レニン活性, 血漿アルドステロン濃度 | 増量または長期投与する場合は観察(血清K値の測定など)を十分に行う. |
| 分岐鎖アミノ酸製剤 | BUN上昇, 血中アンモニア値の上昇 | BUN, 血中NH$_3$ | 投与開始後2週, 4週に検査, 以降は観察を十分に行う. |
| 直接型抗ウイルス薬(DAA製剤)(共通) | B型肝炎ウイルス活性化 | HBs抗原, HBc抗体, HBs抗体 | 投与開始前およびB型肝炎ウイルスキャリア・既往感染者の場合には投与期間中は定期的に検査. |
| レジパスビル/ソホスブビル配合 | 高血圧 | BP | 観察を十分に行う. |
| エルバスビル+グラゾプレビル併用療法 | 肝機能障害 | AST, ALT, ALP, LD, γ-GT, T-Bil | 定期的に検査. |
| ダクラタスビル塩酸塩/アスナプレビル/ベクラブビル塩酸塩配合 | 肝機能障害, 肝予備能低下, 肝不全 | ALT, AST, T-Bil, PT, Alb | 肝機能検査を毎週実施. 肝機能悪化が認められた場合はより頻回に検査. |
| | 催奇形性 | 妊娠検査 | 投与開始前および投与開始後は観察を十分に行う. |
| | 血小板減少 | PLT | 定期的に検査. |
| | 間質性肺炎 | 胸部X線, 胸部CT, 血液ガス, 血中KL-6, β-D-グルカン | 初期症状(発熱, 咳嗽, 呼吸困難など)が現れた場合には速やかに検査. |
| ソホスブビル | 高血圧 | BP | 観察を十分に行う. |
| | 貧血 | Hb | 定期的に検査. |
| リバビリン | 催奇形性 | 妊娠検査 | 投与開始前および投与開始後1カ月に1回. |
| | 貧血(赤血球減少, ヘモグロビン減少), 無顆粒球症, 白血球減少, 顆粒球減少 | RBC, Hb, WBC, 好中球, PLT | Hb, WBC, 好中球, PLTの検査を投与開始前および投与開始後定期的に実施. |

(次ページにつづく)

表44・19 つづき

| 薬　剤 | 副作用 | 確認する検査項目 | 検査実施時期 |
|---|---|---|---|
| リバビリン（つづき） | 甲状腺機能異常 | $FT_3$, $FT_4$, TSH | 12週間に1回. |
| | 再生不良性貧血, 汎血球減少 | Hb, RBC, 網状赤血球, Fe, WBC, 好中球, PLT | 定期的に検査. |
| | 重篤な肝機能障害 | AST, ALT, ALP, LD, $\gamma$-GT, T-Bil | 4週間に1回. |
| | 間質性肺炎 | 胸部X線, 胸部CT, 血液ガス, 血中KL-6, $\beta$-D-グルカン | 初期症状（発熱, 咳嗽, 呼吸困難など）が現れた場合には速やかに検査. |
| | 糖尿病 | GLU, 尿糖 | 4週間に1回. |
| | 急性腎不全などの重篤な腎障害 | BUN, 血清Cr, 尿量 | 4週間に1回. |
| | 狭心症, 心筋症, 心不全, 心筋梗塞 | 心電図 | 定期的に検査. |
| | 網膜症 | 眼底検査 | 定期的に検査. また視力低下, 視野中の暗点が現れた場合. |
| | 高血圧（ソホスブビル併用時） | BP | 観察を十分に行う. |
| 核酸アナログ製剤（共通） | 投与終了後の肝炎の悪化 | ALT | 投与終了後少なくとも数カ月間は観察を十分に行う. |
| エンテカビル水和物 | 肝機能障害 | AST, ALT, ALP, LD, $\gamma$-GT, T-Bil | 定期的に検査. AST, ALTの上昇が現れた場合はより頻回に検査. |
| ・テノホビルジソプロキシルフマル酸塩<br>・テノホビルアラフェナミドフマル酸塩（共通） | 腎不全などの重度の腎機能障害（腎機能不全, 腎不全, 急性腎不全, 近位腎尿細管機能障害, ファンコニー症候群, 急性腎尿細管壊死, 腎性尿崩症, 腎炎など） | Ccr, 血清リン, eGFR, 血清Cr, BUN, 尿量 | 定期的（Ccr, 腎機能障害のリスクを有する患者では血清リンなど）に検査. |
| | 骨密度減少 | 骨密度検査 | 長期投与する場合は定期的に検査. |
| | 乳酸アシドーシス, 脂肪沈着による重度の肝腫大（脂肪肝） | 血中乳酸値, 乳酸/ピルビン酸比, 血液pH, ALT, $\gamma$-GT, PT, T-Bil, Alb | 観察を十分に行う. |

表44・20 抗精神病薬・抗うつ薬・気分安定薬投与時にモニタリングすべき検査

| 薬剤 | 副作用 | 確認する検査項目 | 検査実施時期 |
|---|---|---|---|
| 抗精神病薬（全般） | 体重増加 | 体重 | 観察を十分に行う. |
| | 悪性症候群 | 血清CK, WBC, 体温, LD, 尿中ミオグロビン | 症状（無動緘黙, 強度の筋強剛, 脈拍, 血圧の変動, 発汗など）が現れた場合. |
| | 横紋筋融解症 | CK, 血中・尿中ミオグロビン, AST, ALT, LD, 血清Cr | 症状（筋肉痛, 脱力感など）が現れた場合. CK上昇に注意. |
| 定型抗精神病薬 | 高プロラクチン血症 | 血中プロラクチン | 観察を十分に行う. |
| | 心電図異常, QT延長 | 心電図, 血清K | 観察を十分に行う. |
| セロトニン・ドーパミン遮断薬(SDA) | 高プロラクチン血症 | 血中プロラクチン | 観察を十分に行う. |
| 多元受容体作用抗精神病薬(MARTA) | 高血糖, 糖尿病性ケトアシドーシス, 糖尿病性昏睡 | GLU, 尿ケトン体, 血清ケトン体, 動脈血pH, $HCO_3^-$, 血清Na, 血清Cr | 観察（GLUの測定など）を十分に行う. また高血糖症状が現れた場合. |
| 三環系抗うつ薬(TCA) | 心電図異常, QT延長 | 心電図, 血清K | 観察を十分に行う. |
| | 体重増加 | 体重 | 観察を十分に行う. |
| 炭酸リチウム | 腎性尿崩症 | 尿量, 尿浸透圧, 血漿浸透圧, 血清Na, 水制限試験 | 症状（多飲, 多尿など）が現れた場合には電解質濃度の測定など観察を十分に行う. |
| | 急性腎障害, 間質性腎炎, ネフローゼ症候群 | 血清Cr, BUN, 尿量, 尿タンパク, Alb, WBC, 好酸球, IgE, 尿中好酸球 | 観察（血清Cr, BUN, 尿タンパクの測定など）を十分に行う. |
| | 甲状腺機能低下症, 甲状腺炎 | TSH, $FT_3$, $FT_4$ | 観察（TSH, $FT_3$, $FT_4$の測定など）を十分に行う. |
| | 副甲状腺機能亢進症 | 血清Ca, int-PTH | 観察（血清Caの測定など）を十分に行う. |

表44・21 抗てんかん薬投与時にモニタリングすべき検査

| 薬 剤 | 副作用 | 確認する検査項目 | 検査実施時期 |
|---|---|---|---|
| 抗てんかん薬（全般） | 肝機能障害 | AST, ALT, ALP, LD, γ-GT, T-Bil | 定期的に検査[†]. |
| | 顆粒球減少, 血小板減少, 再生不良性貧血 | WBC, 白血球分画, PLT, Hb, RBC, 網状赤血球, Fe | 定期的に検査. |
| | 間質性肺炎 | 胸部X線, 胸部CT, 血液ガス, 血中KL-6, β-D-グルカン | 初期症状（発熱, 咳嗽, 呼吸困難など）が現れた場合には速やかに検査. |
| | SLE様症状（蝶形紅斑などの皮膚症状, 発熱, 関節痛, 白血球減少, 血小板減少, 抗核抗体陽性など） | 抗核抗体, WBC, リンパ球, PLT, 網状赤血球, T-Bil, D-Bil, LD, ALT | 観察を十分に行う. |
| | 腎機能障害 | eGFR, 血清Cr, BUN | 定期的に検査. |
| バルプロ酸ナトリウム | 間質性腎炎, ファンコニー症候群 | 血清Cr, BUN, WBC, 好酸球, IgE, 尿中好酸球, Ccr, 血清リン, eGFR, 尿量 | 連用中は定期的に腎機能検査. |
| | 高アンモニア血症を伴う意識障害 | 血中NH$_3$ | 定期的に検査. |
| | 急性膵炎 | アミラーゼ, リパーゼ, 腹部CT | 初期症状（持続的な激しい腹痛, 嘔吐など）が現れた場合には速やかに検査. |
| カルバマゼピン | 抗利尿ホルモン不適合分泌症候群（SIADH） | 血清Na, 尿中Na排泄量, 尿中浸透圧 | 観察を十分に行う. |
| フェニトイン | 骨軟化症 | ALP, 血清Ca, 血清P | 観察を十分に行う. |
| トピラマート | 代謝性アシドーシス | 動脈血pH, HCO$_3^-$, 血清Na, 血清Cl | 特に長期間投与する場合はHCO$_3^-$測定などを適切な間隔で検査. |
| | 乏汗症およびそれに伴う高熱 | 体温 | 特に夏季は体温の上昇に留意. |
| | 体重減少 | 体重 | 特に長期投与する場合は定期的に検査. |
| | 続発性閉塞隅角緑内障およびそれに伴う急性近視 | 視力検査, 眼底検査, 眼圧検査 | 定期的に検査. |
| ゾニサミド | 発汗減少に伴う熱中症 | 体温 | 特に夏季は体温の上昇に留意. |
| フェノバルビタール | クル病, 骨軟化症, 歯牙の形成不全, 低カルシウム血症 | ALP, 血清Ca, 血清P | 観察を十分に行う. |

[†] バルプロ酸ナトリウム：投与初期6カ月間は定期的に検査, 以降も連用中は定期的に検査を行うことが望ましい.

表 44・22 パーキンソン病治療薬投与時にモニタリングすべき検査

| 薬　剤 | 副作用 | 確認する検査項目 | 検査実施時期 |
| --- | --- | --- | --- |
| ・L-ドーパ<br>・アマンタジン<br>・ドーパミンアゴニスト<br>（共通） | 悪性症候群 | 血清 CK, WBC, 体温, LD, 尿中ミオグロビン | 症状（無動緘黙，強度の筋強剛，脈拍，血圧の変動，発汗など）が現れた場合． |
| 麦角系ドーパミンアゴニスト | 心臓弁膜症 | 胸部 X 線, CT, 心エコー | 投与開始後 3～6 カ月以内に，以降は少なくとも 6～12 カ月ごとに心エコー検査．心雑音の発現または増悪などが現れた場合には速やかに胸部 X 線検査，心エコー検査などを実施． |
| | 胸膜炎，胸水，胸膜線維症，肺線維症，心膜炎，心膜滲出液 | 胸部 X 線 | 症状（胸痛，呼吸器症状）が現れた場合には速やかに検査． |
| 副交感神経遮断（抗コリン）薬 | 眼の調節障害 | 隅角検査，眼圧検査 | 定期的に検査． |

表 44・23 腎疾患用薬投与時にモニタリングすべき検査

| 薬　剤 | 副作用 | 確認する検査項目 | 検査実施時期 |
| --- | --- | --- | --- |
| 赤血球造血刺激因子製剤（ESA） | 血圧上昇，高血圧性脳症 | Bp, Hb, Ht | 定期的に検査し，観察を十分に行う． |
| | 赤芽球癆 | Hb, 網赤血球, 骨髄赤芽球 | 観察を十分に行う． |
| カルシウム受容体作動薬 | 低カルシウム血症 | 血清 Ca | 投与開始前および投与開始後は定期的に検査． |
| | QT 延長 | 心電図，血清 K, 血清 Ca | 異常が認められた場合には血清 Ca を測定． |
| 沈降炭酸カルシウム | 高カルシウム血症 | 血清 Ca, 血清 P | 定期的に検査． |
| | 血中マグネシウム濃度上昇 | 血清 Mg | 長期間投与する場合は観察を十分に行う． |
| ・セベラマー塩酸塩<br>・炭酸ランタン水和物<br>・ビキサロマー | 腸管穿孔，腸閉塞 | 単純 X 線，超音波エコー，腹部 CT | 症状（高度の便秘，持続する腹痛，嘔吐など）が現れた場合には速やかに検査． |
| ・クエン酸第二鉄水和物<br>・スクロオキシ水酸化鉄 | 鉄過剰 | 血清フェリチン | 定期的に検査． |
| | 過剰造血（特に ESA 併用時） | Hb, Ht | 定期的に検査． |
| 陽イオン交換樹脂 | 腸管穿孔，腸閉塞 | 単純 X 線，超音波エコー，腹部 CT | 症状（高度の便秘，持続する腹痛，嘔吐など）が現れた場合には速やかに検査． |
| 経口瘙痒症改善薬 | プロラクチン上昇 | 血中プロラクチン | 適宜検査． |

表44・24 漢方薬投与時にモニタリングすべき検査

| 薬剤 | 副作用 | 確認する検査項目 | 検査実施時期 |
|---|---|---|---|
| 黄芩,半夏含有製剤など漢方薬(全般) | 間質性肺炎 | 胸部X線,胸部CT,血液ガス,血中KL-6,$\beta$-D-グルカン | 初期症状(発熱,咳嗽,呼吸困難など)が現れた場合には速やかに検査. |
| 甘草含有製剤 | 偽アルドステロン症 | 血清K,BP,血清Na,体重,動脈血pH,血漿レニン活性,血漿アルドステロン濃度 | 観察(血清K,Bpの測定など)を十分に行う. |
| 黄芩,甘草,生姜,柴胡,半夏,人参,沢瀉含有製剤 | 肝機能障害 | AST,ALT,ALP,LD,$\gamma$-GT,T-Bil | 観察を十分に行う. |

# 略　　号

| | | | |
|---|---|---|---|
| $α_2$-PI | $α_2$-plasmin inhibitor<br>$α_2$-プラスミンインヒビター | CA19-9 | carbohydrate antigen 19-9 |
| 1,5-AG | 1,5-anhydro-D-glucitol<br>1,5-アンヒドロ-D-グルシトール | CBC | complete blood (cell) count<br>血球検査, 血算 |
| ABK | arbekacin sulfate　アルベカシン硫酸塩 | Ccr | creatinine clearance<br>クレアチニンクリアランス |
| ACE | angiotensin converting enzyme<br>アンギオテンシン変換酵素 | CEA | carcinoembryonic antigen<br>がん胎児性抗原 |
| ACT | activated clotting time<br>活性化凝固時間 | CFU | colony forming unit　コロニー形成単位 |
| | | CGM | continuous glucose monitoring<br>持続血糖測定 |
| ACTH | adrenocorticotropic hormone<br>副腎皮質刺激ホルモン | ChE | cholinesterase　コリンエステラーゼ |
| ADH | antidiuretic hormone　抗利尿ホルモン | CK | creatine kinase　クレアチンキナーゼ |
| AFP | $α$-fetoprotein　$α$-フェトプロテイン | Cl | serum chloride　血清クロル |
| Alb | albumin　アルブミン | CLEIA | chemiluminescent enzyme immuno-<br>assay　化学発光酵素免疫測定法 |
| ALP | alkaline phosphatase<br>アルカリホスファターゼ | CLIA | chemiluminescence immunoassay<br>化学発光免疫測定法 |
| ALT | alanine aminotransferase<br>アラニンアミノトランスフェラーゼ | CLSI | Clinical and Laboratory Standards Institute |
| AMY | amylase　アミラーゼ | | |
| ANA | antinuclear antibody　抗核抗体 | CM | chylomicron　キロミクロン |
| APP | acute phase protein　急性期タンパク質 | COPD | chronic obstructive pulmonary disease<br>慢性閉塞性肺疾患 |
| APTT | activated partial thromboplastin time<br>活性化部分トロンボプラスチン時間 | CPK | creatine phosphokinase<br>クレアチンホスホキナーゼ |
| ASLO | antistreptolysin-O<br>抗ストレプトリジン O | CPR | connecting peptide immunoreactivity<br>C-ペプチド値 |
| ASO | antistreptolysin-O<br>抗ストレプトリジン O | CRH | corticotropin-releasing hormone<br>副腎皮質刺激ホルモン放出ホルモン |
| AS | antimicrobial stewardship<br>抗菌薬適正使用支援 | CRP | C-reactive protein<br>C 反応性タンパク質 |
| AST | aspartate aminotransferase　アスパラ<br>ギン酸アミノトランスフェラーゼ | Cr | creatinine　クレアチニン |
| AT | antithrombin　アンチトロンビン | CT | computed tomography<br>コンピューター断層撮影 |
| AVP | arginine vasopressin<br>アルギニンバソプレッシン | CTCAE | Common Terminology Criteria for<br>Adverse Events |
| $β_2$-MG | urinary $β_2$-microglobulin<br>尿中 $β_2$-ミクログロブリン | DLST | drug(-induced) lymphocyte stimulating test　薬物リンパ球刺激試験 |
| BCAA | branched chain amino acids<br>分岐鎖アミノ酸 | DMARD | disease-modifying antirheumatic<br>drugs　疾患修飾性抗リウマチ薬 |
| BE | base excess　塩基過剰 | ECG | electrocardiogram　心電図 |
| BMI | body mass index | ECLIA | electrochemiluminescence immuno-<br>assay　電気化学発光免疫測定法 |
| BNP | brain natriuretic peptide<br>脳性ナトリウム利尿ペプチド | EEG | electroencephalogram　脳波 |
| BS | blood sugar　血糖 | eGFR | estimated GFR |
| BTR | branched chain amino acid/tyrosine<br>molar ratio<br>血中総分岐鎖アミノ酸/チロシンモル比 | EIA | enzyme immunoassay<br>酵素免疫測定法 |
| | | ELISA | enzyme-linked immunosorbent assay<br>酵素結合免疫吸着検定法 |
| BUN | blood urea nitrogen　血中尿素窒素 | | |
| Ca | serum calcium　血清カルシウム | | |

| | | | |
|---|---|---|---|
| ESR | erythrocyte sedimentation rate 赤血球沈降速度 | HLA | human leukocyte antigen ヒト白血球抗原 |
| EUS | endoscopic ultrasonography 超音波内視鏡 | HOMA-IR | homeostasis model assessment of insulin resistance |
| FANA | fluorescent antinuclear antibody test 蛍光抗核抗体試験 | HP | *Helicobacter pyroli* ヘリコバクターピロリ |
| FDP | fibrin/fibrinogen degradation products フィブリン・フィブリノゲン分解産物 | HPT | hepaplastin test ヘパプラスチンテスト |
| Fe | serum iron  血清鉄 | Ht | hematocrit  ヘマトクリット |
| $FEV_{1.0}$ | forced expiratory volume in 1 second 1秒量 | IA-2 | insulinoma associated protein 2 |
| $FEV_{1.0\%}$ | forced expiratory volume% in 1 second 1秒率 | ICT | infection control team  感染制御チーム |
| | | IDL | intermediate density lipoprotein 中間密度リポタンパク質 |
| FFA | free fatty acids  遊離脂肪酸 | IFG | impaired fasting glycemia 空腹時血糖異常 |
| FMC | fibrin monomer complex フィブリンモノマー複合体 | IGF-I | insulin-like growth factor I インスリン様増殖因子 |
| FSH | follicle-stimulating hormone 卵胞刺激ホルモン | IGT | impaired glucose tolerance 耐糖能異常 |
| FVC | forced vital capacity  努力肺活量 | | |
| γ-GT (γ-GTP) | γ-glutamyltransferase γ-グルタミルトランスフェラーゼ | II | insulinogenic index インスリン分泌指数 |
| GA | glycated albumin  グリコアルブミン | INR-PT | international normalized ratio-PT |
| GAD | glutamic acid decarboxylase グルタミン酸デカルボキシラーゼ | IRI | immunoreactive insulin 血中インスリン |
| GCS | Glasgow coma scale | IRMA | immunoradiometric assay 免疫放射定量法 |
| GFR | glomerular filtration rate 糸球体ろ過率 | JCOG | Japan Clinical Oncology Group 日本臨床腫瘍研究グループ |
| GH | growth hormone  成長ホルモン | JCS | Japan coma scale |
| GnRH | gonadotropin releasing hormone 性腺刺激ホルモン放出ホルモン | JSCO | Japan Society of Clinical Oncology 日本癌治療学会 |
| GRH | growth hormone releasing hormone 成長ホルモン放出ホルモン | K | serum potassium  血清カリウム |
| GOT | glutamic oxaloacetic transaminase グルタミン酸オキサロ酢酸トランスアミナーゼ | LA | lupus anticoagulant ループスアンチコアグラント |
| | | LA | latex agglutination immunoassay ラテックス凝集比濁法 |
| GPT | glutamic pyruvic transaminase グルタミン酸ピルビン酸トランスアミナーゼ | LAC | lupus anticoagulant ループスアンチコアグラント |
| | | LAP | leucine aminopeptidase ロイシンアミノペプチダーゼ |
| Hb | hemoglobin  ヘモグロビン | LBW | lean body weight  除脂肪体重 |
| HbA1c | hemoglobin A1c  ヘモグロビン A1c | LD (LDH) | lactate dehydrogenase 乳酸デヒドロゲナーゼ |
| Hgb | hemoglobin  ヘモグロビン | | |
| HBs抗原 (HBsAg) | hepatitis B surface antigen B型肝炎ウイルス外被抗原 | LDL-C | low-density lipoprotein cholesterol LDLコレステロール |
| hCG | human chorionic gonadotropin ヒト絨毛性性腺刺激ホルモン | LH | luteinizing hormone 黄体形成ホルモン（黄体化ホルモン） |
| Hct | hematocrit  ヘマトクリット | MCH | mean corpuscular hemoglobin 平均赤血球ヘモグロビン量 |
| HCVab | hepatitis C virus antibody C型肝炎ウイルス抗体 | | |
| HDL-C | high-density lipoprotein cholesterol HDLコレステロール | MCHC | mean corpuscular hemoglobin concentration  平均赤血球ヘモグロビン濃度 |
| HHM | humoral hypercalcemia of malignancy | | |

MCV mean corpuscular volume
平均赤血球容積
MCV motor nerve conduction velocity
運動神経伝導速度
Mg serum magnesium 血清マグネシウム
MHC major histocompatibility complex
主要組織適合性複合体
MIC minimum inhibitory concentration
最小発育阻止濃度
MRI magnetic resonance imaging
磁気共鳴画像
MRSA methicillin resistant *Staphylococcus aureus*
メチシリン耐性黄色ブドウ球菌
Na serum sodium 血清ナトリウム
NAG urinary *N*-acetyl-$\beta$-glucosaminidase
尿中 *N*-アセチル-$\beta$-グルコサミニダーゼ濃度
NB nitrogen balance 窒素バランス
NGSP national glycohemoglobin standardization program
NSAID nonsteroidal anti-inflammatory drug
非ステロイド性抗炎症薬
NSE neuron specific enolase
神経特異性エノラーゼ
NST nutrition support team
栄養サポートチーム
ODA objective data assessment
客観的栄養評価
OGTT oral glucose tolerance test
経口ブドウ糖負荷試験
P serum phosphorus 血清リン
$PaCO_2$ arterial carbon dioxide tension
動脈血二酸化炭素分圧
PAI-1 plasminogen activator inhibitor-I
プラスミノゲンアクチベーターインヒビター
$PaO_2$ arterial oxygen tension 動脈血酸素分圧
PAP plasmin-$\alpha_2$-antiplasmin complex プラスミン-$\alpha_2$-アンチプラスミン複合体
PC protein C プロテイン C
$Pco_2$ arterial carbon dioxide tension
動脈血二酸化炭素分圧
PCR polymerase chain reaction
ポリメラーゼ連鎖反応
PG plasma glucose 血糖
PG pepsinogen ペプシノーゲン
PIC plasmin-$\alpha_2$-plasmin inhibitor complex
プラスミン-$\alpha_2$-プラスミンインヒビター複合体
PIVKA-Ⅱ protein induced by vitamin K absence or antagonist-Ⅱ ビタミンK欠乏またはアンタゴニストにより生じる異常血液凝固タンパク質
PK/PD pharmacokinetics/pharmacodynamics
PL phospholipids リン脂質
Plg plasminogen プラスミノゲン
PLT platelet count 血小板数
PNI prognostic nutritional index
予後栄養指数
$Po_2$ arterial oxygen tension
動脈血酸素分圧
PPI proton pump inhibitor
プロトンポンプ阻害薬
PRA plasma renin activity 血漿レニン活性
PRC plasma renin concentration
活性型レニン濃度
PRL prolactin プロラクチン
PS protein S プロテイン S
PS performance status
パフォーマンスステータス
PSA prostate-specific antigen
前立腺特異抗原
PT prothrombin time
プロトロンビン時間
PTH parathyroidhormone
副甲状腺ホルモン
PT-INR prothrombin time-international normalized ratio
PTT partial thromboplastin time
部分トロンボプラスチン時間
RA rheumatoid arthritis 関節リウマチ
RAST radioallergosorbent test
放射性アレルゲン吸着法
RA 試験 rheumatoid arthritis test
関節リウマチ試験
RBC red blood cell count 赤血球数
RBP retinol-binding protein
レチノール結合タンパク質
RECIST Response Evaluation Criteria in Solid Tumors
Ret reticulocyte 網赤血球
RF rheumatoid factor リウマトイド因子
RFLP restriction fragment length polymorphism 制限断片長多型
RIA radioimmunoassay 放射性免疫測定法
RIST radioimmunosorbent test
放射性免疫吸着法
ROC 曲線 receiver operating characteristics curve 受信者動作特性曲線
RPR rapid plasma reagin

| | | | |
|---|---|---|---|
| RPR-LA | rapid plasma reagin agglutination test | TPLA | *Treponema pallidum* latex agglutination test |
| RTP | rapid turnover protein 急性相タンパク質 | TPN | total parenteral nutrition 中心静脈栄養 |
| SAA | serum amyloid A protein 血清アミロイドAタンパク質 | TRAb | TSH receptor antibody 抗TSH受容体抗体 |
| SFMC | soluble fibrin monomer complex 可溶性フィブリンモノマー複合体 | TRH | thyrotropin releasing hormone 甲状腺刺激ホルモン放出ホルモン |
| SGA | subjective global assessment 主観的包括的評価 | TSAb | thyroid-stimulating antibody 甲状腺刺激性抗体 |
| SI | stimulation index 刺激指数 | TSBAb | thyroid stimulation blocking antibody 甲状腺刺激阻害性抗体 |
| SLE | systemic lupus erythematosus 全身性エリテマトーデス | TSH | thyroid stimulating hormone 甲状腺刺激ホルモン |
| SLO | streptolysin-O ストレプトリジンO | TT | thrombo test トロンボテスト |
| SMBG | self-monitoring of blood glucose 自己血糖測定 | TTR | transthyretin トランスサイレチン |
| SP-A, D | surfactant protein-A, D サーファクタントタンパク質A, D | TTT | thymol turbidity test チモール混濁試験 |
| STS | serologic test for syphilis 梅毒血清反応 | TV | tidal volume 1回換気量 |
| TAT | thrombin-antithrombin complex トロンビン-アンチトロンビン複合体 | UA | uric acid 尿酸 |
| T-Bil | total bilirubin 総ビリルビン | UIBC | unsaturated iron binding capacity 不飽和鉄結合能 |
| TBII | TSH-binding inhibiting immunoglobulin TSH結合阻害性免疫グロブリン | VC | vital capacity 肺活量 |
| TBT | thrombo test トロンボテスト | VCM | vancomycin hydrochloride バンコマイシン塩酸塩 |
| TC | total cholesterol 総コレステロール | VDRL | venereal diseases research laboratory |
| TDM | therapeutic drug monitoring 治療薬物モニタリング | VLDL | very low-density lipoprotein 超低密度リポタンパク質 |
| TdP | Torsades de pointes トルサード・ド・ポアント | VRE | vancomycin resistant *Enterococcus* バンコマイシン耐性腸球菌 |
| TEIC | teicoplanin テイコプラニン | VS | vital sign バイタルサイン |
| Tf | transferrin トランスフェリン | vWF | von Willebrand factor フォンヴィレブランド因子 |
| TG | triglyceride トリグリセリド | | |
| TIBC | total iron binding capacity 総鉄結合能 | WBC | white blood cell count 白血球数 |
| TP | total protein 総タンパク質 | | |
| TPHA | *Treponema pallidum* hemagglutination test | ZTT | zinc sulfate turbidity test 硫酸亜鉛混濁試験 |

# 索　　　引

## あ

II 105
IRI 105
AIUEOTIPS 12
IA-2 107
IAA 108
INR-PT 132
IFCC 値 104
I 型アレルギー 158
I 型過敏反応 157
IgE 157
ICA 107, 108
ICA512 107
IgA-HE 抗体 81
IGF-1 92, 97, 165
IgM-ウイルスカプシド抗原抗体 82
IgM-HA 抗体 79
IgM-HBc 抗体 80
IgM-CMV 抗体 82
IgM-VCA 抗体 82
ICG 76
IgG インデックス 135
IgG-早期抗原(EA)抗体 82
IgG-VCA 抗体 82
ICT 179
IDL 111
ITP 25
IBW 176
亜　鉛 101
亜鉛輸送担体 8 抗体 108
アカルボース 211
亜急性甲状腺炎 95
悪性腫瘍 57, 58, 119, 168
悪性症候群 195
悪性リンパ腫 91

欠伸発作 17
アクリジン・オレンジ染色 139
アジソン(Addison)病 33, 92, 97, 163
アシドーシス 1233
亜硝酸塩 35
アスコルビン酸 35, 39, 77, 110
アスナプレビル 219
L-アスパラギナーゼ 119
アスパラギン酸アミノトランスフェラーゼ 74
アスピリン 103, 131
アセタゾラミド 33
アセトアミノフェン 97
アセト酢酸 39
アセトン 39
アセナピン 194, 196
アダリムマブ 210
アデノウイルス 146, 166
アテローム血栓症 132
アトピー性皮膚炎 157, 158, 160
アトルバスタチン 212
アドレナリン 130
アナフィラキシーショック 157, 158
アバタセプト 210
アポタンパク質 111
アポリポタンパク質 111
アマンタジン 223
アミオダロン 94, 216
アミカシン 144
アミノアシル tRNA 合成酵素 150
アミノグリコシド系抗菌薬 144, 206
$p$-アミノサリチル酸 35, 40
アミノ酸代謝 100
アミノ酸代謝異常症 100, 166

アミノ酸置換 53
アミノトリプチン 36
アミノピリン 36
アミラーゼ 85
アミロイド A タンパク質 69, 137
アミロイドーシス 75
アモキサン 198
アラニンアミノトランスフェラーゼ 74
アリピプラゾール 194, 195, 196
RECIST 191
Ret 62
RA 149
RS ウイルス 146, 166
Rh 血液型 50
RNA ウイルス 55
RF 148, 149
アルカプトン尿 36
アルカリホスファターゼ 74, 165
アルカローシス 33
アルキル化薬 208
アルコール 75, 94
アルコール依存 198
アルコール性肝障害 74
アルコール性膵炎 85
アルコール中毒 12
アルツハイマー病 135
RDW 62
RTP 99, 176
アルドステロン 96, 202
アルドステロン拮抗薬 215
RPR-LA 法 48
RPR 法 47
RBC 23, 62
RBP 99
$\alpha_1$-アンチトリプシン 31, 69
$\alpha_1$-酸性糖タンパク質 31

$\alpha_1$ ミクログロブリン 37
$\alpha_2$-PI 127, 129
$\alpha_2$-プラスミンインヒビター 127, 129
$\alpha_2$ マクログロブリン 31
$\alpha$ グルコシダーゼ阻害薬 188, 211
$\alpha$ 遮断薬 215
アルファ胎児タンパク 189
$\alpha$（アルファ）波 17
$\alpha\beta$ 遮断薬 215
アルブミン 28, 37, 111, 165
アルブミン/グロブリン比 30
アルブミン分画 31
アルベカシン 183
アレクチニブ 55
アレルギー疾患 157
　――の機能的検査 159
　――の原因抗原検査 157
アレルギー性結膜炎 157
アレルギー性鼻炎 157, 158, 160
アレルギー性副作用 182
アレルゲン 157
アレルゲン特異的リンパ球刺激試験 158
アロプリノール 213
アロマターゼ 162
ANCA 152
ANCA 関連血管炎 152
アンギオテンシン I 変換酵素 70
安全キャビネット 145
アンチトロンビン 121, 126
アンチトロンビン欠乏症 130
アンチピリン 36
アントラサイクリン 36
アントラサイクリン系薬 207
アンドロゲン 162
アンドロゲン製剤 24
1,5-アンヒドロ-D-グルシトール 109
アンモニア 77, 167

## い，う

EEG 17
ESR 137
ESA 223
ESBL 143
胃炎 72
胃潰瘍 72
E 型肝炎ウイルス 81
胃癌 55, 72, 169
胃がんリスク層別化検査 72
異型細胞 26, 42
E 抗原 50
移行上皮細胞 41
胃酸分泌 71
eGFR 89, 200, 203
EGFR 遺伝子 55
意識 12
意識障害 10, 12
意識清明 12
ECG 13
異常細胞 27
異常ヘモグロビン血症 103
移植片対宿主病 154
異所性妊娠 162
胃切除後 110
イソニアジド 146
1 型糖尿病 102, 106, 107
1 秒率 18
1 秒量 18
1 回換気量 18
一般細菌検査 140
EDTA 採血 25
EDTA 採血管 8
遺伝子検査 52, 147
遺伝性球状赤血球症 63
遺伝性疾患 53
遺伝の表現促進現象 53
遺伝病 53
イヌリンクリアランス 88
EB ウイルス 55
EBNA 抗体 82
EBV 55, 82
EBV 核内抗原抗体 82
イマチニブ 55, 192
イミペネム 144
イムノクロマト法 146
EUS 77
陰イオンギャップ 21
院外処方箋 2
インジゴカルミン 36
インスリノーマ 102, 105
インスリン 12, 28, 102, 105, 115

インスリン自己抗体 108
インスリン自己免疫症候群 102, 105, 108, 155
インスリン製剤 188
インスリン抵抗性 106
インスリン分泌指数 105
インスリン分泌能 105
インスリン様増殖因子 92, 97, 165
インターフェロン 94
インターロイキン 6 25
咽頭炎 166
インドシアニングリーン 36
インドシアニングリーン試験 76
インドメタシン 103
インヒビター定量 125
インフリキシマブ 210
インフルエンザ 166

ウイルス 146
ウィルソン(Wilson)病 39, 101
ウォルフ・パーキンソン・ホワイト(Wolff-Parkinson-White, WPW)症候群 15
ウラ試験 49
ウルソデオキシコール酸 219
ウロビリノーゲン 40
ウロビリン尿 36
運動反応 12
運動療法 115

## え，お

AIH 82
AR（常染色体性劣性） 53
ARB 215
栄養アセスメント 175
栄養アセスメントタンパク質 99
栄養失調 114
栄養障害 29
栄養スクリーニング 174
栄養評価 174
栄養療法 174
AAA 100
AS 179
ASO 166

ASK 166
AST 74, 165, 179
AST/ALT 比 74
ANA 82, 149
ANCA 152
ANCA 関連血管炎 152
AFP 168, 169, 189
AFP-L3 分画比 168, 170
AMA 83
ALST 158
ALK キメラ遺伝子 55
ALT 74, 86, 165
ALT/AST 比 86
Alb 28
ALP 74, 86, 165
A 型胃炎 71
A 型肝炎ウイルス 79
腋窩温 11
エキセナチド 188
液体培地希釈法 146
A 群 β 溶血性レンサ球菌 146
A 抗原 49
1,5-AG 109
ACE 70
ACE 阻害薬 215
ACT 117
ACTH 92, 165
ACTH 依存性クッシング症候群 92
ACTH 単独欠損症 92
A/G 比 30
AGP 31
SIADH 32, 33, 94
Se 101
SFRM 213
SAA 69, 137
SMBG 187
SMBG 機器 103
SLE 150
SLX 170
SGLT-2 阻害薬 211
SCC 抗原 169
SDA 221
STS 47
ST 合剤 36, 203
ST 変化 15
[17β-]エストラジオール 162
エストリオール 162
エストロゲン 162
エストロゲン産生腫瘍 162

エストロン 162
SPIDDM 107
SP-A 69
Span-1 169
SP-D 69
SU 薬 188, 211
エタネルセプト 210
エダラボン 214
エタンブトール 146, 207
エチオナミド 146
XL（X 連鎖性） 53
$H_2$ 受容体拮抗薬 217
HIV 55
HE4 170, 172
HER2 170, 192
HER2 遺伝子 54
HEV 81
HA 抗体 79
HSV 55
HAV 79
H-FABP 66
HMG-CoA 還元酵素阻害薬 115, 212
HLA 154
HLA アレル 154
HLA-A 抗原 154
HLA 検査 154
HLA 適合度 154
HOMA-IR 106, 187
HOMA 係数 105
HOMA-β 105
$HCO_3^-$ 21, 33
hCG 162
HCV 55, 81
HCV RNA 定量 81
HCV 遺伝子型 81
HCV 血清型 81
HCV 抗体 81
Ht 62
HDL-C 111, 112
Hb 62
HP 72
HBe 抗原 80
HBe 抗体 80
HbA1c 103, 184
HBs 抗原 79
HBs 抗体 79
HB コア関連抗原 80
HBc 抗体 80
HBV 55, 79

HPV 55
HBV 遺伝子型 81
HBV-DNA 定量 80
AT 121
AD（常染色体優性） 53
ADAMTS13 121
ADH 32, 93
ADP 117, 130
エトドラク 35, 40
エナラプリル 103
NRS-2002 175
Na 32
NSE 170
NSAIDs 208
NO 160
NGSP 値 104
NCBI 53
NT-proBNP 65
NB 178
NPC/N 比 178
エバンスブルー 36
ABO 血液型 49
APC 122
ABC 分類 72
APC レジスタンス 122
APTT 67, 117, 130
エピネフリン 130
APP 136
$FEV_{1.0}$ 18
$FEV_{1.0\%}$ 18
FSH 93, 161
FABP 66
FFA 111
FMC 126
FGM 188
エプスタインバー（Epstein-Barr）ウイルス 82
FTA-ABS 法 48
FDP 128
f 波 14
FVC 18
M2BPGi 77
MIM 番号 53
MIC 143
MRI 77, 189
MRSA 143
MARTA 221
Mac-2 結合タンパク糖鎖修飾異性体 77
MST 175

MHC 154
Mn 101
MNA® 175
Mo 101
MCH 23, 63
MCHC 23, 63
MCTD 150
MCV 23, 63
Mタンパク血症 30
MDRP 143
MTP阻害薬 212
MPO-ANCA 148
MBP 135
MUST 175
AUC 143
AUD 181
エラスターゼ1 85, 169
エリスロポエチン 24, 104
エリスロマイシン 16
LA 125
LAMP法 145
LH 93, 161
LHサージ 162
LCAT 111
LD 69, 165, 190
LDL-C 111, 112
エルロチニブ 55
エルバスビル 219
LPS 139
LPL 111
LBW 176
エールリッヒのアルデヒド反応 40

塩基過剰 21
炎 症 31, 58, 136
炎症性疾患 24, 29, 58
円 柱 42
エンテカビル 220

O-157 146
黄芩含有製剤 224
黄色ブドウ球菌 55, 140
黄体化ホルモン 161
黄体形成ホルモン 161
黄体ホルモン 163
嘔 吐 33, 36, 37, 98
横紋筋融解症 133
OMIM 52
オキサシリン 143
75g OGTT 104

オーダーメード医療 54
ODA 99, 175
オートタキシン 77
オモテ試験 49
オランザピン 194, 195, 196
オリゴクローナルバンド 135

## か

開 眼 12
外 傷 12
潰瘍性大腸炎 73
カイロミクロン 111
カオリン 117
核酸アナログ製剤 220
核酸増幅検査 145
覚醒度 12
喀 痰 138
拡張期血圧 10
獲得B 50
過酸化水素 35, 38
過食症 198
下垂体炎 87
下垂体機能低下症 92, 105, 114
下垂体ホルモン 92
カスカラ 36
ガス交換 20
ガストリン 71
ガストリン放出ペプチド前駆体 70
画像検査 77, 189
家族性III型高脂血症 114
家族性アミロイドポリニューロパチー 53
家族性LPL欠損症 114
家族性CETP欠損症 115
家族性高コレステロール血症 114
家族性複合型高脂血症 114
下腿周囲長 176
褐色細胞腫 97, 102, 106
活性化凝固時間 117
活性型ビタミン$D_3$製剤 213
活性化部分トロンボプラスチン時間 67, 117, 130
活性化プロテインC 122
カットオフ値 73
カテコールアミン 97, 102

カテーテル関連感染症 178
カテラン針 44
カナマイシン 146
ガバペンチン 197
芽胞染色 139
ガラクトース 38
ガラクトース血症 54
硝子円柱 43
カリウム 32, 165
カリウムイオン競合型アシッドブロッカー 217
カリウム保持性利尿薬 215
顆粒円柱 43
カルシウム 33, 165
カルシウム拮抗薬 215
カルシウム受容体作動薬 223
カルシウム製剤 213
カルシウム負荷試験 71
カルジオリピン 47, 152
カルシトニン製剤 213
カルシニューリン阻害薬 208
カルバゾクロム 35, 40
カルバペネム系抗菌薬 35, 40
カルバペネム耐性腸内細菌科細菌 143
カルバマゼピン 94, 197, 222
カルプロテクチン 73
川崎病 131
肝移植 79
肝 炎 121
がん化学療法 191
肝 癌 169, 189
肝機能障害
  抗精神病薬による―― 194
  抗てんかん薬による―― 197
還元法 38
肝硬変 32, 105, 110, 114, 121
肝細胞癌 169, 171
肝細胞障害 74
間質性肺炎 20
間質性肺疾患 148
がん腫 58
がん診断 189
肝性トリグリセリドリパーゼ 111
肝性脳症 17, 76
間接ビリルビン 75
関節リウマチ 137, 148, 149, 155

感染症 12, 24, 58, 119, 136, 138, 179
——の遺伝子検査 54
小児の—— 166
感染制御チーム 179
肝臓癌 169, 189
甘草含有製剤 219, 224
がん胎児性抗原 189
肝・胆道疾患 74
肝内胆汁うっ滞 75
漢方薬 224
γ-グルタミルトランスフェラーゼ 75
γ-グルタミルトランスペプチダーゼ 75
γグロブリン 165
γ-GT（γ-GTP） 75, 86
γ（ガンマ）波 17
間葉系腫瘍 58

## き

キアリ・フロンメル（Chiari-Frommel）症候群 163
機械工の手 148
飢餓状態 94
気管支 160
気管支拡張薬 217
気管支喘息 68, 157, 158, 160
気管支喘息治療薬 217
疑義照会 2
基質拡張型β-ラクタマーゼ産生菌 143
希釈尿 38
基準体重比 176
偽性アルドステロン症 96
偽性血小板減少 25
偽性高カリウム血症 33
偽性低ナトリウム血症 32
偽性副甲状腺機能低下症 96
規則抗体 49
喫煙 24
喫煙多血症 62
ギッテルマン（Gitelman）症候群 98
キニジン 25
機能性出血 161
気分安定薬 197, 221
肝芽腫 169

肝・胆道疾患治療薬 219
客観的栄養評価 99, 175
QRS波 13
救急 12
吸収不良症候群 29, 34, 114
急性間質性腎炎 36
急性肝不全 78
急性期タンパク質 136
急性骨髄性白血病細胞 25
急性糸球体腎炎 36
急性心筋梗塞 65, 66
急性膵炎 85
急性相タンパク質 99
急性相反応物質 31
急性低血圧 11
急性尿細管壊死 36
急性白血病 24
急性薬物中毒 198
QT延長 16, 194
Q波 13
供血者 51
凝固一段法 121
凝固因子 119
凝固カスケード 119
凝固系の検査 117, 121, 126
凝固検査用検体 8
凝固阻止因子の存在を調べる検査 124
凝固第Ⅷ, Ⅸ, ⅩⅢ因子 120
狭心症 15
強心薬 216
胸水 44
強制嘔吐 198
強直間代性発作 17
強直性脊椎炎 155
胸部誘導 13
莢膜染色 139
共用基準範囲 3
虚血性心疾患 15
拒食症 198
ギランバレー症候群 134
筋炎 133
筋ジストロフィー 53
筋疾患 133
金製剤 25

## く

クエチアピン 194, 195, 196

クエン酸カリウム 213
クエン酸第二鉄 223
クエン酸ナトリウム 213
クスマウル呼吸 10
クッシング（Cushing）症候群 32, 96, 102, 105, 163
クッシング病 92
くも膜下出血 12
クラスⅠHLA抗原 154
クラスⅡHLA抗原 154
Glasgow Coma Scale 12
グラゾプレビル 219
グラム陰性菌 138
グラム染色 138
グラム陽性菌 138
クラリスロマイシン 146
グリコアルブミン 109
グリコペプチド系抗菌薬 144, 206
グリコヘモグロビン 103
クリゾチニブ 55
グリチルリチン酸製剤 219
グリニド薬 188, 211
グルカゴン 102
グルコース 38, 102
グルコース-6-リン酸デヒドロゲナーゼ欠乏症 63
グルコース酸化酵素（GOD）電極法 103
グルコース脱水素酵素（GDH）電極法 103
グルコース尿細管再吸収極量 38
グルタミン 53
グルタミン酸オキサロ酢酸トランスアミナーゼ 74
グルタミン酸デカルボキシラーゼ 107
グルタミン酸ピルビン酸トランスアミナーゼ 74
クレアチニン 90, 165, 202
クレアチニンクリアランス 89
クレアチンキナーゼ 65, 133, 167
クレアチンホスホキナーゼ 65
クロザピン 194, 195, 196, 198
クロストリジウム 55, 140
クロスマッチ 51
クロピドグレル 214

クロフィブラート 94
グロブリン分画 31
クロム 101
クロル 33
クロルプロマジン 24, 194, 196
クローン(Crohn)病 73

## け

K 32
KRAS遺伝子の変異 55
経口瘙痒症改善薬 223
経口血糖降下薬 102
蛍光染色法 140
経口腸管洗浄薬 218
経口避妊薬 163
75g経口ブドウ糖負荷試験 104
経腸栄養 177
頸椎側方穿刺 45
頸動脈 10
KL-6 69
劇症1型糖尿病 106
劇症肝炎 78
下剤 198, 218
血圧 10
血液型検査 49
血液がん 189
血液凝固線溶系疾患 116
血液検査 130
血液検査用検体 8
血液採取 138
血液障害(向精神薬による) 197
血液像 26
結核菌 55, 140, 145
血管内留置カテーテル 178
血管の脆弱性 116
血球 41
血球検査 23
Geckler分類 140
月経周期異常 161
結晶 42
血漿アンモニア 76
血漿浸透圧 32, 33, 94
血小板
——の機能を調べる検査 117
——活性化物質 130
——凝集 25

——凝集能 117, 130
血小板機能異常症 117
血小板減少性紫斑病 25
血小板数 25, 77
血小板無力症 131
血清 8, 28
血清アミロイドAタンパク質 69, 137
血清アルブミン 174
血清脂質 111
血清総タンパク質 28, 174
血清タンパク質 28
血清リパーゼ 85
血栓 116, 121, 130
血栓症 127
血中総分岐鎖アミノ酸/チロシンモル比 101
血中尿素窒素 90
血中濃度曲線下面積 143
血糖 102, 165
　高—— 39, 102, 177
　低—— 10, 102, 177
血糖管理 177, 186
　腎機能低下時の—— 188
血糖コントロール目標値 184
　高齢者糖尿病の—— 185
血糖自己測定 187
血尿 36, 39
血友病 67, 120
血流感染症 138
ケトン体 39
ゲフィチニブ 55, 192
下痢 36, 37
原因抗原 157
限局皮膚硬化型 152
言語反応 12
検体管理 8
検体検査 2, 3
検体の放置 33
見当識 12
原発性アルドステロン症 32, 33, 96, 106
原発性血小板血症 25
原発性甲状腺機能低下症 93
原発性胆汁性肝硬変 114
原発性胆汁性胆管炎 75, 82
原発性副腎皮質機能低下症 92
原発性マクログロブリン血症 29
顕微鏡検査 138

顕微鏡的多発血管炎 148

## こ

コアプロモーター領域 81
抗二本鎖DNA抗体 148, 150
抗IA-2/ICA512抗体 107
抗アクアポリン4抗体 134
抗悪性腫瘍薬 207
抗アセチルコリン受容体抗体 133
降圧薬 103, 215
抗アミノアシルtRNA合成酵素抗体 133
抗RNAポリメラーゼⅢ抗体 148, 151
抗アルドステロン薬 202
抗アレルギー薬 16
抗EJ抗体 133
抗インスリン抗体 108
抗うつ薬 16, 195, 221
抗ARS抗体 133, 148, 150
抗AQP4抗体 134
抗A抗体 49
抗AchR抗体 133
抗SS-A/Ro抗体 152
抗SS-A抗体 148
抗SS-B/La抗体 152
抗SS-B抗体 148
抗Sm抗体 148, 150
抗Scl-70抗体 148, 151
高HDL-C血症 115
抗Mi-2抗体 134, 148, 150
抗MDA5抗体 134, 148, 150
抗MuSK抗体 133
抗LKM抗体 83
好塩基球 24, 26
好塩基球活性化試験 158
抗核抗体 82, 87, 149
高カリウム血症 202
抗カルジオリピン抗体 131, 152
抗カルジオリピンβ₂グリコプロテインⅠ複合体抗体 152
抗がん剤 28, 54
抗がん剤治療 191
抗肝腎ミクロソーム抗体 83
高γグロブリン血症 87
抗凝固因子 131

抗凝固療法 66, 132
抗筋特異的チロシンキナーゼ
　　　　　　　　抗体 133
抗菌薬 103, 144, 206
——適正使用支援 179
——の効果判定 181
——の相互作用発見 182
——の副作用発見 181
口腔温 11
抗グルタミン酸脱炭酸酵素
　（GAD）抗体 107
高クロル血症 33
抗 KS 抗体 133
高血圧 11, 165
高血圧緊急症 11
高血圧性脳症 11
抗結核薬 206
抗血栓薬 214
高血糖 39, 102, 177
高血糖高浸透圧症候群 102
抗原検査 146
抗原特異的 IgE 抗体測定 157
膠原病 29, 148
抗甲状腺薬 213
抗好中球細胞質抗体 152
抗コリン薬 223
高コレステロール血症 114
交差混合試験 124
交差適合試験 51
好酸球 24, 26
——増多 26
好酸球性気道炎症 160
好酸球性肉芽腫性血管炎 148
抗酸菌検査 145
抗酸菌染色 140
抗 Jo-1 抗体 133, 148, 150
抗 GAD 抗体 107
抗 GM1 IgG 抗体 134
抗 CL$\beta_2$GP I 抗体 153
抗 GQ1b IgG 抗体 134
高脂血症 111, 115
高脂血症性膵炎 85
抗 CCP 抗体 148, 150
甲状腺癌 95
甲状腺機能亢進症 34, 102,
　　　　　　　109, 114, 202
甲状腺機能低下症 10, 94, 114,
　　　　　　　　　　　202
　うつ病症状を呈する——
　　　　　　　　　　　195

甲状腺刺激ホルモン 93, 165
甲状腺刺激ホルモン放出ホル
　　　　　　　モン 93, 163
甲状腺腫腫 95
甲状腺ホルモン 93, 94, 102
抗真菌薬 206
抗ストレプトキナーゼ抗体 166
抗ストレプトリジン O 抗体
　　　　　　　　　　　166
抗精神病薬 75, 194, 221
——の肝障害発現率 194
抗生物質 28
抗セントロメア抗体 148, 151
抗そう薬 197
酵素補充療法 54
高体温 11
代謝性無呼吸 10
高タンパク血症 29
好中球 24
——減少 26
——増多 26
好中球減少症 197
好中球桿状核球 26
好中球分葉核球 26
高張性脱水症 33
抗痛風薬 76
抗 TIF1-γ 抗体 134, 148, 150
抗 D 抗体 50
高 TG 血症 114
抗てんかん薬 75, 197, 222
後頭下穿刺 45
抗トポイソメラーゼ I 抗体 151
高ナトリウム血症 32
高尿酸血症 91
高熱 11
更年期障害 161
抗 p53 抗体 170
抗 PL-12 抗体 133
抗 PL-7 抗体 133
抗 B 抗体 49
高比重リポタンパク質コレステ
　　　　　　ロール 111, 112
抗ヒスタミン薬 159
抗不安薬 197
抗不整脈薬 16, 103, 216
高プロラクチン血症 163
抗平滑筋抗体 83
抗 $\beta_2$-グリコプロテイン I
　　　　　（$\beta_2$GP I）抗体 131
抗ミトコンドリア抗体 83

抗 U1-RNP 抗体 148, 150
抗リウマチ薬 209
抗利尿ホルモン 32, 93
抗利尿ホルモン不適合分泌症候
　　　　　　　　群 32, 94
抗リン脂質抗体 131, 148, 152
抗リン脂質抗体症候群 130,
　　　　　　　　　　　148
呼気一酸化窒素濃度 160
呼吸 10
呼吸器感染症 68, 138
呼吸器疾患 68
呼吸機能検査 17
呼吸曲線（スパイログラム）検
　　　　　　　　　査 17
呼吸数 165
呼吸性アシドーシス 21, 37
呼吸性アルカローシス 21, 37
呼吸不全 10
国際標準化比 118
固形腫瘍 168
ゴーシェ病 54
五炭糖 38
Cockcroft and Gault 法 89
骨髄 24
骨・カルシウム代謝薬 213
骨髄異形成症候群 24, 63
骨髄癌腫症 63
骨髄腫 26, 28
骨髄線維症 24
骨髄抑制 24
骨粗鬆症 161
ゴナドトロピン 161
ゴナドトロピン放出ホルモン
　　　　　　　　　　　161
コラーゲン 77, 117, 130
ゴリムマブ 210
コリンエステラーゼ 75
コルチコステロイド結合タンパ
　　　　　　　ク質欠損症 96
コルチゾール 96, 165
コルヒチン 212
コレステリル転送タンパク質
　　　　　　　　　　　111
コレステロール 42, 111, 174
混合性結合組織病 148, 150
昏睡型急性肝不全 78
コンパニオン診断 54, 190
コンピューター断層撮影 77,
　　　　　　　　　　　189

## さ

再活性化 79
細菌検査 140
細菌尿 36
採血 6
最高血圧 11
最高血中濃度 143
柴胡含有製剤 224
最小発育阻止濃度 143
再生不良性貧血 24,63
採痰ブース 145
最低血圧 11
サイトケラチン 19 70
サイトメガロウイルス 55,82, 167
細胞診 58
サイロキシン 94,195
サイログロブリン 95
サーファクタント タンパク質A, D 69
サラゾスルファピリジン 24, 218
サリチル酸 110
サリルマブ 210
サリン 76
サルコイドーシス 74
サルファ剤 35,36,40
酸化マグネシウム 218
三環系抗うつ薬 97, 198, 221
3-3-9度方式 12
酸素 23
三相性脳波 17
酸素化能 20
産婦人科疾患 161

## し

次亜塩素酸ナトリウム 35, 38
ジアゾ反応 40
シアリル Le$^c$ 171
シアリルルイスA糖鎖抗原 189
Cr（クレアチニン） 90
Cr（クロム） 101
CRE 143

GRH 92
CRP 69, 136
CRBSI 178
C-ANCA 152
CEA 169, 171, 189
CETP 111
Ca 33
GA 109
CA125 170, 171, 189
CA15-3 169
CA19-9 169, 171
CA602 171
シェーグレン症候群 24, 148
JCS 193
JCCLS 3
GH 92, 165
ChE 75
GH分泌不全性低身長症 92
JDS値 104
CADM 151
GNRI 175
GnRH 161
J波 16
GFR 88, 203
CM 111
CMV 55, 82
Cl 33
CLEIA法 48
CLSI 143
GLP-1受容体作動薬 188, 211
CONUT 175
GOT 74
COPD 21, 24, 68
COPD治療薬 217
C型肝炎ウイルス 55, 81
磁気共鳴画像 77, 189
ジギタリス中毒 16
c-kit 192
子宮筋腫 172
子宮頸癌 169
糸球体腎炎 42
糸球体性タンパク尿 38
糸球体ろ過量 88
子宮内膜症 161, 172
シクロスポリン 202
CK 65, 133
CKD 88, 200
止血 25
試験紙法 38
C抗原 50

ジゴキシン 216
自己免疫疾患 148
自己免疫性肝炎 82
自己免疫性神経・筋疾患 133
自己免疫性膵炎 87
自己免疫性溶血性貧血 63
Ccr 89, 203
CCR4タンパク質 55
CGM 187
脂質 111
脂質異常症 111
脂質異常症治療薬 212
脂質抗原検査 47
脂質代謝 178
シスタチンC 201
シスチン 42
シスチン尿症 42
ジストロフィン 53
次世代シークエンサー 53
持続血糖測定 184, 187
持続血糖モニター機器 103
ジソピラミド 216
$\theta$（シータ）波 17
失神 12
CT 77, 189
CD20抗原 192
CTCAE v4.0 192
CDトキシン 146
シーハン(Sheehan)症候群 163
C反応性タンパク質 31, 69, 136
CPR 106
CPK 65
CBC 23
GPT 74
2,8-ジヒドロアデニン 42
GVHD 154
ジフェニルヒダントイン 36
ジフテリア菌 140
シプロフロキサシン 103, 144, 146
C-ペプチド 106
Cペプチドインデックス 185
シベンゾリン 103, 216
脂肪円柱 43
脂肪酸結合タンパク質 66
脂肪酸β酸化異常症 167
脂肪乳剤 178
$C_{max}$ 143
シメチジン 16, 90
シモンズ(Simmonds)病 163

シャイドレージャー(Shy-Drager)症候群 97
芍薬甘草湯 195
Japan Coma Scale 12, 193
Cu 101
終止コドン 53
収縮期血圧 10
重症筋無力症 133
肢誘導 13
十二指腸潰瘍 72
終末期 192
主観的包括的評価 174
受血者 51
主細胞 71
出血 36, 63
出血傾向 116, 124
出血時間 117
12誘導心電図 13
腫瘍 57
主要組織適合性複合体 154
腫瘍崩壊症候群 34
腫瘍マーカー 168, 189
循環器疾患 65
循環不全 10
小球性低色素性貧血 63
生姜含有製剤 224
常染色体性優性 53
常染色体性劣性 53
小児疾患 164
上皮細胞 41
上皮性腫瘍 58
静脈血採血 6
上腕筋囲長 176
上腕筋面積 176
上腕三頭筋皮下脂肪厚 176
上腕周囲長 176
上腕動脈 10
食事療法 115
食道癌 169, 170
食物アレルギー 158
食物経口負荷試験 159
徐呼吸 10
ショック 11
処方監査 2
徐脈 10, 14
シロスタゾール 214
CysC 201
CYFRA 70, 170
心因性多尿 36
腎機能障害 202

心機能障害(抗精神病薬による) 194
心筋炎 66
心筋梗塞 15, 65
心筋トロポニン 66
真菌の蛍光染色 139
心筋マーカー 67
腎クリーゼ 148
神経芽細胞腫 97, 170
神経・筋疾患の遺伝子検査 53
神経・筋疾患 133
神経性食思不振症 92
神経性大食症 198
神経性無食欲症 163, 198
腎血管性高血圧 96
心原性脳塞栓症 132
腎後性タンパク尿 38
腎疾患 88
心室細動 15, 16
心室性不整脈 16
心室粗動 16
心室頻拍 15
滲出性 44
腎障害の重症度診断マーカー 200
新生児マススクリーニング 54, 166
真性多血症 23, 62
腎性タンパク尿 38
腎性糖尿 39, 109
腎性尿崩症 36
腎前性タンパク尿 38
心臓型脂肪酸結合タンパク質 66
身体計測 176
シンチグラフィー 189
心電図 13
浸透圧利尿 36
心嚢液 44
心拍数 165
心不全 32, 65
腎不全 32, 33, 100, 105, 109
心房細動 14, 66
心房粗動 14
蕁麻疹 157

## す

髄液細胞数 134

髄液総タンパク質 135
髄液糖 135
髄液ミエリンベーシックタンパク質 135
髄液リン酸化タウタンパク質 135
膵炎 85
膵外分泌機能検査 87
膵臓癌 169, 171
膵酵素 83
推算CCr 89
膵島細胞抗体 107, 108
水分過剰 33
水分管理 177
膵β細胞 105
髄膜炎 46, 134
睡眠時無呼吸症候群 24
睡眠導入剤 20
睡眠薬 197
頭蓋内圧亢進症 45
スクロオキシ水酸化鉄 223
スタチン 115, 133, 212
ステロイド 109, 158, 162, 208
ストレス多血症 62
ストレプトマイシン 146
スピロノラクトン 202
スプライスコンセンサス領域 53
スルピリド 195, 196
スルファメトキサゾール 25
スルホサリチル酸法 38
スルホニル尿素薬 211
スルホンアミド 36

## せ

正球性正色素性貧血 63
生検 57
正色素性 63
脆弱性X症候群 53
精神疾患 194
成人T細胞性白血病 55
性ステロイドホルモン 162
性腺刺激ホルモン 161
成長ホルモン 28, 92, 102, 165
成長ホルモン放出ホルモン 92
生物学的偽陽性 47
生理機能検査 2, 13

脊髄小脳変性症 53
セクレチン負荷試験 71
セツキシマブ 55
赤血球 23, 41
赤血球円柱 43
赤血球指数 23
赤血球数 23, 62
赤血球造血刺激因子製剤 223
赤血球沈降速度 137
赤血球尿 40
赤血球粒度分布幅 62
摂食障害 198
接触皮膚炎 157
絶対不整脈 10
Zn 101
ZnT8 108
セフェム系抗菌薬 35, 39, 206
セフメタゾール 144
セベラマー 223
セルトリズマブペゴル 210
セルロースアセテート膜電気泳動法 30
セルロプラスミン 31
セレン 101
セロトニン 163
セロトニン症候群（抗うつ薬による） 197
セロトニン・ドーパミン遮断薬 221
浅呼吸 10
穿刺液検査 44
穿刺吸引細胞診 59
染色体分析 167
染色法（微生物の） 139
全身性エリテマトーデス 24, 131, 137, 148, 150
全身性炎症反応性症候群 86
全身性強皮症 148, 151
全身性強皮症関連自己抗体 151
全身性自己免疫疾患 148
選択的エストロゲン受容体モジュレーター 213
先端巨大症 92, 102, 105
先天性アミノ酸代謝異常症 100
先天性アンチトロンビン欠乏症 122
先天性QT延長症候群 16
先天性サイログロブリン合成障害 95

先天性フィブリノゲン欠乏症 119
先天性副腎過形成症 54
先天性副腎皮質過形成成 163
先天性プロテインS欠乏症 124
先天性プロテインC欠乏 122
センナ 36
専門薬剤師 174, 179, 184, 189, 194, 200
線溶系 127
戦慄 11
前立腺癌 36, 170, 172
前立腺肥大症 36, 172

## そ

造影剤 37
臓器移植 154
臓器特異的自己免疫疾患 148
造血器腫瘍 168
造血障害 63
総コレステロール 112
総タンパク質 28, 165
総ビリルビン 75, 86
粟粒結核 74
組織学的の診断 57
組織診 57
速効型インスリン分泌促進薬 211
ゾニサミド 222
ソホスブビル 219
ソマトスタチン 92
ゾリンジャー・エリソン（Zollinger-Ellison）症候群 71

## た

第一世代抗精神病薬 194
大黄 36
体温 11
体温異常 12
体格指数 176
大球性正色素性貧血 63
大呼吸 10

代謝異常症 100, 166
——の遺伝子検査 54
代謝栄養疾患 99
代謝拮抗薬 208
代謝疾患 92
代謝性アシドーシス 10, 21, 33, 37
代謝性アルカローシス 21, 37
体重 174, 177
体重減少率 176
代償期 86
大腿動脈 10
大腸癌 55, 73, 169, 171
大腸菌 140
大腸腺癌 57
大腸ポリープ 73
耐糖能異常 105
第二世代抗精神病薬 194
多飲水 198
タウタンパク質 135
唾液腺炎 87
沢瀉含有製剤 224
ダクラタスビル 219
多元受容体作用抗精神病薬 221
多剤耐性緑膿菌 143
多胎妊娠 162
脱水 30, 36, 98
Duffy型血液型抗原 51
ターナー (Turner) 症候群 163
多尿 35
多発血管炎性肉芽腫症 148
多発性筋炎 133, 148
多発性筋炎・皮膚筋炎関連自己抗体 151
多発性硬化症 135
多発性骨髄腫 24, 29
WBC 24
タムタンパク質 37
Tamm-Horsfall タンパク 42
単一遺伝子病 52
単球 24, 26
炭酸水素イオン 21
炭酸ランタン 223
炭酸リチウム 197, 221
胆汁うっ滞 75
胆汁色素 36
胆汁排泄障害 74
単純ヘルペスウイルス 55
タンジール病 115

男性ホルモン 28
胆道癌 169
ダントロレン 195
胆嚢造影剤 76
胆嚢・胆道癌 169
タンパク質代謝 29
タンパク質分画 30
タンパク同化ホルモン 28

## ち，つ

チアジド系利尿薬 34, 215
チアゾリジン薬 210
チアマゾール 213
遅延型過敏反応 157
チェーンストークス呼吸 10
チオリダジン 194
チクロピジン 214
窒素代謝 178
窒素バランス 178
チャイルド・ピュー分類 78
中間血圧 116
中間比重リポタンパク質 111
中心静脈栄養 177, 178
中心体温 11
中枢性尿崩症 36
中性脂肪 111
中毒性副作用 182
超音波検査 77, 189
超音波内視鏡 77
腸球菌 55
超低比重リポタンパク質 111
直接型抗ウイルス薬 219
直接作用型経口抗凝固薬 67, 122, 132
直接 Xa 阻害薬 214
直接的レニン阻害薬 215
直接トロンビン阻害薬 214
直接ビリルビン 75
直腸温 11
治療薬物モニタリング 182
チール・ネルゼン染色法 140
チロキシン 94, 165, 195
チログロブリン 95
チロシン 42
沈降炭酸カルシウム 223
沈渣鏡検法 41

痛風 91
痛風・高尿酸血症治療薬 212

## て

$T_3$ 94
$T_4$ 94
DIC 25, 63, 67, 77
DRI 215
TRH 93, 163
低アルブミン血症 30, 34
TARC 160
低栄養状態 100
DAA 製剤 219
TAM 143
TSH 93
TSH 不適合分泌症候群 93
低 HDL-C 血症 115
TAT 126
DNA ウイルス 55
TNM 分類 190
Tf 100
$Tm_G$ 38
TM 123
DLST 83, 158
DOAC 67, 122, 132
DOT 181
低カリウム血症 16, 33
低クロル血症 33
DKA 102
低血圧 11
低血糖 10, 102, 177
D 抗原 50
テイコプラニン 183
低コレステロール血症 114
低酸素症 12
TG 111, 112
TCA 221
T-Ch 112
低色素性 63
低体温 10, 11
TTR 99
TDM 183
低 TG 血症 115

TTP 25
TdP 16
低ナトリウム血症 32, 177
T 波 13
TP 28, 47
TPA 169
TPHA 法 48
TPN 177, 178
TPLA 法 48
TP 抗原 48
TP 抗体検査 48
低比重尿 36
低比重リポタンパク質コレステロール 111, 112
DPP-4 阻害薬 211
TPPA 法 48
TV 18
低分子抗リウマチ薬 209
低マグネシウム血症 16
DUPAN-2 169
DuBois 式 201
テオフィリン 217
デスノマブ 34
鉄欠乏性貧血 100, 103
鉄剤 104
テネリグリプチン 211
テノホビル 220
テルグリド 195
δ（デルタ）波 17
テルビナフィン 207
電解質 32
——管理 177
てんかん 17
電気泳動法 30
tenase 複合体 120

## と

銅 101
頭頸部癌 169
橈骨動脈 10
糖質代謝異常 166
洞性徐脈 14
洞性頻脈 14
糖代謝異常 39
糖タンパク質 28
等張性利尿 36

同定検査 142, 146
糖尿病 36, 39, 90, 102, 115, 119, 184
——の診断基準 104
糖尿病型 104
糖尿病ケトアシドーシス 102
糖尿病性腎症 29
糖尿病治療薬 210
洞不全症候群 10
動脈血ガス分析 20
動脈血採血 6
動脈血酸素分圧 20
動脈硬化 130
投与水分量 177
トキソプラズマ 55, 167
特発性血小板減少性紫斑病 25
トシリズマブ 25
L-ドーパ 35, 39, 110, 195, 223
ドーパミン 163
ドーパミンアゴニスト 223
ドーパミン受容体拮抗薬 217
トピラマート 222
トラスツズマブ 54, 55, 192
トランスアミナーゼ 74
トランスサイレチン 54, 99, 176
トランスフェリン 73, 100
トリアシルグリセロール 111
トリグリセリド 111, 112, 165, 178
トリコモナス 42
トリプシン 85
トリプトファン 100
トリプレットリピート病 53
トリメトプリム 25, 90, 203
努力肺活量 18
トリヨードサイロニン 94
トリヨードチロニン 94
トルサード・ド・ポアント 16
トルバプタン 32
トロポニンI 66
トロポニンC 66
トロポニンT 66
トロンビン 121, 126
トロンビン-アンチトロンビン複合体 126
トロンビン受容体 123
トロンボテスト 118
トロンボポエチン 25
トロンボモジュリン 121, 123

## な 行

内視鏡検査 77, 189
内臓型肥満 105
内分泌疾患 92, 101
ナトリウム 32
ナンセンス変異 53
2型糖尿病 102, 105
肉 腫 58
ニコチン 94
二酸化炭素 21
二次性多血症 23, 62
2次性糖尿病 102
二次線溶反応 129
2段階穿刺法 6
ニトロフラン類 36
ニトロプルシド反応 39
日本人向けGFR推算式 88
日本臨床検査標準協議会 3
乳 癌 54, 55, 59, 170
乳酸デヒドロゲナーゼ 69, 190
乳び尿 36, 42
ニューキノロン系抗菌薬 144, 206
尿ウロビリノーゲン 40
尿外観 36
尿ケトン体 39
尿検査 35
尿細管上皮細胞 41
尿細管性タンパク尿 38
尿 酸 91
尿酸結晶 42
尿試験紙法 35
尿潜血 39
尿素窒素 90
尿タンパク 37
尿中メタネフリン分画 97
尿沈渣 41
尿沈渣成分 42
尿 糖 38, 110
尿道炎 42
尿道結石 42
尿毒症 12
尿 pH 37
尿比重 37
尿ビリルビン 40
尿崩症 32, 37, 94

尿 量 35
尿路閉塞 90
ニロチニブ 55
妊 娠 51, 90, 100, 105, 110, 119, 121
人参含有製剤 224
妊娠糖尿病 104

熱中症 11
ネフローゼ症候群 28, 30, 36, 42, 100, 109, 114, 121

脳 炎 134
脳血管障害 130
脳梗塞 130, 131
脳室穿刺 45
濃縮尿 36, 38
脳出血 130
脳性ナトリウム利尿ペプチド 65
脳脊髄液検査 45
脳卒中 11, 12
膿 尿 36
脳 波 17
脳ヘルニア 12
脳保護薬 214
ノルメタネフリン 97
ノロウイルス 146, 166

## は

肺 炎 20
肺炎球菌 140, 146
バイオセーフティレベル 145
肺活量 18, 20
肺 癌 68, 70
肺気腫 68, 69
敗血症 11, 86
胚細胞性腫瘍 169
肺サーファクタント 69
肺サルコイドーシス 68, 70
肺線維症 68
肺腺癌 169, 170
バイタルサイン 10
培 地 142
肺動静脈瘻 20
肺動脈性高血圧症 148
梅 毒 47

梅毒トレポネーマ 47,55
肺非小細胞癌 55,70
肺扁平上皮癌 169
肺胞 20
培養検査 140,146
排卵障害 161
パーキンソン病治療薬 223
剝離細胞診 59
橋本病 95
播種性血管内凝固症候群 25, 63, 67
バセドウ病 93, 94, 95
バーター(Bartter)症候群 96, 98
バチルス属 140
HER2 170, 192
HER2遺伝子 54
発汗 32, 36
白血球 24, 41, 136
白血球数 24, 69
白血球像 25
白血球中CMV pp65抗原 82
白血球分類 24, 26, 69
白血病 24, 26, 34, 63, 74, 91, 189
発達の遅れ 166
パッチテスト 159
発熱 11, 24, 37
バナナ 97
パニツムマブ 55
バニラ 97
パフォーマンスステータス 191
ハプトグロブリン 31
パリペリドン 194, 196
バルビタール 94
バルプロ酸 197, 222
ハロペリドール 196
汎下垂体機能低下症 92
半夏含有製剤 224
汎血球減少 24
バンコマイシン 183
ハンチントン病 53
反応性低血糖 102

## ひ

P 34
PIC 129
PIVKA 123
PIVKA-Ⅱ 169, 170
PR3-ANCA 148
PRL 93, 163
ProGRP 170
ヒアルロン酸 77
P-ANCA 152
BE 21
PET 189
PAI-1 127
$PaO_2$ 20
PS 123, 191
PSA 169, 172, 189
pH 21
PNI 176
BNP 65
BFP 47
BMI 174, 176
PL 111
PLT 25
$Po_2$ 20
B型肝炎ウイルス 55, 79
ビキサロマー 223
PQ時間 15
ビグアナイド薬 210
ピークフロー 160
非結核性抗酸菌 145
PK/PD理論 143
B抗原 49
非昏睡型急性肝不全 78
PⅢP 77
PC 122
PG 102
PCR 53
Bcr-Abl 192
BCR-ABL1キメラ遺伝子 55
PCR法 145
BCAA 100
P-CAB 217
BG薬 210
鼻汁好酸球検査 160
ヒスタミン$H_2$受容体拮抗薬 71
ヒスタミン遊離試験 158
非ステロイド抗炎症薬 208
微生物検査 138
非代償期 86
ピタバスタチン 212
ビタミンA 34
ビタミンA欠乏症 99
ビタミン$B_2$ 36
ビタミン$B_{12}$ 36, 63
ビタミン$B_{12}$欠乏性貧血 103
ビタミンC 39, 77, 110
ビタミンD 34
ビタミンD製剤 96
ビタミンK 76, 123
ビタミンK依存性凝固因子 123
非タンパク熱量/窒素比 178
PT 66, 76, 118, 130
PT-INR 66, 118
BTR 101
PTH 95
BT-PABA試験 87
ヒト型抗RANKLモノクローナル抗体製剤 213
ヒト絨毛性ゴナドトロピン 162
ヒト白血球抗原 154
ヒトパピローマウイルス 55
ヒトメタニューモウイルス 146, 166
ヒト免疫不全ウイルス 55
3-ヒドロキシ酪酸 39
皮内テスト 159
P波 13
PPI 217
PBC 75, 82
皮膚癌 169
皮膚筋炎 133, 148
非抱合ビリルビン 75
肥満症 92
びまん皮膚硬化型 151
ピモジド 196
BUN 90
ビューレット法 28
病因遺伝子 53
標準化eGFR 200
標的分子 192
表皮ブドウ球菌 140
病理検査 57, 189
ピラジナミド 91, 146, 207
ビリベルジン尿 36
微量元素 101
ビリルビン 40, 42, 75, 165
ビリルビン尿 36
ビルダグリプチン 211
貧血 62, 101, 103
頻呼吸 10

頻脈 10, 14
頻脈性不整脈 10

## ふ

ファブリー病 54
ファンギフローラY染色 139
ファンコニー(Fanconi)症候群 34, 39
VLDL 111
VC 18
VWF 120
フィッシャー症候群 134
フィッシャー比 100
フィブラート系薬剤 212
フィブリノゲン 31, 119
フィブリノゲン・フィブリン分解産物 128
フィブリノゲン分解産物 126
フィブリン 119, 129
フィブリン分解産物 126
フィブリンモノマー 126
フィブリンモノマー複合体 126
風疹ウイルス 167
封入体細胞 42
フェニトイン 94, 197, 222
フェニルケトン尿症 54, 166
フェノバルビタール 197, 222
フェノール類 36
フォンヴィレブランド因子 120
フォンヴィレブランド(von Willebrand)病 67, 120, 131
不規則抗体 51
副交感神経遮断薬 223
副甲状腺機能亢進症 34, 96
副甲状腺機能低下症 34, 96
副甲状腺ホルモン 95
副甲状腺ホルモン製剤 213
副作用 182
副腎機能低下症 96
副腎皮質刺激ホルモン 92, 165
副腎皮質ステロイド 158, 208
副腎皮質ホルモン 24, 28, 102
副腎不全 34, 105
副腎ホルモン 96
腹水 44

フクチン 53
浮腫性疾患 32
ブチロフェノン 40
ブドウ糖 102
プラスミノゲン 127
プラスミノゲンアクチベーターインヒビター 127
プラスミン 128
プラスミン-$\alpha_2$-プラスミンインヒビター 129
フラッシュグルコースモニタリング 188
プランマー(Plummer)病 94
ブリックテスト 158
フリードライヒ運動失調症 53
ブルガダ症候群 16
フルクトース 38
フルシトシン 90
フルダラビン 79
フルバスタチン 212
フルフェナジン 196
フルフェナム酸 35, 40
ブルンネル腺細胞 71
プレコア領域 81
プレプロインスリン 105
プロインスリン 105
プロカルシトニン 86
プロゲステロン 162, 163
プロコラーゲンⅢペプチド 77
プロテインS 123
プロテインS欠乏症 130
プロテインC 122
プロテインC欠乏症 130
プロトロンビン時間 66, 76, 118, 130
プロトロンビンフラグメント$_{1+2}$ 126
プロトンポンプ阻害剤 71, 217
プロナンセリン 194
プロピルチオウラシル 24, 213
プロブコール 212
プロプラノロール 103
プロベネシド 90
フローボリューム曲線検査 17
ブロマジン 196
ブロモクリプチン 195
プロラクチノーマ 163
プロラクチン 93, 163, 195
分化度 58
分岐鎖アミノ酸 100

分岐鎖アミノ酸製剤 219
分子標的治療 157
分子標的薬 54, 190, 192

## へ, ほ

平均赤血球ヘモグロビン濃度 23, 63
平均赤血球ヘモグロビン量 23, 63
平均赤血球容積 23, 63
閉塞性黄疸 75, 114
Payneの補正式 33
壁細胞 71
ヘキソキナーゼ(HK)法 102
ベクラブビル 219
ベセスダ法 125
$\beta_2$刺激薬 217
$\beta$遮断薬 215
$\beta$(ベータ)波 17
$\beta$-ラクタマーゼ 143
$\beta$-ラクタム系抗菌薬 144
$\beta$リポタンパク質 31
ペニシリン系抗菌薬 206
ヘパプラスチンテスト 118
ヘパリン 214
ヘパリン採血 25
ペプシノゲン 71
ペプチドグリカン層 139
ヘマトクリット値 23, 62
ヘモグロビン 23, 73
ヘモグロビンA1c 103
ヘモグロビン尿 36, 40
ヘモグロビン濃度 23, 62
ヘリコバクター・ピロリ検査 72
ベルナール・スーリエ(Bernard-Soulier)症候群 131
ペルフェナジン 196
ヘルペスウイルス 55, 167
ペロスピロン 194
ベロ毒素 146
Bence Jonesタンパク 37, 189
ベンズブロマロン 213
Henderson-Hasselbalchの式 21
扁平上皮細胞 41
芳香族アミノ酸 100

抱合ビリルビン 75
房室結節 15
房室ブロック 10, 15
放射線照射治療 24
放線菌 139
乏 尿 36
墨汁染色 139
ボグリボース 211
ポジトロン断層法 189
ホスファチジルセリン 152
ホスファチジン酸 152
発作性上室性頻拍 15
発作性夜間ヘモグロビン尿症 63
ホモシスチン尿症 54
ポルフィリン症 12
ポルフィリン尿 36
ホルマリン 35
ホルモン 92
本態性血小板血症 25
ポンペ病 54

## ま 行

マイコプラズマ 55, 146, 166
マクロファージ 69
マクロライド系抗菌薬 206
マスト細胞 158
Mac-2結合タンパク糖鎖修飾異性体 77
末梢血液塗沫標本 24
末梢血総リンパ球数 176
麻 薬 12
マラリア原虫 26
マンガン 101
慢性骨髄性白血病 24, 55
慢性腎臓病(CKD) 37, 88, 200
慢性腎不全 34, 36, 66, 99, 115
慢性膵炎 86
慢性低血圧 11
慢性白血病 24
慢性閉塞性肺疾患 21, 24, 68
慢性薬物中毒 199
マンニトール 36

ミアンセリン 198
ミエリンベーシックタンパク質 135
ミオクロニー発作 17
ミオグロビン 133
ミオグロビン尿 36, 40
ミクリッツ(Mikulicz)病 87
ミクロソーム分画 75
ミスセンス変異 53
ミトコンドリア遺伝 53
脈 拍 10
脈管侵襲 57
Miller & Jones の分類 138

無顆粒球血症 197
無γグロブリン血症 30
無機リン 34
無筋病性皮膚筋炎 151
無月経 161
ムコ多糖症 54
ムチンタンパク抗原 189
無痛性甲状腺炎 93, 95
無 尿 36
無フィブリノゲン血症 117, 131
無β-リポタンパク血症 114

メサラジン 218
メタネフリン 97
メタボリックシンドローム 107
メチシリン耐性黄色ブドウ球菌 143
メチルドパ 36
メトトレキサート 209
メトヘモグロビン尿 36
メトホルミン 188
メトロニダゾール 36
メフェナム酸 35, 41
メープルシロップ尿症 54
メラニン尿 36
メロペネム 144
免疫グロブリン 28
免疫クロマトグラフィー法 48
免疫血清検査 154
免疫チェックポイント阻害薬 94, 192
免疫比濁法 149
免疫抑制薬 28, 207

毛細血管 116
毛細血管採血 6
毛細血管抵抗試験 116
網赤血球 62

モガムリズマブ 55
モニター心電図 13
モリブデン 101
モルヒネ 20
モンロー・リヒター線 44

## や 行

薬剤感受性検査 142, 146
薬剤性肝障害 158
薬剤耐性菌 143, 179
薬剤リンパ球刺激試験 83, 158
薬物血中濃度モニタリング 182
薬物性肝障害 83
薬物中毒 198
Jacoby 線 45

有害事象共通用語基準 v4.0 192
有機酸代謝異常症 167
有機リン 34
有機リン中毒 76
遊離型 PSA 比 170, 172
遊離サイロキシン 94, 165
遊離脂肪酸 111
遊離トリヨードサイロキシン 165
遊離トリヨードサイロニン 94
UA 91
輸 液 32, 36
輸 血 51, 155
輸血前検査 51

陽イオン交換樹脂 223
浴 33
溶血性貧血 26
陽性肢端皮膚炎 101
腰椎穿刺法 45
予後栄養指数 176
ヨード造影剤 35
Ⅳ型アレルギー 159
Ⅳ型過敏反応 157

## ら，り

ライソゾーム病 54, 167

ラクトース　38
ラクナ梗塞　132
ラテックス凝集免疫比濁法　149
ラモトリギン　197
卵円形脂肪体　42
卵管癌　170
卵巣顆粒膜細胞腫　162
卵巣癌　170, 172
卵巣囊胞腺腫　172
Landsteinerの法則　49
卵胞刺激ホルモン　161

リアルタイムPCR　55, 81
リウマトイド因子　148, 149
リストセチン　117, 130
リスペリドン　194, 195, 196
リソソーム　54
リソソーム酵素活性　167
利胆薬　76
リチウム　32, 34, 94
リツキシマブ　79, 192
リドル(Liddle)症候群　97
利尿薬　198, 215
リパーゼ　85
リバビリン　219
リバルタ反応　44
リファブチン　146
リファンピシン　36, 76, 146
リフィーディング症候群　177
リポ多糖　139
リポタンパク質　28, 31, 111
リポタンパク質リパーゼ　111
流行性耳下腺炎　167
流　産　162
良性腫瘍　58
緑膿菌　140
リ　ン　34
リン脂質　34, 47, 111
臨床遺伝子検査　52
臨床検査　2
臨床病期分類　190
リンパ球　24, 26
　——減少　26
　——増多　26
リンパ球刺激試験　158
リンパ腫　74
リンパ節転移　57

## る〜わ

涙腺炎　87
ループスアンチコアグラント
　　　　　67, 125, 131, 152
ループス腎炎　42, 148
ループ利尿薬　215

レジオネラ　55, 139, 140, 146
レシチン　47
レシチンコレステロールアシル
　　　　　トランスフェラーゼ　111
レジパスビル　219
レチノール結合タンパク質　99
レニン　98
レベチラセタム　197
レボドパ　36, 97, 110
レボフロキサシン　146
レボメプラマジン　35, 41
レンサ球菌　140, 146, 166

ロイコトリエン受容体拮抗薬
　　　　　217
ロイシン　42
ろう様円柱　43
濾出性　44
ロスバスタチン　212
ローター(Rotor)症候群　76
ロタウイルス　146, 166

ワルファリン　76, 118, 123,
　　　　　130, 214

第1版 第1刷 2007年12月12日 発行
第2版 第1刷 2019年3月26日 発行
　　　第2刷 2021年11月12日 発行

---

## 知っておきたい臨床検査値
### 第2版

---

© 2019

編　集　公益社団法人 日本薬学会
発行者　住　田　六　連
発　行　株式会社 東京化学同人
　　　　東京都文京区千石3丁目36-7（〒112-0011）
　　　　電話 03-3946-5311・FAX 03-3946-5317
　　　　URL　http://www.tkd-pbl.com/

印刷・製本　日本ハイコム株式会社

ISBN978-4-8079-0954-4
Printed in Japan
無断転載および複製物（コピー，電子データなど）の無断配布，配信を禁じます．

## 薬学生・薬剤師のための
# 英会話ハンドブック 第2版

原 博・Eric M. Skier・渡辺朋子 著

新書判 2色刷 256ページ 定価2970円

薬局や病院で薬剤師が,英語圏の患者に対応するときに役立つ実践的な英会話集.OTC薬の販売,受診勧奨,服薬指導,病棟での治療薬の説明など実際の場面に沿った会話例を豊富に収載.

## 薬学生・薬剤師のための
# 知っておきたい 生薬100 第3版
### ― 含 漢方処方 ―

日本薬学会 編

B6判 208ページ 定価2860円

一般用漢方および医療用漢方処方に汎用される約100種類の生薬について,基原植物,主要成分,確認試験,薬効・薬理,用途・配合処方などをわかりやすく収載.第十七改正日本薬局方(第一追補)に対応.

# 知っておきたいOTC医薬品 第3版

日本薬学会 編

B6判 2色刷 400ページ 定価3300円

薬学生・薬剤師および登録販売者を主な対象にOTC医薬品(要指導医薬品・一般用医薬品)について薬効群別に分類し解説.開発の意図と効能/販売時の対応/薬の選び方・使い方/市販されている剤形/おもな製品名,などの情報を収載.

# 薬 学 用 語 辞 典

日本薬学会 編

B6判上製箱入 552ページ 定価4620円

薬学生・薬剤師に必須の薬学用語全般をカバー.モデル・コアカリキュラムに沿って学習するときに初めて出会う薬学の専門用語を簡潔に解説した用語辞典.薬学生のみならず,現役の薬剤師にとっても有用.薬学用語簡易英和辞典としても利用可.収録語数8000.

2021年11月現在(定価は10%税込)

# 代表的な検査項目

IgA-HE 抗体　81
IgM-ウイルスカプシド抗原抗体　82
IgM-HA 抗体　79
IgM-HBc 抗体　80
IgM-CMV 抗体　82
IgM-VCA 抗体　82
IgG インデックス　135
IgG-早期抗原抗体　82
IgG-VCA 抗体　82
亜鉛　101
亜鉛輸送担体 8 抗体　108
アスパラギン酸アミノトランスフェラーゼ　74
網赤血球　62
アミロイド A タンパク質　137
アラニンアミノトランスフェラーゼ　74
アルカリホスファターゼ　74
アルドステロン　96
アルブミン　28
アルブミン/グロブリン比　30
アンチトロンビン　121
1,5-アンヒドロ-D-グルシトール　109
アンモニア　76
意識　12
1 秒量, 1 秒率　18
遺伝子検査　52
イヌリンクリアランス　88
陰イオンギャップ　21
インスリン　105
インスリン様増殖因子　97
インドシアニングリーン試験　76
インヒビター定量　125
エストラジオール　162
HA 抗体　79
HLA 検査　154
HCV RNA 定量　81
HCV 血清型, 遺伝子型　81
HCV 抗体　81
HBe 抗原　80
HBe 抗体　80

HBs 抗原　79
HBs 抗体　79
HB コア関連抗原　80
HBc 抗体　80
HBV 遺伝子型　81
HBV DNA 定量　81
EBV 核内抗原抗体　82
塩基過剰　21
黄体化ホルモン（黄体形成ホルモン）　161
オリゴクローナルバンド　135
ガストリン　71
活性化凝固時間　117
活性化部分トロンボプラスチン時間　67, 117
カリウム　32
カルシウム　33
凝固第Ⅷ, Ⅸ, ⅩⅢ因子　120
交差適合試験　51
グリコアルブミン　109
クレアチニン　90
クレアチニンクリアランス　89
クレアチンキナーゼ　65, 133
クロスマッチ　51
クロル　33
75 g 経口ブドウ糖負荷試験　104
血圧　10
血液型検査　49
血液像　26
血球検査　23
血小板凝集能　117, 130
血小板数　25, 77
血清アミロイド A タンパク質　137
血清タンパク質　28
血中総分岐鎖アミノ酸/チロシンモル比　101
血中尿素窒素　90
血糖　102
抗 IA-2/ICA512 抗体　107
抗アクアポリン 4 抗体　134
抗アセチルコリン受容体抗体　133

抗アミノアシル tRNA 合成酵素抗体　133, 150
抗 RNA ポリメラーゼⅢ抗体　151
抗インスリン抗体　108
抗 ARS 抗体　150
抗 SS-A/Ro 抗体, 抗 SS-B/La 抗体　152
抗 Sm 抗体　150
抗 Scl-70 抗体　151
抗 Mi-2 抗体　134, 150
抗 MDA5 抗体　134, 150
好塩基球活性化試験　158
抗核抗体　82, 149
抗肝腎ミクロソーム抗体　83
抗筋特異的チロシンキナーゼ抗体　133
抗グルタミン酸脱炭酸酵素（GAD）抗体　107
抗原特異的 IgE 抗体測定　157
抗甲状腺ペルオキシダーゼ抗体　95
抗好中球細胞質抗体　152
抗サイログロブリン抗体　95
交差混合試験　124
抗 Jo-1 抗体　133, 150
抗 GM1 IgG 抗体　134
抗 GQ1b IgG 抗体　134
抗 CCP 抗体　150
甲状腺刺激ホルモン　93
甲状腺ホルモン　94
抗セントロメア抗体　151
抗 TIF1-γ 抗体　134, 150
抗 TSH 受容体抗体　95
抗二本鎖 DNA 抗体　150
高比重リポタンパク質コレステロール　112
抗平滑筋抗体　83
抗ミトコンドリア抗体　83
抗 U1-RNP 抗体　150
抗利尿ホルモン　93
抗リン脂質抗体　131, 152
呼気一酸化窒素濃度　160
呼吸　10
呼吸機能検査　17